Prof. Dr. Gert Krischak
Die Arthrose-Formel

PROF. DR.
GERT KRISCHAK

DIE ARTHROSE FORMEL

Der Wegweiser in
ein schmerzfreies Leben
ohne Operation

dtv

Gert Krischak, Prof. Dr. med. und MBA, Jahrgang 1971, ist einer der führenden Experten auf dem Gebiet der konservativen Orthopädie in Deutschland. Als Chirurg, Orthopäde und Unfallchirurg verfügt er über eine jahrzehntelange Erfahrung in der operativen und konservativen Behandlung der Arthrose. Als orthopädischer Chefarzt im rehabilitativen Bereich liegt sein Spezialgebiet in der konservativen Behandlung der Arthrose. Seine herausragende Expertise in der Umsetzung von Empfehlungen in Behandlungspläne hat er über die langfristige Begleitung seiner zahlreichen Arthrosepatienten erlangt.

Gert Krischak ist ausgewiesener Experte für Knochen- und Gelenkerkrankungen. Der ehemalige Direktor des Rehabilitationswissenschaftlichen Forschungsinstituts an der Universität zu Ulm und Präsident der Deutschen Gesellschaft für Physikalische und Rehabilitative Medizin (DGPRM) hat mit seiner Expertise internationale Bekanntheit erlangt. Er ist Buchautor und Verfasser von mehr als 100 wissenschaftlichen Publikationen weltweit. Als Mitglied in zahlreichen Leitlinienkommissionen und Gremien bringt er seit vielen Jahren seine Expertise in Behandlungsstandards und Expertenempfehlungen zu orthopädischen Erkrankungen ein.

Seine Arbeiten wurden mehrfach mit Preisen ausgezeichnet, unter anderem durch die Deutsche Gesellschaft für Orthopädie und Unfallchirurgie (DGOU) und die Deutsche Vereinigung für Schulter- und Ellenbogenchirurgie (DVSE). Die von ihm erstellten Behandlungspläne wurden mit renommierten Auszeichnungen geehrt und haben heute in zahlreiche Lehrbücher der Orthopädie für Ärzte und Therapeuten Eingang gefunden.

Gert Krischak gilt heute als anerkannter Experte auf dem Gebiet der konservativen Orthopädie und ist einer der wesentlichen Akteure für die Weiterentwicklung von Therapiestandards von Gelenkerkrankungen in Deutschland.

»Manche Menschen träumen vom Erfolg, während andere jeden Morgen aufstehen und ihn verwirklichen.«

Wayne Huizenga

Ich habe mich in diesem Buch bewusst dafür entschieden, auf geschlechtergerechte Schreibweise zu verzichten und stattdessen das generische Maskulinum zu verwenden. Das bedeutet, dass bei Bezeichnungen wie »der Leser« oder »der Arzt« selbstverständlich alle Menschen gemeint sind, unabhängig von ihrem Geschlecht.

Ich habe mir diese Entscheidung nicht leicht gemacht. Womöglich fragen Sie sich, warum ich diesen Weg gewählt habe, obwohl mir die Bedeutung einer geschlechtergerechten Sprache sehr wohl bewusst ist. Die Antwort liegt hauptsächlich in der Lesefreundlichkeit. Texte sollen flüssig und verständlich sein – und nicht durch ständige Unterbrechungen, wie etwa Doppelnennungen (»Leserinnen und Leser«) oder Gender-Sternchen (»Leser*innen«), an Leichtigkeit verlieren.

Lassen Sie mich an dieser Stelle betonen: Diese Entscheidung bedeutet keineswegs, dass ich Diskriminierung in irgendeiner Form toleriere oder gutheiße – im Gegenteil. Ich distanziere mich ausdrücklich von jeder Form der Benachteiligung oder Herabsetzung aufgrund von Geschlecht, Identität, Herkunft oder Lebensweise. Sprache ist ein mächtiges Werkzeug, und ich schätze den Einsatz geschlechtergerechter Formulierungen sehr. In diesem speziellen Fall habe ich jedoch zugunsten der Lesbarkeit für das generische Maskulinum entschieden, weil ich glaube, dass ein flüssiger, ungestörter Text für das Verständnis und den Genuss der Inhalte entscheidend ist. Die Wahl des generischen Maskulinums soll keineswegs Menschen ausschließen oder benachteiligen.

Mir ist bewusst, dass dieser Ansatz nicht jede Erwartung erfüllt. Falls Sie zu denen gehören, die die geschlechtergerechte Schreibweise bevorzugen oder sich mehr Inklusion in der Sprache wünschen, bitte ich sehr herzlich um Ihr Verständnis. Mein Anliegen ist es, mit dieser Entscheidung eine klare, gut lesbare und dennoch respektvolle Ansprache zu ermöglichen. Jeder Mensch, unabhängig von Geschlecht oder Identität, ist in diesem Buch gleichermaßen gemeint und willkommen.

INHALT

VORWORT

Zwischen Irrtum und Erkenntnis – eine Reise durch Medizin, Mythos und moderne Wissenschaft

Wie viel Wahrheit steckt in einem Röntgenbild? Wie viel Hoffnung in einer Pille oder einer Spritze? Und wie viele Jahre kostbare Lebensqualität gehen verloren, weil wir glauben, dass Arthrose einfach zum Älterwerden dazugehört?

Wenn Sie dieses Buch in Händen halten, sind Sie vielleicht schon mitten in Ihrer persönlichen Geschichte mit Arthrose. Vielleicht tut es weh beim Aufstehen. Vielleicht zieht es bei der Arbeit im Garten. Vielleicht sind Sie auch einfach nur neugierig. Neugierig auf eine Lösung, die anders ist. Eine Lösung mit System. Eine Formel.

Der Titel dieses Buches ist kein leeres Versprechen. Er ist ein Anspruch. Die »Arthrose-Formel« ist das Ergebnis jahrzehntelanger Erfahrung an der Schnittstelle zwischen orthopädischer Praxis und wissenschaftlicher Forschung. Keine Wunderheilung und kein Wundermittel verheißender Buchtitel. Sondern ein strukturierter Weg, der auf neueste und belastbare Daten, klinische Erfahrung und gesunden Menschenverstand setzt.

Ich bin Arzt – aber auch Wissenschaftler. Und dieser doppelte Blick ist oft ein Spagat. Denn während in der Praxis schnelle Hilfe gefragt ist, verlangt die Wissenschaft Geduld, Methodik und auch Zweifel. Ja, Zweifel sind das Fundament jeder guten Studie. Und sie sind es auch, die uns geholfen haben, Arthrose zu entschlüsseln und endlich besser zu verstehen.

Lange galt: Arthrose ist Verschleiß. Punkt. Doch dieses »Wissen« ist überholt. Neue Erkenntnisse zeigen: Die Entzündung spielt eine viel größere Rolle als gedacht. Und der Gelenkknorpel ist kein hilfloses Opfer der Zeit, sondern ein erstaunlich aktives Gewebe, das reagiert, heilt und kämpft. Wenn wir es lassen.

Dieses Buch ist kein dogmatischer Leitfaden. Es ist ein Kompass. Es nimmt Sie an die Hand, inmitten eines undurchdringlichen Dschungels aus gut gemeinten Ratschlägen, fragwürdigen Heilungsversprechen und Google-Diagnosen.

Hier finden Sie Klartext statt Fachjargon. Evidenz statt Esoterik. Und vor allem: eine Anleitung und einen strukturierten Behandlungsplan, der auf wissenschaftlicher Basis Ihre Lebensqualität zurückholen kann. Und das in 100 Tagen.

Sie müssen kein Medizinstudium absolviert haben, um Arthrose zu verstehen. Aber Sie müssen bereit sein, mit gängigen Mythen aufzuräumen und sich selbst wieder Prioritäten zu setzen. Denn diese Reise beginnt nicht in der Klinik, sondern in Ihrem Alltag.

Arthrose ist keine Einbahnstraße. Es gibt eine Abzweigung. Und diese Formel zeigt Ihnen, wie und wo Sie sie finden.

Herzlich willkommen zu einem neuen Kapitel der Arthrosebehandlung.

Ihr

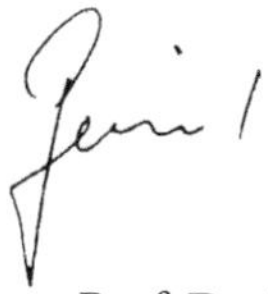

Prof. Dr. Gert Krischak

EINLEITUNG

DEN WALD VOR LAUTER BÄUMEN NICHT SEHEN

Wer sich aufmacht, um zum Thema *Arthrose* den Buchladen oder die digitale Welt des Internets zu durchforsten, der steht vor einer ungeheuren Masse an Informationen. Hunderte, wenn nicht sogar Tausende der unterschiedlichsten Möglichkeiten zur Arthrosebehandlung werden angepriesen, die endlich Heilung und Linderung versprechen. Ratgeber, Heilpraktiker, selbst ernannte »Experten«, Bücher, Foren, Webinare – wie soll man da den Überblick behalten? Die HINTS-Germany-Studie hat sich mit der Frage beschäftigt, wie sich Menschen in Deutschland heute über Gesundheit und Therapien informieren. Die Ergebnisse sind wenig überraschend. Nur die Hälfte vertraut ihrem Arzt – aber ein Drittel dafür dem Rat und der Hilfe aus dem Internet.[1]

Dieser Trend dürfte sich in den nächsten Jahren weiter verstärken. Der immense Einfluss von Social Media auch auf Gesundheitsinformationen ist ungebrochen und löst immer mehr klassische Informationsquellen ab. Doch Vorsicht ist geboten: Die Menge an irreführenden und falschen Informationen im Internet ist riesig. Jeder kann sich ungeschützt und ohne dass es einer beruflichen Qualifikation bedarf, zum »Experten« erklären. Studien und Quellen werden bewusst falsch gedeutet – oder einfach nicht verstanden – und wichtige Aspekte dabei verschwiegen oder verdreht. Hauptsache, es dient der eigenen Agenda – ob nun finanziell oder ideologisch motiviert. Obwohl wir heute über die digitalen Medien so leicht Zugang zu hochwertigen Informationen haben wie nie, ist das Wissen um das Thema Gesundheit deshalb auf einem noch nie da gewesenen niedrigen Niveau.

Im Jahr 2014 hatte noch rund die Hälfte der deutschen Bevölkerung einen niedrigen Wissensstand bei Gesundheitsfragen. 2020 waren es sogar 60 %, und das inmitten der Corona-Pandemie, wo der Bedarf an qualitativ guten Informationen zum Thema Gesundheit hoch war.[2] Erschreckend ist, dass vor allem Menschen mit chronischen Erkrankungen und höherem Alter die größten Wissensdefizite aufweisen. Gerade diese bräuchten aber verlässliche und gute Ratgeber, denn bei ihnen sind Krankheiten häufiger und verlaufen schwerer.

WER KANN MIR SAGEN, WAS RICHTIG UND WAS FALSCH IST?

Und noch etwas wurde in dieser Studie deutlich: Drei von vier Befragten geben an, dass sie Schwierigkeiten haben, vorhandene Informationen zur Gesundheit richtig einzuordnen. Sind sie richtig oder falsch?

Gerade zum Thema Arthrose ist in der Bevölkerung der Wissensstand besonders gering. Die größte Unsicherheit besteht – wenig überraschend – bei der Frage nach den Behandlungsmöglichkeiten: Was hilft mir, wie hilft es und wie muss ich es einsetzen?[3] Die Forschung stellte zudem fest, dass die meisten Menschen bewährte Behandlungsmethoden falsch und damit nicht wirksam anwenden. Selbst während einer laufenden konservativen Behandlung durch einen Arzt wissen die meisten Patienten weder Bescheid über die Erkrankung noch über ihre Ursache. Sie wissen auch nicht, wo sie sich im Behandlungsprozess befinden. Gerade unter denjenigen, die angeben, gut über ihr Krankheitsbild Arthrose informiert zu sein, ist der Anteil an Unwissen und falschen Informationen besonders hoch.[3]

Dabei tragen auch wir Ärzte zur Verwirrung bei. Es erstaunt, wie viele unterschiedliche »richtige« Wege unseren Patienten angeboten werden. Hier bin ich immer wieder überrascht, wenn Patienten von ihren zurückliegenden Behandlungen berichten. Am meisten irritiert mich aber, dass die meisten Patienten glauben, dass sie nur mit Medikamenten oder Spritzen erfolgreich behandelt werden könnten, oder – wenn das alles nicht mehr hilft – mit einer Operation.

Mehr noch: Sobald ein Arzt einmal ausgesprochen hat: ***»Probieren Sie ruhig alles Mögliche aus, am Ende werden Sie sich doch operieren lassen!«***, ist das Vertrauen in die nicht-operative Therapie Geschichte.

Die Wahrheit ist aber eine andere. Selbst eine fortgeschrittene Arthrose kann erfolgreich und wirksam behandelt werden. Medikamente und Spritzen spielen hier eine Rolle, aber sie stehen keinesfalls im Zentrum der wirksamen Therapie.

Wer berät nun zuverlässig, was wirklich hilft? Auf wen soll man denn nun hören? Die Antwort ist so einfach wie herausfordernd: auf die Wissenschaft.

MEDIZIN UND DIE »WAHRHEIT«

Die Wahrheit für sich zu beanspruchen ist vermessen. In der Medizin gibt es – anders als in anderen Wissenschaften – keine absolute Wahrheit. Ein Mathematiker kennt ein sicheres Richtig oder Falsch. Auch der Jurist kennt eine solche Wahrheit, nämlich das Gesetz. In der Medizin aber ist das anders. Ihre Basis ist die Beobachtung. Und die kann mal so und mal so sein – je nach Beobachter, Umständen und so weiter. Medizin ist eine Beobachtungswissenschaft.

Schon seit über 2000 Jahren haben weise Menschen die Auswirkungen ihrer Behandlungen von Krankheiten beobachtet. Sie haben erforscht, welche Einflüsse ihre Methoden auf den Verlauf von Krankheiten haben. Das gilt auch für die Arthrose. Schon seit Hunderten von Jahren wird über sie geforscht. Eigentlich sollten wir also längst umfassend über die Wahrheit der Arthrose und ihrer Behandlungsmöglichkeiten Bescheid wissen.

Doch auch heute noch wird in Expertengremien, in wissenschaftlichen Fachgesellschaften und auf Fachkongressen trefflich über die Ursachen von Erkrankungen gerungen und über die richtigen Wege ihrer Behandlung gestritten.

Das liegt daran, dass sich Wahrheit aus der Summe der einzelnen, tatsächlichen Beobachtungen zusammensetzt. Fügt man Tausende oder Hunderttausende von Einzelinformationen und -beobachtungen zu einem Ganzen zusammen, dann bekommt man einen immer schärferen Blick auf das wahrscheinlich »Wahre«.

Ich nehme hier gerne einen PC-Monitor als Beispiel: Ein einzelner Bildpunkt des Monitors hat einzelne Abstufungen von Blau, Grün oder Rot. Sehe ich auf einem Abschnitt nun, dass eine Farbe dominiert, muss deswegen das Gesamtbild aber nicht blau, grün oder rot sein. Erst mit dem Gesamteindruck aller blauen, roten und grünen Punkte auf dem Monitor zusammen ergibt sich das tatsächliche Bild.

Bis heute ist es in noch keinem einzigen wissenschaftlichen Gebiet gelungen, alle Punkte zu identifizieren. Aber in vielen Bereichen ist man dank jahrelanger mühevoller wissenschaftlicher Arbeit damit schon recht weit.

Um sich mit dem großen und komplexen Thema der Arthrose auseinanderzusetzen, ist es notwendig, sich intensiv und umfassend mit dem verfügbaren Wissen zu befassen. Erreichen wir damit den Grad der absoluten Wahrheit? Nein, doch kommen ihr bestmöglich nahe.

DIE WICHTIGE AUFGABE DER WISSENSCHAFTLER

Allein in der digitalen Datenbank *MedLine* finden sich mehr als 30 Mio. wissenschaftliche Fachartikel, und pro Jahr kommen ca. 2,5 Mio. hinzu – das sind 6 000 Artikel pro Tag. Allein zum Thema *Arthrose* findet man in *MedLine* circa 130 000 Arbeiten, dazu kommen Tausende Buchbeiträge zu diesem Thema.

Wer kann in diesem Dschungel der Informationen den Überblick behalten? Genau dafür gibt es Experten, die Wissenschaftler für die einzelnen Fach- und Spezialgebiete. Sie haben gelernt, diese Tausende Einzelinformationen zu bewerten. Sie verwenden dafür komplexe Methoden zur Beurteilung und Einordnung. Diese zu lernen, dauert viele, oft anstrengende Jahre.

Doch deren Arbeit ist unerlässlich. Nicht jede wissenschaftliche Untersuchung verändert den Lauf der Dinge, andere wiederum haben das Potenzial, völlig neue Therapien und Ansätze zu finden. Der Teufel steckt oft im Detail und erst die exakte wissenschaftliche Überprüfung von Informationen lässt eine Bewertung einer solchen Arbeit zu. Die jahrelange und oft mühsame Praxis schärft das Auge des Wissenschaftlers für Studien und Arbeiten von hoher methodischer Güte.

Wissenschaftler wenden Methoden an, um aus vielen Studien ein Gesamtbild zu erstellen.

Ein solches Instrument sind Metaanalysen, die Ergebnisse aus zahlreichen Veröffentlichungen zusammenfassen und damit eine solide Bewertung einer Forschungsfrage überhaupt erst zulassen.

Manche Studien bestätigen bisherige Annahmen, manche widerlegen sie. Und manche zeigen, dass es unterschiedlichen Bedingungen gibt: Was für die eine Gruppe helfen mag, kann für die andere wirkungslos sein. Wissenschaftler hüten sich davor, Rückschlüsse aus Einzelbeobachtungen zu ziehen. Was bei einigen wenigen Fällen geholfen haben mag, kann in Wahrheit für viele hochproblematisch oder sogar gefährlich sein.

WARUM VEREINFACHUNGEN SEIN MÜSSEN – ABER NIE RICHTIG SIND

Gerade in der Wissenschaft sind Vereinfachungen nicht die Ausnahme, sondern die Regel. Ohne sie kommen wir nicht aus. Komplexe Inhalte und Zusammenhänge sind – außer für ein paar wenige Experten – schwer zu verstehen, und vor allem sind sie unmöglich zu vermitteln. Als Arzt werde ich oft nach Erklärungen gefragt und meine Antworten streifen dann höchstens hier und da die Tiefe. Bin ich selbst damit zufrieden? Nun, wenn die Botschaft dahinter richtig ist und der Patient am Ende verstanden hat, um was es im Wesentlichen geht, dann ist eine solche Vereinfachung sicherlich vernünftig. Muss ich wirklich wissen, warum und wie ein Flugzeug fliegt, um es zu betreten? Oder reicht mir nicht auch die Vorstellung von Wind und Gegenwind, von Geschwindigkeit und dem Gleiten über Hunderte von Kilometern aus?

Vereinfachungen helfen uns, schwierige Inhalte zu vermitteln, sodass deren Grundsätze verstanden werden. Problematisch wird es erst dann, wenn wir annehmen, dass diese Vereinfachungen Realität sind. Die Schlüsse, die wir dann daraus ziehen, müssen zwangsläufig falsch sein. Wenn Gelenke *»zerrieben werden«*, Bänder und Faszien *»verfilzen«* oder Gelenke *»verrenken«*, muss das Krankheitsmodell hinter diesen Formulierungen falsch sein – und konsequenterweise auch die davon abgeleitete Therapie. Vereinfachungen sind nur dann richtig, wenn sie die Realität – im übertragenen Sinne – auch korrekt abbilden.

Einfache Antworten auf ein komplexes Problem – wie die Arthrose – gibt es nicht.

Es ist daher entscheidend, zu verstehen, welche Faktoren die Arthrose tatsächlich verursachen, welche Mechanismen sie vorantreiben. Hier helfen uns Vereinfachungen eher nicht. Wir müssen mit dem Blick der Wissenschaft auf die Arthrose blicken und daraus eine schlüssige Therapie ableiten – und mit den Irrtümern rund um die Arthrose aufräumen.

GRUND-
LAGEN

Medizin ist die Kunst, die Wissenschaft
für den Menschen zu übersetzen.

Unbekannt

TEIL 1

WAS IST EIGENTLICH ARTHROSE?

6:45 Uhr. Der Wecker klingelt – doch Martina ist schon eine Weile wach. Immer wieder war sie in der Nacht wach geworden, wegen ihrer rechten Schulter. Jedes Mal, wenn sie sich umdrehte, war da dieser stechende und bohrende, tiefsitzende Schmerz, als würde jemand mit einem Schraubenzieher im Gelenk bohren.

Ruhig liegen? Unmöglich. Und jetzt fühlt sie sich, als hätte sie gar nicht geschlafen – müde, zerschlagen, dünnhäutig. Sie setzt sich langsam auf, stützt sich mit der linken Hand ab. Der rechte Arm fühlt sich an wie ein widerspenstiger Fremdkörper. Schon die Bewegung, mit der sie sich das T-Shirt über den Kopf zu ziehen versucht, lässt sie scharf einatmen. Dabei hatte sie sich so viel vorgenommen für heute: Fenster putzen! Endlich! Die Sonne scheint, der Tag wäre perfekt. Sie hatte sich gestern sogar extra neue Gummihandschuhe gekauft. Aber schon der Gedanke, den Arm über Schulterhöhe zu heben, lässt sie zusammenzucken. Sie probiert es trotzdem – ein vorsichtiger Versuch, das Reinigungsmittel aus dem Regal zu holen. Der Schmerz bohrt sich in ihr Gelenk und lässt sie flach atmen.

Der Körper diktiert heute die Regeln, nicht der Kalender. Martina ist frustriert – nicht wütend, eher enttäuscht. Von sich? Nein, nicht wirklich. Vom Zustand und dem zermürbenden Schmerz.

Sie schaut zum Fenster. Die Sonne funkelt durch die Schlieren auf der Scheibe. »Dann eben morgen«, murmelt sie. In diesem Moment spürt sie deutlich: Sie ist nicht mehr die Alte – und die Arthrose ist jetzt ein Teil ihres Lebens geworden.

Arthrose. Sie fängt leicht und unbekümmert an und am Ende hadern wir mit jeder Bewegung, die schmerzt und uns das Leben erschwert. Doch was ist Arthrose eigentlich? Wir merken schnell, Arthrose ist ein Problem eines Gelenks. Wenn wir es belasten, bewegen, uns fortbewegen, dann macht es sich durch typische Schmerzen bemerkbar. Aber welches Problem hat das Gelenk, dass es uns solche Schwierigkeiten macht?

Einfach ausgedrückt könnte man sagen, das Gelenk hat ein »Knorpelproblem«. Aber wir werden sehen: Das ist nur die halbe Wahrheit. Der Knorpel, die glatte Schutzschicht auf den Gelenkflächen, baut sich bei Arthrose langsam ab. Und was dann? Ist es die Reibung, die nun nicht mehr glatt und wie geschmiert verläuft, oder passieren vielmehr ganz andere Vorgänge, die wir erst erkennen und verstehen müssen?

VON STÜTZPFEILERN UND BELASTUNGSKÜNSTLERN: UNSERE GELENKE

Überall in unserem Körper befinden sich Knochenenden, die sich gegeneinander bewegen können. Dort, wo zwei Knochenenden aufeinandertreffen, bilden sie miteinander ein Gelenk. Gelenke sind die wichtigen Strukturen, die uns ein Leben in Bewegung erst ermöglichen.

Stellen Sie sich einmal kurz vor, wie es wäre, keine Kniegelenke zu haben. Stattdessen wären unsere Beine von der Hüfte bis zu den Füßen ein durchgehender Knochenstab. Bereits das einfache Gehen wäre eine Herausforderung und sogar Stehen könnte schwierig werden. Ohne Ellenbogen- und Handgelenke wäre es uns kaum möglich, nach einem Glas Wasser zu greifen. Gelenke sind also essenziell für ein aktives und glückliches Leben.

Gesunde, funktionierende Gelenke und Lebensqualität gehören fest zusammen.

Wir haben rund 210 Gelenke in unserem Körper. Die meisten davon sind ausgesprochen mobil und erlauben teils sehr umfangreiche Bewegungen der Knochen gegeneinander. Ein gutes Beispiel hierfür ist das Schultergelenk. Es ist sehr beweglich. Der Knochen des Schulterblatts endet in einer flachen Gelenkpfanne, in der der runde Kopf des Oberarms ungestört gleiten kann. Das führt dazu, dass wir den herabhängenden Arm nahezu senkrecht anheben können. Ganz anders die Hüfte: Ihre Gelenkpfanne hat einen hohen Kragen, der das ebenfalls kugelige Ende des Oberschenkelknochens weit umschließt und dadurch nur sehr wenig Beweglichkeit zulässt.

Gelenke müssen sehr lange beansprucht werden können und dürfen unter den vielen Belastungen nicht zugrunde gehen. Auf ein Gelenk treffen über die Dauer des gesamten Lebens circa 1–4 Mio. Belastungszyklen.[4,5] Das ist eine ganze Menge. In der Materialprüfung gibt es den Begriff der »Lebensdauer«. Diese Zahl sagt aus, wie viel Belastung ein Material aushält, bis es unter der wiederholten Last zusammenbricht. Ingenieure sprechen hier auch vom »Materialversagen«. Ein unlegierter Baustahl hat eine Lebensdauer in einem Bereich von 1–10 Mio. Belastungszyklen. Unsere Gelenke müssen also mindestens so widerstandsfähig sein wie Baustahl.

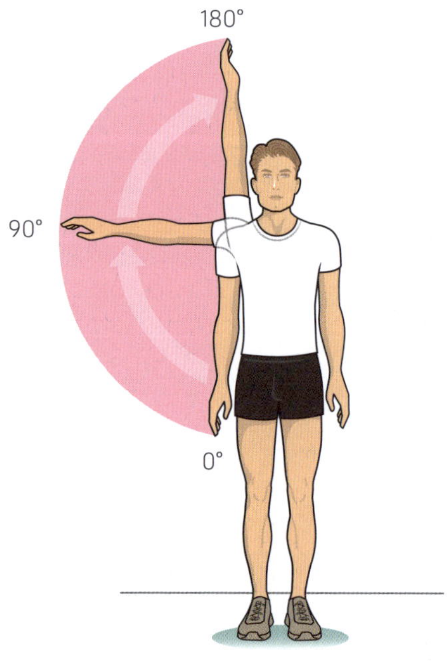

Abb.1 Großer Bewegungsumfang des Schultergelenks, da es überwiegend durch Weichteile (Sehnen und Muskel) geführt ist.

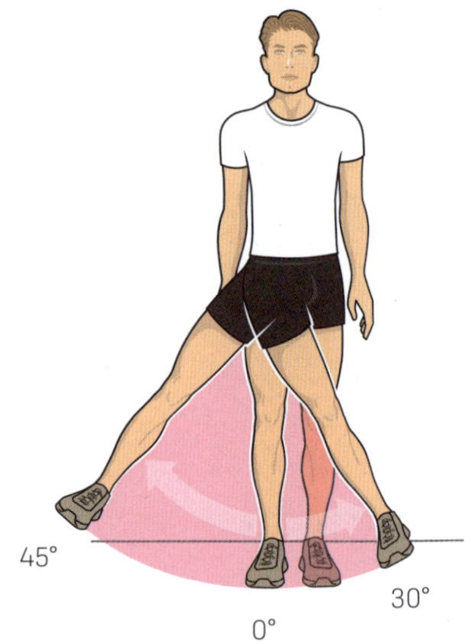

Abb.2 Kleinerer Bewegungsumfang des Hüftgelenks, da es überwiegend knöchern geführt ist.

WAS GELENKKNORPEL ZU EINEM SUPER-MATERIAL MACHT

Alle Gelenke sind gleich aufgebaut. Zwei knöcherne Enden werden von einer festen Gelenkkapsel umschlossen. Sie bildet die äußere Begrenzung des Gelenks. Die Innenseite der Kapsel ist ausgekleidet mit einer stark durchbluteten Gelenkinnenhaut, die wir *Synovialis* nennen. Ihr kommt eine wichtige Rolle bei der Arthrose und den Therapiemöglichkeiten zu. Das Innere des Gelenks ist mit Gelenkflüssigkeit gefüllt, die von der Synovialis gebildet wird. Diese ist sehr zähflüssig. Wie ein Gleitfilm legt sie sich über die Gelenkenden und wirkt dabei wie ein Schmiermittel.

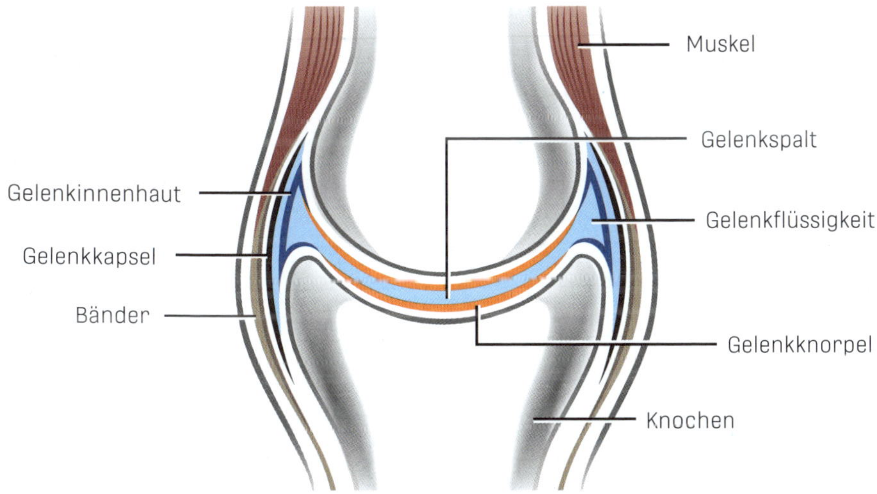

Abb. 3 Bestandteile eines Gelenks

Bei einem Gelenk bewegt sich ein Knochen gegen den anderen. Doch wenn Knochen auf Knochen reibt, ist eine reibungslose Beweglichkeit nicht mehr möglich. Deshalb gibt es den Knorpel. Müssen sich Knochenenden gegeneinander bewegen, sind sie mit einer stabilen, glatten Schicht überzogen – der Knorpelschicht. Diese Schicht gleicht perfekt die Unebenheiten der Knochenoberfläche aus – ähnlich wie eine dicke Schneedecke zwischen der zerklüfteten und felsigen Oberfläche eines Berges.

Aber Knorpel kann noch so viel mehr. Seine Eigenschaften belegen eindrucksvoll, mit welcher Perfektion der menschliche Körper auch an schwierigste Anforderungen angepasst ist. Knorpel ist in der Kombination mit Gelenkflüssigkeit nämlich unfassbar glatt. Tatsächlich ist es bis heute nicht gelungen, technisch ein Material herzustellen, das eine ähnlich geringe Reibung hat wie Gelenkknorpel. Sein sogenannter Reibungskoeffizient liegt zwischen 0,005–0,02.[6] Der niedrigste Reibungskoeffizient eines uns bekannten technischen Materials entspricht der Reibung von nassem Eis auf Eis. Dieser beträgt 0,01 und ist damit noch um den Faktor 5 höher als die Reibung des Gelenkknorpels. Man spricht also zu Recht von einem »reibungslosen« Gelenk.

Mit Gelenkflüssigkeit getränkter Knorpel hat die niedrigste uns bekannte Reibung.

Knorpel ist dazu ausgesprochen fest. Er hält Spitzenbelastungen von bis zu 18 Mega-Pascal aus, was dem Wasserdruck in 1,8 km Tiefe entspricht! Doch damit nicht genug. Wäre Knorpel nur fest, würde er mit der Zeit spröde werden. Das wird verhindert durch eine weitere Eigenschaft, die den Knorpel zu einem perfekten Material macht: Er ist elastisch. Dadurch kann er sich verformen und ausdehnen und läuft dadurch nicht Gefahr, unter Belastung zu zerreißen. Diese Eigenschaft verdankt er seinem hohen Wassergehalt von 80 %.

Seine herausragenden Eigenschaften verdankt der Knorpel seiner Zusammensetzung und der Anordnung des Bindegewebes im Knorpel. Dieses verleiht ihm eine hohe Zug- und Reißfestigkeit, um selbst stärksten Belastungen entgegenzuwirken. Die Last, die Knorpel aushalten muss, kann gewaltig sein – auf eine Knorpeloberfläche von gerade einmal 1 cm^2 wirken bis zu 400 kg Gewicht ein.[7]

Knorpel ist ausgesprochen druckfest und elastisch zugleich.

Mit solchen Superkräften ausgestattet sollte Knorpel allen äußeren Kräften widerstehen können. Das kann er auch – doch wehe, wenn er von innen geschwächt wird.

WASSER UND KNORPEL: DAS UNSICHTBARE GELENKGEHEIMNIS

Über Millionen von Jahren hat sich der Gelenkknorpel ständig an wechselnde Bedingungen angepasst. Vor allem mit dem Übergang vom Vierfüßlergang zum aufrechten Gang haben sich die Belastungen auf die Gelenke um ein Vielfaches erhöht. Durch das aufrechte Gehen werden vor allem die Gelenke der Beine und der unteren Wirbelsäule sehr stark belastet.

Wie jedes Gewebe in unserem Körper ist auch Knorpel aus Zellen aufgebaut, die jeweils – wie Ameisen in einem Bau – eine gemeinsame Aufgabe wahrnehmen. Sie sind die kleinste Einheit in den Gewebeverbänden. In den Zellen wird produziert, transformiert und kommuniziert. Je mehr Leistung wir von einem Gewebe erwarten, desto mehr Zellen sind erforderlich. Verschiedene Zellstrukturen übernehmen verschiedene Aufgaben. Doch nur gemeinsam sind sie in der Lage, ihre für sie vorgesehene Funktion zu erfüllen.

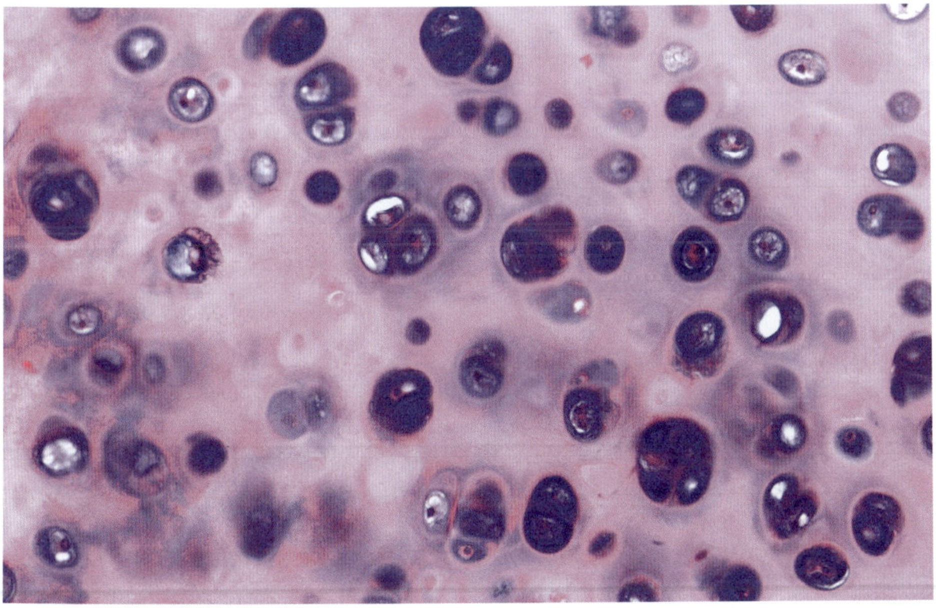

Abb. 4 Mikroskopisches Bild eines Gelenkknorpels. Man sieht die wenigen Knorpelzellen (dunkelblau) inmitten größerer Flächen von extrazellulärer Matrix.

Unser Körper besteht aus ungefähr 30 Billionen Zellen.[8] Doch während andere Gewebe fast nur aus Zellen bestehen, die dicht an dicht gereiht sind, müssen wir diese im Knorpel geradezu suchen. Sie liegen weit verstreut in Form kleiner Zellnester aus 3–5 Zellen. An der gesamten Knorpelsubstanz machen die Knorpelzellen gerade einmal einen Anteil von circa 10 % aus. Das dazwischenliegende Bindegewebe, v. a. aus Kollagen, macht noch einmal einen Anteil von 10 % aus.[9]

Der Rest, also circa 80 %, ist Wasser. Warum benötigt Knorpel so viel Wasser in einer Struktur, die doch eigentlich widerstandsfähig und fest sein muss? Sind es nicht gerade die Massen an Zellen, die ein Gewebe leistungsfähig und stark machen?

Nicht beim Knorpel. Es ist das Wasser, das ihm seine Elastizität verleiht und ihn damit zu einer Art Stoßdämpfer macht. Wirkt eine Last auf den Knorpel ein, zum Beispiel beim Gehen oder Springen, wird das Wasser aus dem Knorpelgewebe herausgedrückt. Das schützt den Knorpel, der dadurch nicht zerquetscht wird. Nach der Belastung wird das Wasser wieder in den Knorpel aufgesogen. Knorpel hat also die einmalige Fähigkeit, Wasser abzugeben und wieder aufzunehmen. Das macht ihn zu einem »atmenden« Stoßdämpfer.

Durch Wasser erhält Knorpel die Eigenschaft eines »atmenden« Stoßdämpfers.

Damit unterscheidet sich Knorpel wesentlich von anderen Körperstrukturen. Zwar hat die Bandscheibe an der Wirbelsäule ebenfalls die Funktion eines Stoßdämpfers. Doch wird der Druck in der Bandscheibe zu hoch, zerreißt der Ring um die Bandscheibe, und das Gewebe kann austreten. Ein Bandscheibenvorfall ist die Folge. Ein solches Szenario ist am Knorpel nicht möglich. Die Wasserverlagerung schützt den Knorpel also hocheffektiv vor Überlastung.

KNORPEL: BEWEGUNG IST SEIN LEBENSELIXIER

Das Aus- und Wiedereintreten des Wassers in das Knorpelgewebe hat noch eine weitere wichtige Aufgabe. Knorpel besitzt keine Blutgefäße. Damit ist er von der Nährstoffversorgung abgeschnitten. Bei allen anderen Gewebearten würde dies innerhalb von Tagen zum Absterben des Gewebes führen. Doch Knorpelzellen scheinen trotz ihrer Isolation lebensfähig. Wie kann das funktionieren?

Die Zellen des Knorpels haben gelernt, sich über die Bestandteile zu ernähren, die im Wasser gelöst sind. Die Gelenkflüssigkeit, die von der Synovialis an der Gelenkinnenhaut gebildet wird, ist mit Glukose, Aminosäuren und Elektrolyten angereichert. Der Knorpel braucht diese Nährstoffe zum Überleben, genauso wie wir atmen müssen und Sauerstoff zum Leben brauchen. Und genauso wie wir einatmen, die Brust anheben und dadurch Luft in unsere Bronchien ziehen, wird auch das Wasser in den Knorpel hinein- und wieder herausgepresst.

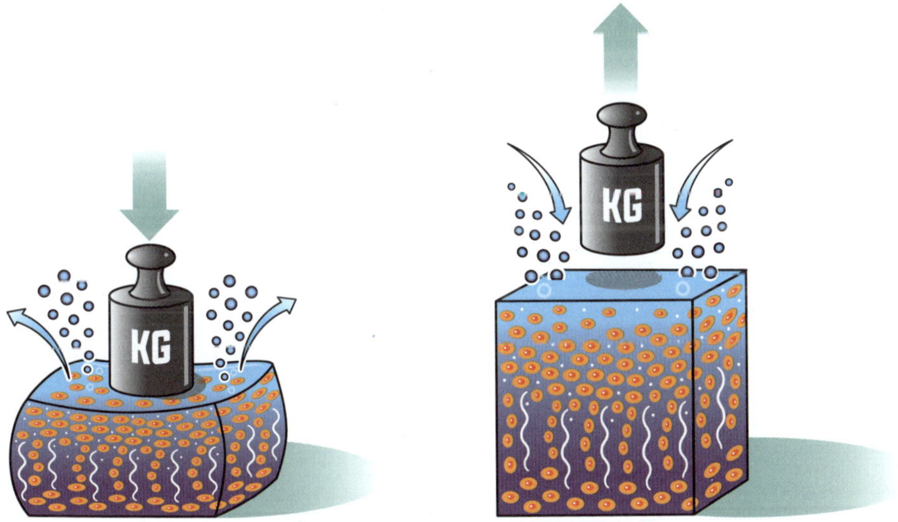

Abb. 5 Prinzip der Knorpelernährung: **a.** Bei Gewichtsbelastung auf den Knorpel wird dieser eingedrückt, wodurch die darin gelöste Flüssigkeit herausgepresst wird. Abfallstoffe aus dem Knorpelgewebe werden so entsorgt. **b.** Lässt der Druck nach, richtet sich das Knorpelgewebe wieder auf, dabei saugt es sich mit frischer Flüssigkeit voll. Hierdurch wird der Knorpel ernährt.

Doch diese Wasserbewegung braucht einen Antrieb: Bewegung. Beim Bewegen und Belasten des Gelenks steigt der Druck auf den Knorpel. Das Wasser wird herausgepresst, dabei werden auch Abfallstoffe ausgeschwemmt. Wenn die Belastung abnimmt, dehnt sich die Knorpelschicht wieder aus. Das Wasser wird in den Knorpel aufgesogen, wie bei einem Schwamm. Dabei umspült die Gelenkflüssigkeit die Knorpelzellen und versorgt sie mit Nährstoffen.

Durch Bewegung wird der Knorpel ernährt. Bei zu wenig Bewegung geht er unter.

Ohne den Wechsel von Druck und Entlastung auf den Knorpel würde dieser verhungern und schließlich zugrunde gehen. Bewegung ist also tatsächlich lebensnotwendig – aus Sicht des Knorpels gilt das uneingeschränkt.

KNORPEL-HEILUNG: DIE HERAUSFORDERUNG DER REGENERATION

Blutgefäße sind so etwas wie Datenleitungen für schnelles Internet. Angeschlossen profitieren die Haushalte von raschen Informationen und können an Handel und Wachstum teilnehmen.

Bleibt man bei diesem Bild, so verfügt Knorpel dagegen nicht einmal über einen langsamen Internetanschluss. Vielmehr ist er auf Luftpost oder kleinere Postboote mit Nahrungspaketen angewiesen. Briefe statt E-Mails. Unsere kleinen Insulaner, die Knorpelzellen, führen ein recht abgeschiedenes und beschauliches Leben. Dadurch, dass der Knorpel von der Blutzufuhr abgeschnitten ist, kann er an vielen nützlichen Fähigkeiten anderer Gewebearten nicht teilhaben. Ganz vorne steht dabei die Fähigkeit zur Regeneration.

Die Fähigkeit zur Regeneration ist einzigartig und grenzt für sich gesehen schon an ein Wunder. Selbst tiefe Schnittwunden heilen innerhalb von wenigen Wochen komplett aus. Knochen ist dabei eine der erstaunlichsten Gewebearten. Selbst ein komplizierter Knochenbruch heilt bei guten Durchblutungsvoraussetzungen innerhalb von Wochen – und das sogar ohne Narbe. Aber all das wäre ohne Blut nicht möglich. Ist die Blutversorgung bei einem Bruch oder nach einer Operation gestört, heilen selbst einfache Knochenbrüche nicht.

Gut durchblutete Gewebe heilen schnell.

Und das gilt prinzipiell auch für den Knorpel. Da Knorpel nicht durchblutet wird, heilen Knorpeldefekte so schlecht. Und deshalb ist die Regeneration so viel schwieriger als bei allen anderen Gewebearten. Sie merken: Wir sind dabei, den Knorpel und seine schwierige Situation zu verstehen.

WAS KNORPEL MIT DRAHT-SEILEN UND KIRCHENBÖGEN GEMEINSAM HAT

Zwischen den Nestern aus wenigen Zellen im Knorpel befindet sich ein großer, freier Raum: die *Knorpelmatrix*. Sie ist dicht mit einem dreidimensionalen Netz aus Bindegewebe ausgekleidet, das überwiegend aus Kollagen II besteht. Kollagen ist eine Faserstruktur aus Proteinen. Es kommt nicht nur im Knorpel vor, sondern auch an anderen Stellen im Körper, zum Beispiel als Kollagen I in Sehnen und Bändern und als Kollagen III in der Haut.

Betrachtet man den genauen Aufbau des Kollagens, wird deutlich, dass es sich weniger um Fasern als um echte *Drahtseile* handelt. Die kleinste Einheit, das *Tropokollagen*, besteht aus drei gegeneinander verdrillten Reihen aus circa 1 000 Aminosäuren. Eine große Menge dieser kleinen verdrillten Fäden wickelt sich umeinander und bildet dadurch stärkere Fäden, die *Kollagenfibrillen* heißen. Diese sind bereits hochstabil, denn sie vernetzen sich quer und untereinander. Für eine einzige Kollagenfaser legen sich nun viele Fibrillen aneinander und verdrehen sich erneut, und auch diese werden wieder durch Querverbindungen vernetzt.

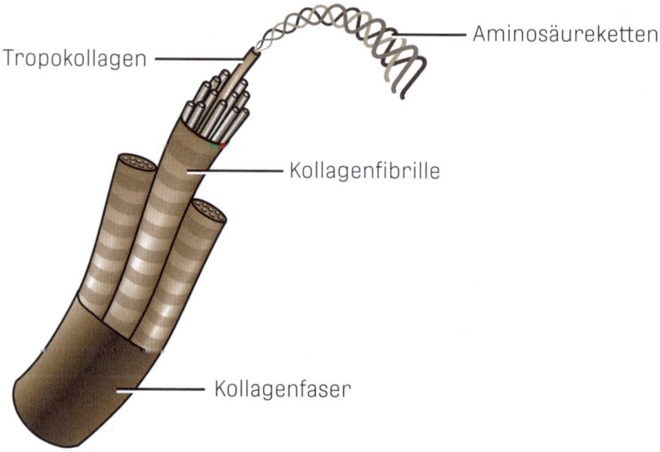

Abb. 6 Aufbau einer Kollagenfaser: Drei Ketten aus Aminosäuten bilden eine kleine Faser, das »Tropokollagen«. Viele dieser Fasern bilden dann die eigentlich Kollagenfaser. Durch diesen Aufbau ist Kollagen sehr widerstandsfähig.

Eine Kollagenfaser ist also wie ein Drahtseil aufgebaut – feste Fäden, die aus umeinander gewundenen Untereinheiten bestehen. Im Gegensatz zum Drahtseil ist Kollagen aber zusätzlich über quere Vernetzungen verstärkt. Das »Drahtseil« unseres Körpers, das Kollagen, ist also nicht nur umeinander verschlungen, es ist auch gegeneinander verklebt. Damit kann es vor allem Zugkräften exzellent standhalten.

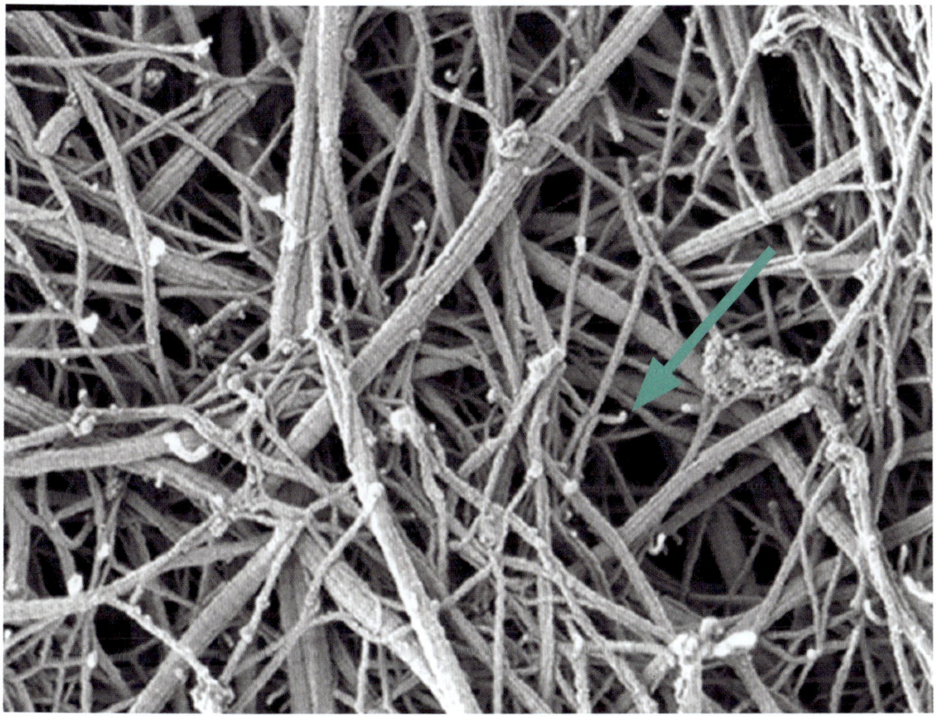

Abb. 7 Rasterelektronenmikroskopische Aufnahme der verzweigten und verketteten Kollagenfasern des Knorpels. Man erkennt an einigen Stellen bereits aufgebrochene Enden, was in frühen Stadien der Arthrose stattfindet (1. Akt, s. S. 50)

Die Kollagenfasern bilden ein komplexes und dichtes Netzwerk, das den Raum zwischen den Knorpelzellen ausfüllt. Dabei ist das Netzwerk nicht wild und ungerichtet, vielmehr hat es eine sehr klare Struktur: Die Netzstruktur des Kollagens ist ähnlich aufgebaut wie die Arkaden einer Brücke.[10]

Am Grund, wo Knorpel und Knochen aufeinandertreffen, ist das Netzwerk senkrecht ausgerichtet. Je weiter es an die Knorpeloberfläche reicht, desto mehr flacht es sich ab. An der Oberfläche liegt es schließlich waagrecht. Dann senkt es sich wieder ab und trifft wieder senkrecht auf die Knochenoberfläche und verankert sich dort.

Der auf die Oberfläche auftreffende Druck wird also zunächst durch die horizontal verlaufenden Netzstrukturen wie durch ein Spanntuch abgefangen. Gegen die tieferen Kräfte dagegen wirken die auf dem Knochen senkrecht stehenden Netzstrukturen wie die Säulen eines Tempels. Das Kollagennetz des Knorpels sorgt damit für eine herausragende Festigkeit.

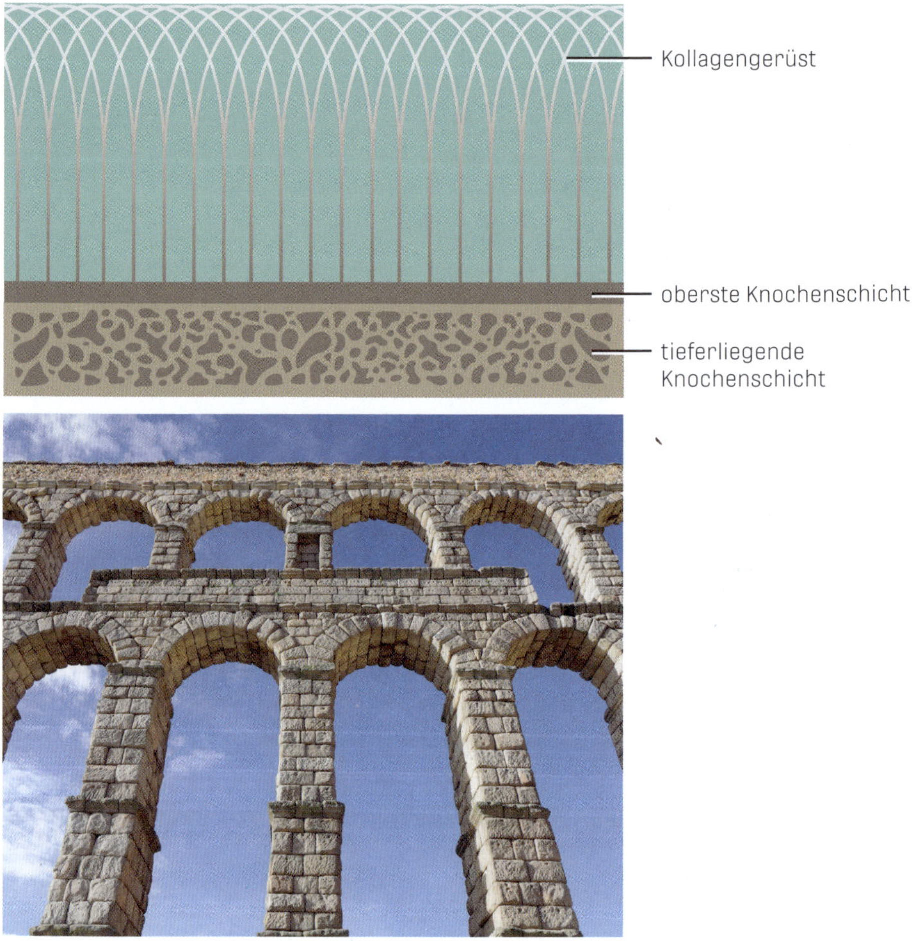

Abb. 8 Grober Aufbau der Knorpelstruktur: Durch den arkadenförmigen Aufbau ist der Knorpel sehr druckstabil. Das gleiche Prinzip findet sich im Brückenbau.

KNORPEL: EIN FASZINIERENDER WASSERSPEICHER

Wie ein Gebilde aus Millionen von miteinander verknoteten Netzen kleidet das Kollagennetz die Knorpelmatrix aus. Dazwischen befindet sich die Grundsubstanz des Knorpels. Ihr Hauptbestandteil ist wie gesagt Wasser. Doch warum fließt das Wasser nicht einfach aus dem Gelenkknorpel heraus, vor allem, wenn ein hoher mechanischer Druck auf das Knorpelgerüst trifft?

Hierfür sind die sogenannten ***Proteoglykane*** verantwortlich. Sie haben die Form feiner Härchen. Ihre herausragende Eigenschaft ist, dass sie sehr stark Wasser binden können, und zwar elektrisch, chemisch und mechanisch.[11] Das wichtigste Proteoglykan ist das Aggrecan. Es besteht aus circa 100 Chondroitinsulfat- und bis zu 60 Keratinsulfatketten. Auch Glucosamin ist ein wichtiger Baustein dieser Zuckermoleküle. Sowohl Chondroitin als auch Glucosamin spielen auch in der Therapie der Arthrose eine Rolle, wie wir später noch erfahren werden.

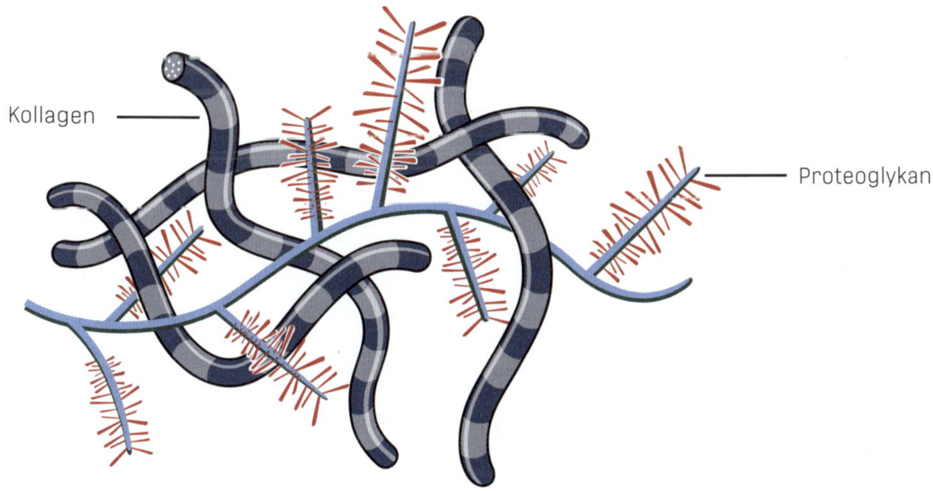

Abb. 9 Zwischen den vernetzten Kollagenfasern liegen lange Proteoglykanfäden, die viel Wasser binden können.

Damit die feinen Härchen aus Proteoglykanen das Wasser an Ort und Stelle binden können und nicht mit dem gebundenen Wasser selbst herausgespült werden, müssen sie an eine Trägerstruktur gebunden sein. Dieser Träger ist die *Hyaluronsäure*. Auch auf diese werden wir bei der Therapie der Arthrose nochmals zurückkommen.

Das Netz aus Proteoglykanen ist dicht und füllt den gesamten Raum zwischen dem Kollagennetzwerk aus. Seine einzigartige Fähigkeit, Wasser im Knorpel zu binden, ist essenziell für die Beschaffenheit des Knorpels. Wie Stoßdämpfer können Druckkräfte aufgefangen werden, wie ein Wasserkissen ist es dabei elastisch.

Proteoglykane verleihen dem Knorpel seine Elastizität.

Nun haben wir alle Bestandteile dieses perfekten Materials, wie wir es heute selbst durch modernste Techniken nicht besser herstellen könnten, kennengelernt. Die herausragenden Eigenschaften des Knorpels bezüglich seiner Druck- und Zugfestigkeit werden ergänzt durch eine hohe Elastizität. Zugleich werden durch das Verdrängen und die Wiederaufnahme des Wassers der Nahrungsaustausch und der Stoffwechsel von Knorpelzellen überhaupt erst möglich, wodurch der Knorpel und seine Zellen am Leben gehalten werden. Das Wasserkissen »atmet«.

ZYTOKINE – POSTBOTEN ZWISCHEN DEN ZELLEN

Die Knorpelzellen produzieren selbst die großen Mengen ihrer eigenen Bausubstanz, vor allem Kollagen und Proteoglykane. Wie in einer Produktionshalle müssen ausreichend Baumaterialien, Zulieferer und Energie vorhanden sein. Und wie in einem großen Betrieb sind eine ausgeklügelte Logistik und exzellente Abstimmung zwischen allen Beteiligten nötig.

Eine einzelne Zelle kann die umfangreichen Aufgaben nicht bewältigen. Alle Knorpelzellen müssen gemeinsam zusammenarbeiten. Dafür ist eine intelligente Kommunikation der Zellen untereinander erforderlich. Und genau das passiert auch: Die Knorpelzellen – selbst weit entfernt und durch Inseln getrennt – kommunizieren miteinander. Dieser Austausch zwischen den Zellen läuft zum größten Teil auf dem Postweg ab. Botenstoffe, die von einzelnen Zellen ausgeschüttet werden, übernehmen diese Aufgabe und geben eine bestimmte Information an andere Zellen weiter. Diese Botenstoffe nennt man *Zytokine*.

Wie kommt es dazu, dass solch ein Bote ausgesandt wird, und was bewirkt er? Ein Beispiel veranschaulicht den Vorgang: Sie machen einen Ausdauerlauf. Die erste Knorpelzelle registriert über elektrische und chemische Signale, dass eine höhere mechanische Belastung auf sie trifft. Damit sie dafür gut gerüstet ist, muss sie sich verstärken. Deshalb schüttet sie nun Zytokine aus, die ihre eigene Produktion von Kollagen und Proteoglykanen ankurbelt. Aber nicht nur das. Die Zytokine gelangen auch an die Nachbarzellen, die ihrerseits ebenfalls mit der Produktion von Kollagen und Proteoglykanen beginnen. In kürzester Zeit arbeiten alle Zellen im Verband gemeinsam und sorgen somit in der Summe für einen festeren und elastischeren Knorpel.

Zytokine sind die Botenstoffe, über die Zellen miteinander kommunizieren.

Dieser Zustand bleibt jedoch nicht auf Dauer bestehen, er muss immer wieder aktiv gefördert und erhalten werden. Eines können wir uns dabei schon merken: Wer sich regelmäßig bewegt, schützt seine Gelenke: Aktive Menschen haben in der Regel einen festeren, belastbareren Knorpel.

Gleich mehrere verschiedene Zytokine sorgen für den Aufbau von Knorpelsubstanz, also alle Baustoffe, aus denen das Knorpelgewebe einschließlich der Zellen und der Knorpelmatrix besteht. Man nennt sie ***anabole*** Zytokine. Anabol steht für »Aufbau«. Ein solches Zytokin ist zum Beispiel der insulinähnliche *Wachstumsfaktor* I (IGF-I). Erreicht IGF-I die Knorpelzelle, beginnt diese vermehrt mit der Produktion von Proteoglykanen.[12] Ein anderes anaboles Zytokin ist das Bone Morphogenetic Protein 7 (BMP-7). Dieses bewirkt neben der Synthese von Proteoglykanen auch eine Steigerung der Produktion von Kollagen.[13] Neben diesen beiden gibt es noch eine ganze Reihe anderer anabol wirkender Zytokine.

Auch der Abbau der Knorpelbestandteile erfolgt nicht zufällig, sondern wird über Zytokine gesteuert. Diese gehören zur Familie der ***katabolen*** Zytokine, wobei ***katabol*** gleichbedeutend mit »Abbau« ist. Hier spielen die Zytokine Interleukin-1β (IL-1β) und Tumor-Nekrose-Faktor α (TNF-α) eine wichtige Rolle bei der Signalübertragung.[14] Sie bewirken den beschleunigten Abbau von Strukturen des Knorpels wie Kollagen und Proteoglykanen, indem sie die Produktion von Enzymen erhöhen, die die Strukturen der Knorpelmatrix angreifen.[15]

Anabole Zytokine fördern den Aufbau des Knorpels, katabole den Abbau.

Aufbau und Abbau erfolgen dabei kontinuierlich und bestehen immer nebeneinander. Wir werden nachher noch lernen, was es mit diesem Nebeneinander auf sich hat. Nur so viel sei an dieser Stelle schon einmal verraten: Gelingt es, die abbauenden Prozesse zu verlangsamen, dann überwiegen die aufbauenden, und der Knorpelabbau kann so verlangsamt – und sogar gestoppt werden. Dieser Prozess dauert Monate, aber dafür ist er sehr effektiv.

Interessanterweise stimulieren katabole Zytokine zugleich auch die Schmerzzunahme über die Aktivierung von schmerzführenden Nervenzellen.[16] Ein vermehrter Knorpelabbau soll offensichtlich schmerzhaft sein – so der Ingenieursplan der Knorpelzellen.

Nun wissen wir um die Stärken des Knorpels und kennen auch seine Schwachstellen. Wir wollen nun sehen, wie sich die Arthrose dessen Schwäche zunutze macht. Wie sieht Arthrose aus und wie äußert sie sich?

ARTHROSE VON LEICHT BIS SCHWER

Bei Arthrose kommt es, zunächst sehr vereinfacht gesagt, zur Zerstörung des Gelenkknorpels. Anfangs ist nur die oberflächliche Schicht betroffen, mit der Zeit wandert die Schädigung jedoch immer tiefer und kann im Endstadium bis auf die freiliegende Knochenoberfläche reichen.

Es gibt leichtere Vorstufen und schwere Grade der Arthrose. Das hat auch unmittelbar Konsequenzen für die Behandlungsmöglichkeiten: Denn ein beginnendes oder mittleres Arthrosestadium ist ganz anderen Therapien zugänglich als eine Arthrose im Endstadium. Ärzte teilen die Arthrose in Stadien ein, denn ansonsten müsste man sehr umständlich den Zustand der Knorpeloberfläche beschreiben.

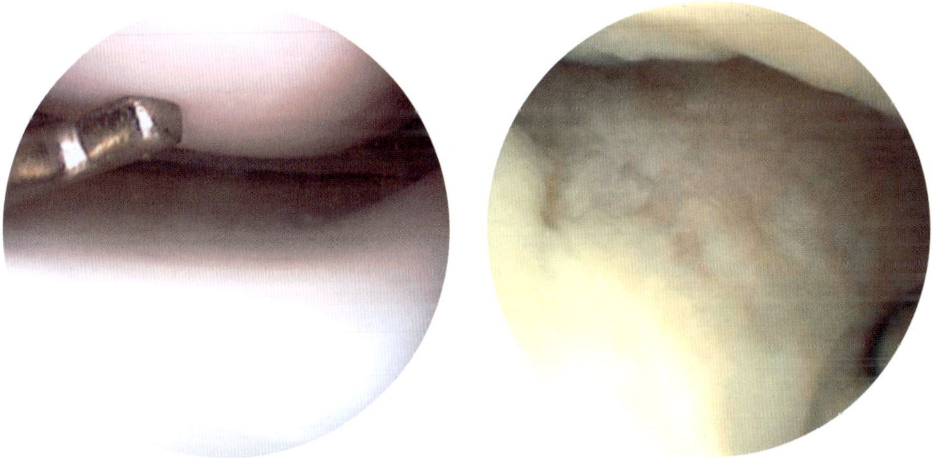

Abb.10 Aufsicht auf die Gelenkoberfläche während einer Kniegelenkspiegelung: glatte und gesunde Knorpeloberfläche (links), tief zerfurchte und teilweise bis auf den Knochen reichende Arthrose Grad 4 (rechts).

In welchem Stadium eine Arthrose vorliegt, lässt sich am sichersten beim direkten Blick auf die Knorpeloberfläche bestimmen. Es gibt fast 50 verschiedene Methoden zur Einteilung der Schweregrade der Arthrose. Die Standardmethode zur Stadieneinteilung ist heute die ICRS-Skala der *International Cartilage Repair Society*.[17] Sie orientiert sich an der Tiefe des sichtbaren Knorpeldefekts.

Wie ausgeprägt eine Arthrose ist, lässt sich damit eigentlich nur beim direkten Blick auf den Knorpel feststellen – so zum Beispiel während einer Gelenkspiegelung (Arthroskopie) oder bei der Operation für eine Gelenkprothese. Doch die Technik in der Medizin erlaubt es uns, auch ohne Skalpell das Innere unserer Gelenke offenzulegen. Dank Röntgen und Kernspintomografie wissen wir heute ziemlich genau, wie es um unseren Knorpel steht.

Schweregradeinteilung der Arthrose nach ICRS

Schweregrad	Beschreibung
0	Es sind keine Knorpelläsionen sichtbar.
1	Es sind nur oberflächliche Knorpelläsionen sichtbar, der Knorpel lässt sich leicht eindrücken, es können oberflächliche Risse im Knorpel bestehen.
2	Die Knorpelläsionen gehen tiefer, aber erreichen weniger als 50% der Knorpeldicke.
3	Es bestehen tiefe Defekte von über 50% der Knorpeldicke.
4	Es bestehen tiefe Defekte der Knorpelschicht über die gesamte Ausdehnung, auch die Knochenoberfläche ist angegriffen.

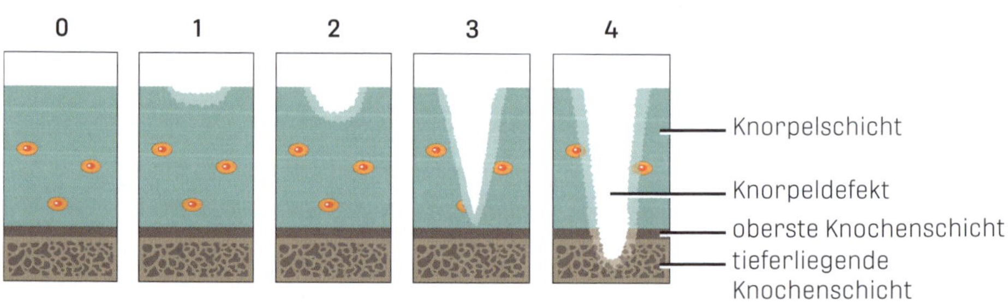

Abb. 11 ICRS-Grade

ARTHROSE IM RÖNTGENBILD

Ein Röntgenbild ist schnell erstellt und das mit einer vergleichsweise nur geringen Strahlenbelastung – das wird immer wieder vergessen.

Das Röntgenbild steht immer am Anfang der Diagnostik.

Das Röntgenbild steht bei der Abklärung von Gelenkschmerzen und bei Arthroseverdacht immer am Anfang der bildgebenden Diagnostik. Arthrose lässt sich im Röntgenbild aber nur grob beurteilen. Dass eine Aussage zum Gelenkknorpel gemacht werden kann, erscheint sogar verwunderlich. Ausschließlich Knochen ist im Röntgen zu sehen, Knorpel dagegen ist im Röntgenbild unsichtbar.

Das Röntgenbild eines Gelenks verändert sich allerdings mit fortschreitender Arthrose in sehr typischer Art und Weise. Im Frühstadium ist Arthrose im Röntgenbild unsichtbar. Auf dem Bild sieht das Gelenk normal und gesund aus, doch der Knorpel ist bereits angegriffen. Erst wenn die Struktur so weit zerstört ist, dass der Knorpel seine Elastizität verliert und an Höhe einbüßt, sind erste Zeichen im Röntgenbild zu erkennen.

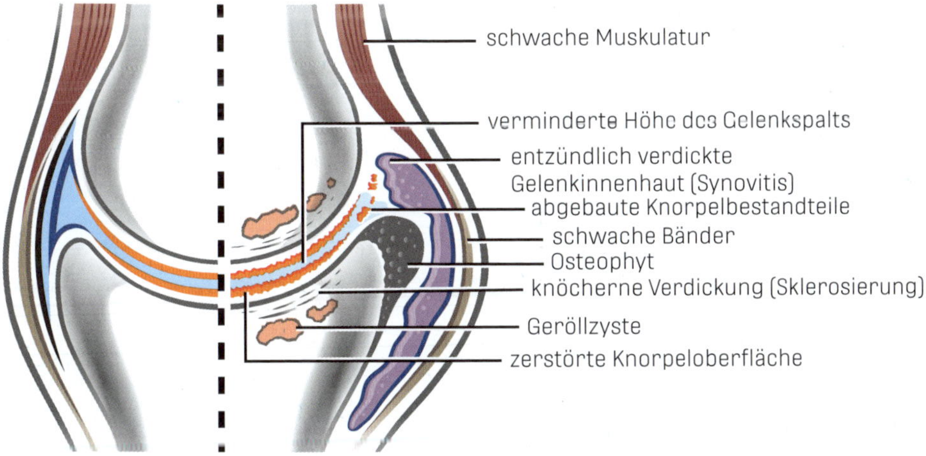

Abb.12 Typische Zeichen der Arthrose

Wir Orthopäden schauen dazu auf den sogenannten ***Gelenkspalt***. Auf dem Röntgenbild sieht man zwischen den Knochenenden einen schwarzen Spalt. Es sieht so aus, als ob sich hier Wasser oder Luft befinden würde, doch weit gefehlt. Der Gelenkspalt im Röntgenbild wird fast ausschließlich durch den Knorpel gebildet, der die Knochenenden auf beiden Seiten überzieht.

Wenn der Knorpel Wasser verloren hat und weicher geworden ist, nimmt die Knorpeldicke ab. Er kann dem Druck nicht vollständig standhalten. Im Röntgenbild zeigt sich die geringere Knorpeldicke nun als verschmälerter Gelenkspalt.

Und noch ein Phänomen ist typisch für die Arthrose: Der Knochen wird breiter und baut an seinen Rändern knöcherne Ausziehungen an. Mit diesen ***Osteophyten***, wie die Ausziehungen benannt werden, versucht der Knochen sich gegen die Last auf den Knorpel zur Wehr zu setzen – allerdings vergeblich. Die Osteophyten helfen nicht dabei, den Druck auf die Knorpelzellen abzumildern.

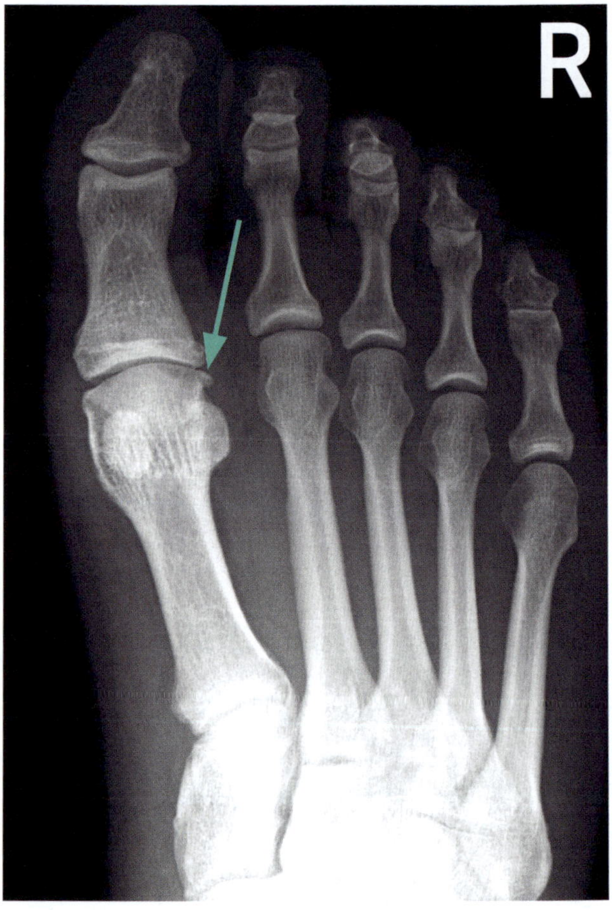

Abb. 13 Röntgenaufnahme eines Fußes, das Großzehengrundgelenk zeigt Zeichen der Arthrose Grad 3 mit knöcherner Ausziehung (Pfeil) und der Verschmälerung des Gelenkspalts.

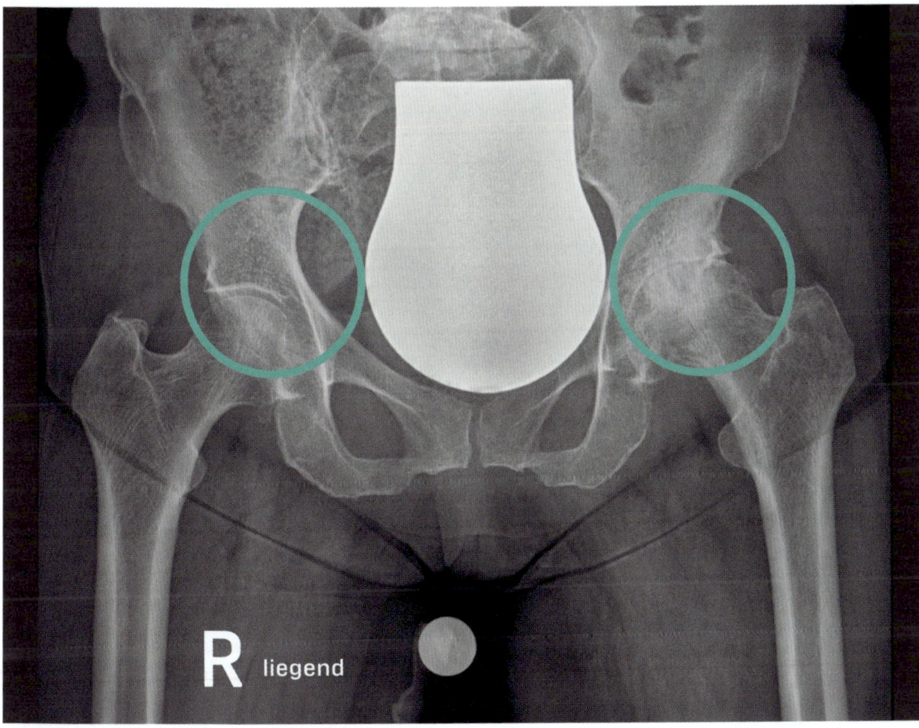

Abb.14 Röntgenaufnahme der Hüftgelenke mit gesundem Knorpel (links) und einer schweren Arthrose Grad 4 (rechts). Die Gelenkfläche ist hier komplett aufgebraucht

Im späteren Verlauf der Erkrankung lagert der Knochen als Folge des erhöhten Drucks vermehrt Kalksalze zu seiner Verstärkung ein, die im Röntgenbild als typische Linien in den oberflächlichen Knochenschichten zu sehen sind. Diese Veränderungen nennt man ***Sklerosierung*** des Knochens.

Schließlich kommt es zu Einbrüchen an der Oberfläche des Knochens. Die Defekte füllen sich mit Gelenkflüssigkeit. Diese aber verhindert eine Ausheilung der Einbrüche. Blut würde zur Ausheilung führen, aber die mit Gelenkflüssigkeit gefüllten Defekte bleiben auf Dauer im Knochen bestehen – eine ***Geröllzyste*** hat sich gebildet.

Das Endstadium der Arthrose ist schließlich dadurch gekennzeichnet, dass der Gelenkspalt im Röntgenbild komplett verschwunden ist und ***Knochen auf Knochen*** steht. Der Knochen ist durch Zysten und Defekte der Oberfläche schwer angegriffen und deformiert.

Das Röntgenbild erlaubt damit ebenfalls eine Schweregradeinteilung der Arthrose. Die heute übliche Einteilung sieht wie folgt aus.[18]

Das geübte Auge des Orthopäden erkennt auch frühe Veränderungen im Röntgenbild. Doch Verlass ist auch auf das Röntgenbild nicht. Selbst eine fortgeschrittene Arthrose kann sich im Röntgenbild als milde Form darstellen. Und auch wenn schon heftige Arthroseschmerzen bestehen, kann das Röntgenbild noch lange eine trügerische milde Form zeigen. Schmerzen und Röntgengrade der Arthrose gehen offensichtlich nicht Hand in Hand.[19]

Schweregradeinteilung der Arthrose im Röntgen nach Kellgren & Lawrence

Stadium	Arthrosegrad	Beschreibung
0	kein	Es finden sich keine Zeichen der Arthrose im Röntgenbild.
1	fraglich	Es besteht eine mögliche bzw. zweifelhafte Abnahme der Höhe des Gelenkspalts, eventuell zeigen sich auch zarte knöcherne Ausziehungen am Gelenkrand.
2	minimal	Es finden sich gesicherte Ausziehungen am Gelenkrand, eine Höhenminderung der Gelenkspaltweite ist möglich.
3	mäßig	Der Gelenkspalt ist gesichert höhengemindert, mehrere knöcherne Ausziehungen befinden sich am Gelenkrand, es finden sich erste Zeichen einer Verdichtung der Knochenoberfläche.
4	schwer	Es bestehen große knöcherne Ausziehungen am Gelenkrand, eine fortgeschrittene Verminderung der Höhe des Gelenkspalts, schwere Zeichen der Verdichtung der Knochenoberfläche und eine Deformität von Knochenanteilen.

PRÄZISION IN DER KERNSPINTOMOGRAFIE (MRT)

Gibt es keine andere Möglichkeit, den Gelenkknorpel durch ein bildgebendes Verfahren zu beurteilen? Doch, die gibt es. Die Kernspintomografie, auch *MRT* genannt, erlaubt eine Beurteilung sämtlicher Gelenkstrukturen, also der Bänder, der Gelenkkapsel, der Gelenkschleimhaut und eben auch des Knorpels. Sie ist zudem eine strahlenfreie Untersuchung, und in der Diagnostik von Gelenken wird auch kein Kontrastmittel benötigt. Es gibt heute hoch entwickelte Geräte und viel Erfahrung mit den Einstellungen für Gelenkerkrankungen. Dadurch ist heutzutage eine sehr hohe Präzision bei Aussagen über Knorpelschäden mittels MRT möglich.

Ausmaß und Schwere der Arthrose sind in der Kernspintomografie (MRT) gut zu erkennen.

Der Schweregrad der Arthrose, die Verteilungsmuster der Knorpelschäden und auch deren Ausdehnung können gut beurteilt werden. Arthrose kann durch das MRT exakter und valider beurteilt werden als im Röntgenbild.[20] Ist das MRT also ein Muss in der Diagnostik der Arthrose?
Nein, nicht unbedingt. Das MRT ist wesentlich schlechter verfügbar als das Röntgen und dadurch dauert es häufig sehr lange, bis Sie einen Termin erhalten. Die Untersuchung ist teuer und auch die Untersuchungszeiten sind lang. Zudem gibt es Kontraindikationen, zum Beispiel einen Herzschrittmacher, bei denen diese Untersuchung nicht möglich ist.

Daher steht das Röntgenbild am Anfang der Diagnostik. Zeigt sich hier ein fortgeschrittenes Stadium der Arthrose, dann ist diese auch zweifelsfrei festgestellt und ein MRT zur Sicherung der Diagnose »Arthrose« ist überflüssig. Das MRT wird immer dann benötigt, wenn die Beschwerden nicht ausreichend typisch für Arthrose sind. Durch ein MRT können dann andere Ursachen für Gelenkschmerzen ausgeschlossen oder bestätigt werden.

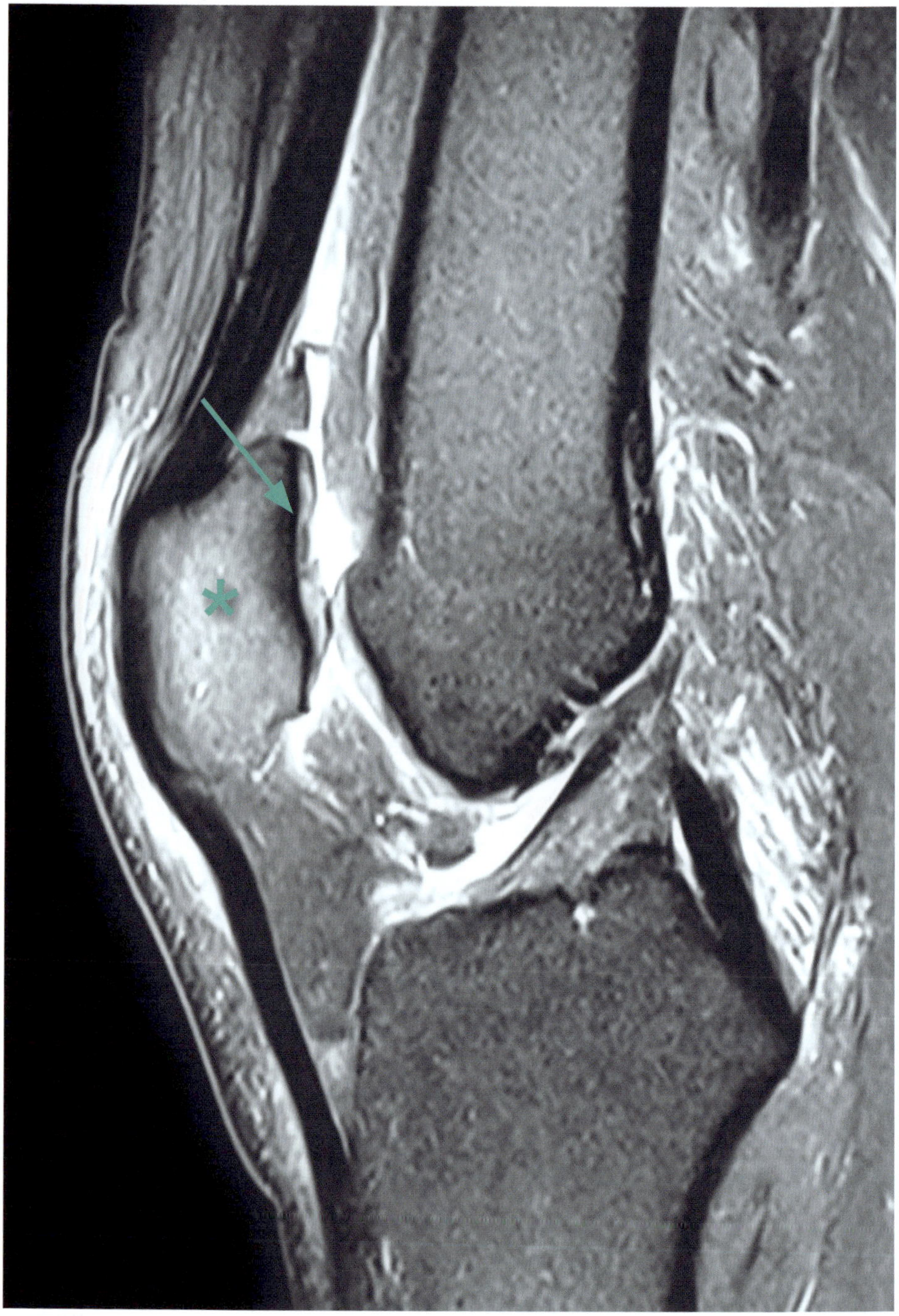

Abb.15 Kernspintomografie eines Kniegelenks. Der Knorpel hinter der Kniescheibe (*) ist deutlich eingerissen und zeigt eine Stufenbildung (Pfeil).

Es gilt allerdings für alle radiologischen Untersuchungen, unabhängig, ob Röntgen oder MRT, gleichermaßen: Sie können die Diagnose »Arthrose« zwar feststellen. Doch eine bestimmte Therapieform, v. a. eine Empfehlung für oder gegen eine Operation, lässt sich aus einer solchen nicht ableiten.

Nicht das Röntgenbild oder die Kernspintomografie entscheiden über die Therapie, sondern die klinischen Beschwerden.

Das lässt sich in der Praxis leicht nachweisen. Es hat sich nämlich gezeigt, dass kein Zusammenhang zwischen einem im MRT festgestellten Grad der Knorpelschäden und einer später eventuell nötigen Gelenkoperation besteht. Das haben Studien hinreichend bewiesen.[21] Die Entscheidung für oder gegen eine Operation hängt also nicht vom durch die radiologische Diagnostik ermittelten Grad der Arthrose ab, sondern von anderen Faktoren – vor allem davon, ob die Schmerzen beherrschbar sind und ob dadurch Einschränkungen im Alltag bestehen.

PRIMÄRE UND SEKUNDÄRE ARTHROSE

In der Orthopädie werden zwei Ursachen und damit zwei wesentliche Formen der Arthrose unterschieden: die *primäre* und die *sekundäre Arthrose*.

Die primäre Arthrose ist dadurch gekennzeichnet, dass sie ohne erkennbare Ursache oder Vorerkrankung auftritt. Die sekundäre Arthrose dagegen ist die Folge einer anderen bekannten Erkrankung oder Verletzung.

Bei der primären Arthrose gibt es keine offensichtliche Ursache der Gelenkerkrankung.

Eine der häufigsten Ursachen der sekundären Arthrose ist die Hüftdysplasie. Bei dieser ist die Pfanne an der Hüfte zu klein ausgeprägt und die Körperlast wird auf ein zu kleines Feld des Hüftkopfs und des Hüftpfannenrands übertragen. Der Knorpel wird hierdurch um ein Vielfaches überlastet und in der Folge entsteht hier eine Arthrose, häufig sogar noch in recht jungem Alter. Patienten mit Hüftdysplasie entwickeln circa drei- bis fünfmal häufiger eine Arthrose als »Hüftgesunde«.[22]

Eine weitere, sehr verbreitete Ursache sind Beinfehlstellungen. Bei einem O-Bein treffen am Kniegelenk die Innenseiten von Ober- und Unterschenkelknochen verstärkt aufeinander. Die Folge ist eine dauerhafte Druckerhöhung auf die Innenseite des Kniegelenks. Dadurch kommt es zu einer innenseitigen Kniegelenkarthrose. Gleiches gilt für die Außenseiten beim sogenannten X-Bein. In diesem Fall betrifft die Arthrose die Außenbereiche des Kniegelenks.

Sekundäre Arthrosen entstehen auf dem Boden einer Grunderkrankung, einer Fehlstellung, einer Infektion oder eines Traumas.

Bei Fehlstellungen dieser Art kann eine möglichst frühzeitige operative Korrektur die spätere Entwicklung einer Arthrose günstig beeinflussen. Ein zu hoher

Druck auf das Gelenk und auf den Knorpel kann durch eine Achskorrektur reduziert werden. Als Ergebnis wird das Arthroserisiko als Folge der Fehlstellung reduziert.[23, 24]

Weitere Ursachen sind rheumatische Gelenkerkrankungen, Infektionen – vor allem bakterielle – und Verletzungen. Sie alle bringen ein erhöhtes Risiko für eine spätere Arthrose mit sich.

Diese klassische Unterteilung in primäre und sekundäre Arthrose wird heute allerdings mehr und mehr verlassen, da fast ausnahmslos immer mehrere Faktoren eine Rolle spielen – sowohl äußere als auch innere, körpereigene.

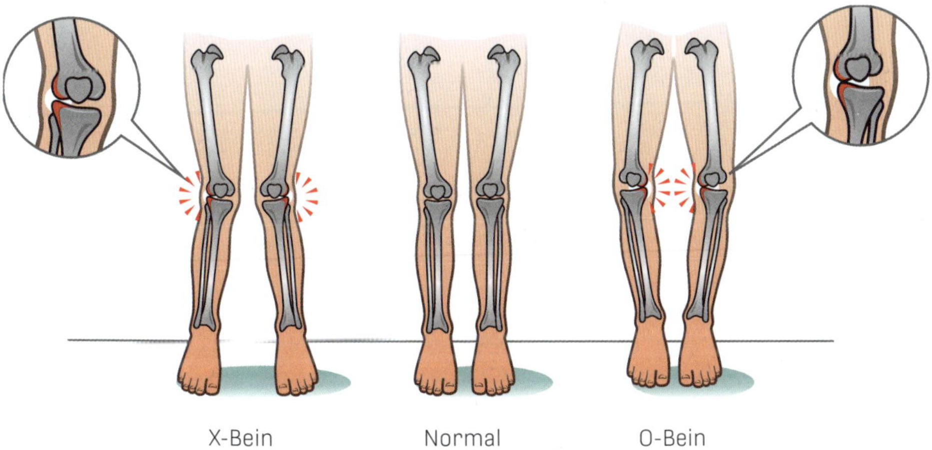

Abb.16 Beindeformitäten, normale Beinachse und gleichmäßige Gelenkbelastung, X-Bein (links), bei dem die Außenseiten der Kniegelenke verstärkt unter andauernden Druck kommen, O-Bein (rechts), hier sind die Innenseiten unter Druckschädigung.

DIE VIELFÄLTIGEN SCHMERZGESICHTER DER ARTHROSE

Gibt es den typischen Arthroseschmerz? Ja, den gibt es. Zu Beginn ist die Arthrose aber in der Regel schmerzfrei, man nennt sie »stumm«. Doch woran liegt es, dass eine Struktur bereits angegriffen ist, aber keinen Schmerz verursacht? Die Ursache ist banal: Knorpel hat keine Nerven.

Erste Schmerzen kommen schleichend und erscheinen meist harmlos. Zunächst tritt ein vorübergehender *Anlaufschmerz* bei ersten Bewegungen nach dem Aufstehen oder nach einer längeren Phase des Liegens auf. Sie lagen zum Beispiel eine Stunde auf dem Sofa und stehen auf. Auf den ersten Metern bemerken Sie ein Ziehen und ein Spannungsgefühl, aber nach wenigen Schritten ist alles schon wieder vorbei.

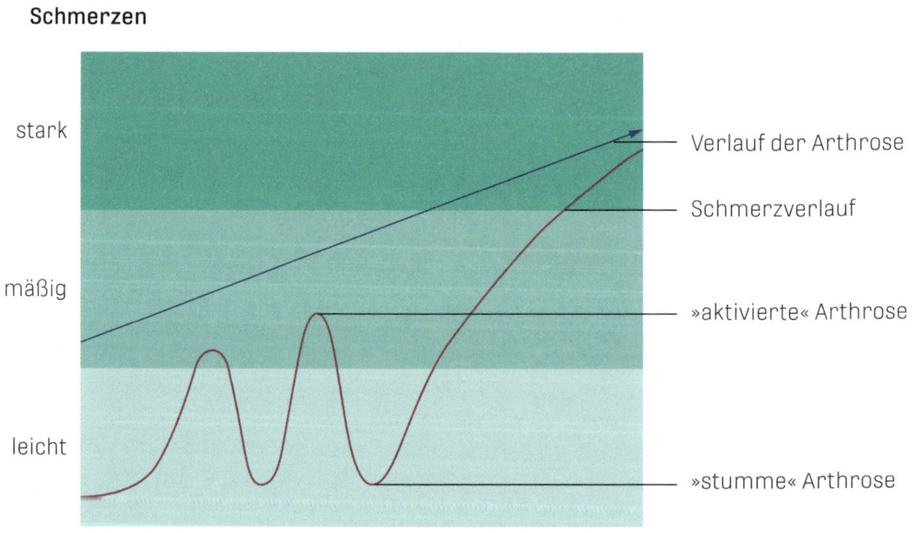

Abb.17 Typischer Schmerzverlauf bei Arthrose: zunächst leichtere Schmerzen, die immer wieder abebben und wellenartig verlaufen. Die Schmerzphasen nennt man »aktivierte« Arthrose. Im weiteren Verlauf Zunahme und am Ende starke Schmerzen, die nicht mehr zurückgehen.

Wie kommt es zu diesem Anlaufschmerz? Man geht davon aus, dass sich in der Ruhephase lokale Entzündungsprozesse bilden, die auf den ersten Schritten Schmerzen verursachen. Nachdem die Gelenkflüssigkeit die entzündlichen Stoffe aus dem Knorpel ausgespült hat, sind die Schmerzen auch schon wieder verschwunden.

Für viele andere steht zu Beginn ein anderes Symptom im Vordergrund: die sogenannte *Morgensteifigkeit*. Nach einer längeren Ruhephase, meistens nach der Nacht, fühlt sich das Gelenk steif und unbeweglich an. Nach einer kurzen Zeit legt sich diese Empfindung aber wieder.

Erste klinische Beschwerden sind oft Anlaufschmerzen und die Morgensteifigkeit.

Im weiteren Verlauf kommen Belastungsschmerzen hinzu. Diese treten nach einer Phase einer längeren Belastung auf das Gelenk auf. Sie gehen am Nachmittag spazieren. Nach gut zwei Stunden fängt das Kniegelenk an zu schmerzen und Sie verspüren den dringenden Wunsch nach einer Ruhepause. Diese Schmerzen dauern oft mehrere Stunden lang an.

Der Gelenkknorpel selbst hat wie gesagt keine Nerven. Aber was schmerzt dann? In direkter Nachbarschaft zum Knorpel gibt es reichlich Nervenenden. Dort liegt zum einen die Synovialis, die die Gelenkkapsel von innen auskleidet. Die gut durchblutete Synovialis hat ein ausgezeichnetes Netz an Nervenfasern und bewirkt rasch anschwellende Schmerzen. Daneben finden wir weitere Schmerzfasern in den angrenzenden Knochenschichten an der Basis des Knorpels. Diese nehmen einen lang anhaltenden und dumpfen Schmerz wahr.

So schnell wie der Anlaufschmerz verschwindet der Belastungsschmerz nicht. Doch die Phase der Ruhe, die Sie sich nun selbst verordnen, führt dazu, dass die Schmerzen wieder abebben und nach einiger Zeit verschwinden.

Diese Schmerzphasen werden mit der Zeit häufiger. Und dennoch wechseln sich Phasen des Schmerzes und schmerzfreie Phasen regelmäßig ab, Arthroseschmerzen verlaufen also wellenartig. Nach Tagen mit vermehrten Gelenkschmerzen folgen Tage oder Wochen der absoluten Beschwerdefreiheit.

Lange sind die Schmerzen also von Bewegung und Belastung abhängig. Erst im späten Stadium sind Schmerzen auch in Ruhe vorhanden. Diese *Ruheschmerzen* sind meist von langer Dauer und werden als sehr belastend empfunden.

DER COUNTDOWN ZUM KNORPELKOLLAPS

Knorpel und seine Bestandteile werden ständig erneuert. Dabei werden sie zugleich abgebaut und durch die Knorpelzellen wieder neu hergestellt. Bei Arthrose gewinnen jedoch die abbauenden Prozesse die Oberhand, und das Gleichgewicht zwischen Aufbau und Abbau wird erheblich gestört. Die daraus entstehenden Veränderungen des Knorpels verlaufen langsam und sind selbst unter dem Mikroskop zunächst nicht sichtbar. Schaut man sich die Entstehung und den Verlauf der Arthrose genau an, gleicht er einem Drama in drei Akten.[7, 25] Illustriert dargestellt sehen Sie das Drama auf der nächsten Seite.

1. Akt – Kleine Defekte mit verheerender Wirkung

Das erste Anzeichen sind kleine Brüche im Kollagennetzwerk. Diese kleinsten Brüche sind selbst unter dem Elektronenmikroskop kaum sichtbar. Überwiegend sind die kaum wahrnehmbaren Querverbindungen zwischen den Kollagenfasern, die an der Knorpeloberfläche liegen, betroffen.

Knorpel hat dafür eigentlich sein eigenes Reparaturpotenzial. Anabol wirkende Zytokine, wie das BMP-7, sind in der Lage, diese Querverbindungen wiederaufzubauen – sofern die Knorpelzellen sie dazu veranlassen. Und diese Reaktion lässt nicht lange auf sich warten. Der Reparaturprozess der verlorenen Querverbindungen beginnt, doch die Dynamik des Aufbaus hinkt der des Abbaus hinterher. Denn das Umfeld ist auf Abbau eingestellt, es herrscht ein sogenanntes kataboles Milieu. Wir werden die Ursache dafür noch kennenlernen. Die langsame Zerstörung der Querverbindungen des Kollagennetzwerks schreitet also trotz der Reparaturversuche ständig voran.

Die Folgen sind weitaus dramatischer als auf den ersten Blick angenommen. Denn die Netzstruktur des Kollagens verleiht dem Knorpel seine Festigkeit. Vergleichen Sie dieses Netzwerk mit einem Baugerüst. Wenn Sie hier und da ein paar Querträger entfernen, wird das Gerüst noch nicht in sich zusammenstürzen. Allerdings nimmt die Gesamtfestigkeit des Gerüsts im Laufe der Zerstörung immer deutlicher ab. Fehlen ausreichend Querstreben, wird es schließlich in sich zusammenfallen.

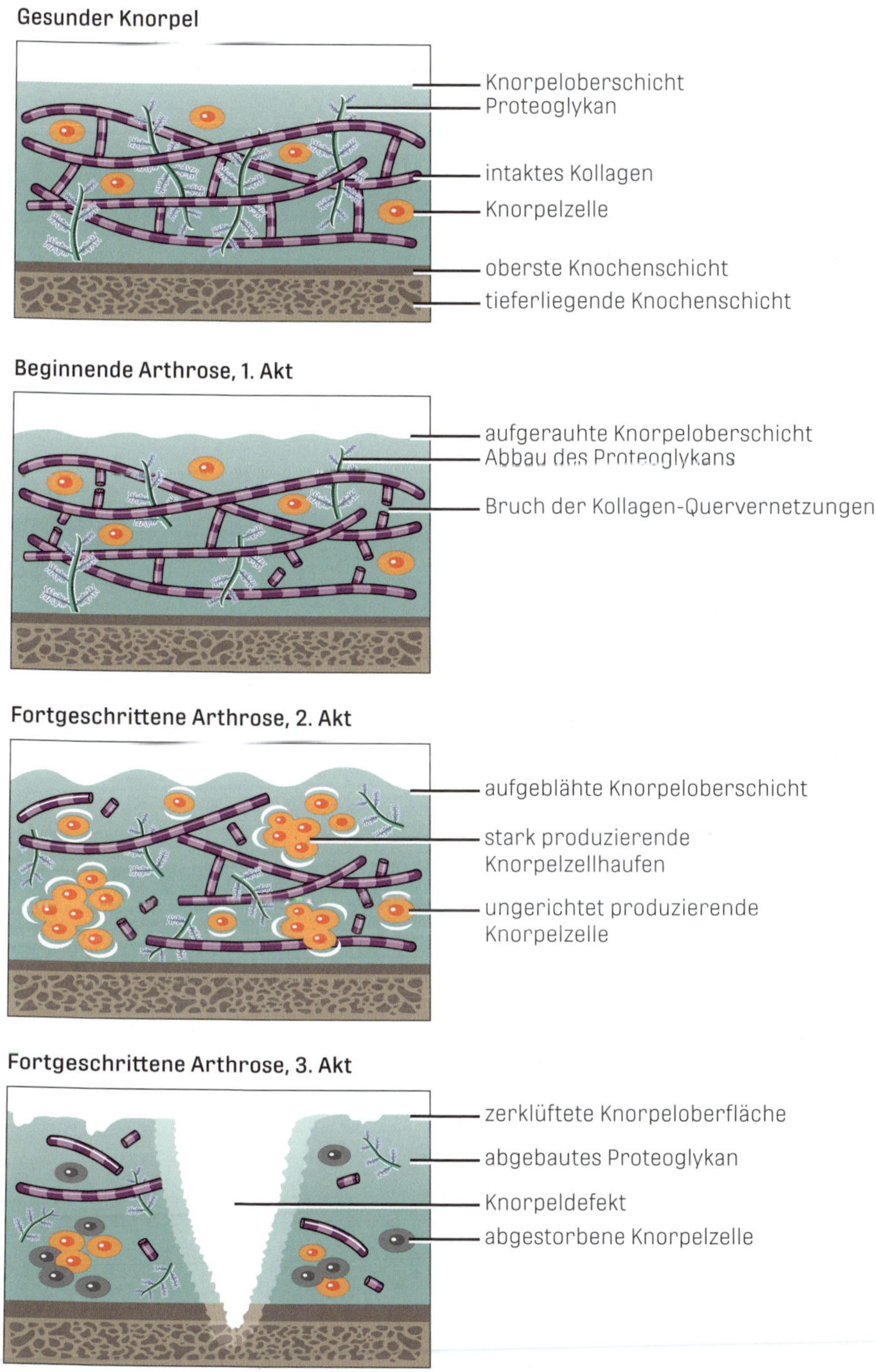

Abb.18 Der Weg vom gesunden Knorpel zur fortgeschrittenen und schweren Arthrose in drei Akten.

Das katabole Milieu greift auch auf die Proteoglykane über, die kleinen Härchen, die das Wasser im Knorpel binden. Es kommt nun zu einem Verlust von Proteoglykanen in der Grundsubstanz, wodurch die Wasserbindung und damit die Elastizität des Knorpels abnimmt.

Im Anfangsstadium der Arthrose schwächen Brüche im Kollagennetzwerk den Knorpel.

Die in der Folge geringere elastische Druckfestigkeit hat nun einen entscheidenden Nachteil für den Knorpel. Er ist anfälliger für Verletzungen durch Stöße auf die Knorpeloberfläche. Erste tiefere Risse treten an der Oberfläche auf. Aber anstatt über den Reparationsprozess auszuheilen, bleiben sie bestehen. Das katabole Milieu verhindert das Durchgreifen der dringend benötigten Reparaturvorgänge. Der erste Akt der Arthrose ist vollzogen.

2. Akt – Der Abbau wird beschleunigt

Die Knorpelzellen registrieren die veränderten Bedingungen und versuchen selbst gegenzusteuern, indem sie ihre Syntheseleistung und ihre Aktivität steigern. Allerdings machen sie das eher panisch und dadurch wenig zielgerichtet. Sie produzieren nun verstärkt Kollagen. Allerdings nicht den benötigten Typ II, sondern die in dieser Menge nicht benötigten Typen I und III.[26] Das so in viel zu großen Massen produzierte Kollagen kann aber im Knorpel nicht sinnvoll eingebaut werden. Man erkennt nun Anhäufungen von Knorpelzellen inmitten von neu synthetisiertem, aber nicht eingebautem Kollagen.

Zudem produzieren die Knorpelzellen nun viel Proteoglykane. Das führt dazu, dass vermehrt Wasser eingelagert wird. Das Kollagennetz ist aber weiterhin nicht ausreichend stabil und bleibt brüchig. Der geschwächte Knorpel wird durch das stärker gebundene Wasser zwar aufgebläht, aber die mechanische Stabilität bleibt weiterhin geschwächt.

Trotz der ungerichteten Produktion der Knorpelbestandteile werden Kollagen Typ II und Proteoglykane weiter abgebaut. Die Abbauprodukte der Knorpelsubstanzen haben nun einen fatalen Effekt: Sie bewirken eine Aktivierung von katabolen Zytokinen und Enzymen, die das Kollagen und die Proteoglykane direkt angreifen.[27, 28] Der Abbau der Knorpelsubstanz wird somit rasant beschleunigt.

Katabole Prozesse führen zu einem immer rascher fortschreitenden Abbau.

Der weiter ansteigende Druck auf die Knorpelzellen zwingt sie zum Handeln: Da alle vorherigen Maßnahmen keine Wirkung gezeigt haben, fangen sie nun an, sich unkontrolliert zu vermehren. In den tiefen Schichten finden sich jetzt massenhaft Anhäufungen von Knorpelzellen, die sogenannten ***Cluster***. Verzweifelt produzieren sie nun Massen an Kollagen und Proteoglykanen, doch diese können das immer weiter aufgelockerte und zerstörte Netzwerk der Knorpelmatrix nicht mehr reparieren.

3. Akt – Der Knorpel stirbt

Es folgt der dritte und letzte Akt. Die Knorpelzellen geben den Kampf auf und es kommt zum Zelltod. Knorpelsubstanzen werden nicht mehr weiter produziert. Körpereigene Zellen, wie die Makrophagen, bauen das tote Gewebe ab und es bilden sich tiefe Knorpeldefekte, die bis auf den Knochen reichen. Chirurgen beschreiben diesen Befund als »Knorpelglatze«. Der angrenzende Knochen wird nun ebenfalls verstärkt in Mitleidenschaft gezogen. Es sind Verdichtungslinien als Sklerosierungen, Osteophyten und später auch die typischen »Geröllzysten« im Röntgenbild sichtbar.

Der Verlauf des Untergangs des Knorpelgewebes, vom Beginn des ersten Aktes bis zum Zelltod, verläuft prinzipiell immer gleich. Allerdings können Krankheitsprozesse, wie zum Beispiel schwere Gelenkinfektionen, entzündliche Erkrankungen wie die rheumatoide Arthritis, hormonelle Störungen oder Verletzungen in diesen Prozess hineinwirken und ihn beschleunigen.

Der Abbauprozess des Knorpels bei Arthrose verläuft prinzipiell immer gleich.

Nun wissen wir, mit wem wir es zu tun haben. Die Knorpelzellen und ihre Matrix aus Kollagen und Proteoglykanen, eigentlich hervorragend gewappnet, um auch stärksten Belastungen standzuhalten, erleiden einen schleichenden Prozess, an dessen Ende das Absterben der Zellen steht. Tiefe Defekte in der

Knorpelschicht bis auf den freiliegenden Knochen markieren die Niederlage in einem offensichtlich aussichtslosen Kampf der tapferen Knorpelzellen für das eigene Überleben.

Ist dieser Prozess aufzuhalten? Ist der Knorpeltod vermeidbar? Können die leidvollen Schmerzen der Arthrose besiegt werden? Und gibt es eine Möglichkeit, die drohende und auf Sie zukommende Operation zu vermeiden?

Die Antwort auf alle Fragen lautet: Ja. Alles das können Sie erreichen.

Die Voraussetzung aber dafür ist, dass Sie bereit dazu sind, der Wissenschaft Glauben zu schenken. Zu viele Irrtümer halten sich hartnäckig seit Jahren und Jahrzehnten, die Ihnen den Weg zu einem schmerzfreien Leben versperren werden. Es ist Zeit, mit ihnen aufzuräumen.

WAHRHEIT STATT MYTHEN

Die größte Gefahr in der Medizin besteht nicht in den Irrtümern, sondern in der Unfähigkeit, sie zuzugeben.

Unbekannt

TEIL **2**

IRRTÜMER GEHÖREN ZUR MEDIZIN

Die Medizingeschichte ist eine Geschichte von Fehlern und Irrtümern. Über Jahrhunderte hinweg glaubte man, Krankheiten würden durch ein Ungleichgewicht der »Körpersäfte« entstehen. Die Therapie mit Blutegeln und der Aderlass galten als Therapie für nahezu alle Beschwerden – mit teilweise fatalen Folgen. Diese Behandlungen schwächten Patienten oft erheblich und führten in vielen Fällen zum Tod, anstatt die Krankheiten zu heilen.

Noch im späten 19. Jahrhundert galt Händewaschen in der Medizin als unnötig, denn Krankheiten entstanden durch »schlechte Luft«, wie man glaubte, nicht durch Bakterien. Diese Unkenntnis führte zu vielen Todesfällen in Krankenhäusern, vor allem traf es Wöchnerinnen. Ignaz Semmelweis' Entdeckung, dass das Händewaschen mit chlorhaltigen Lösungen die Sterblichkeit dramatisch senken konnte, wurde zunächst ignoriert, bevor erst viel später die Bedeutung von Hygiene allgemein anerkannt wurde.

Die Syphilis wurde bis zum frühen 20. Jahrhundert mit Quecksilber behandelt, einem hochgiftigen Metall. In Form von Salben, Injektionen oder Dampfbädern wurde es den schwer kranken Menschen verabreicht. Die Quecksilber-Behandlung war dabei nicht nur unwirksam, sondern führte auch zu schweren Vergiftungen und Organschäden.

Dies sind nur wenige der unzähligen Beispiele dafür, wie sehr sich Medizin irren kann und wie schwer es ist, falsche Annahmen als solche zu erkennen – und sie abzulegen. Für die Irrtümer zu Arthrose müssen wir nicht so weit in die Geschichte zurückreisen. Sie finden in großen Teilen heute noch Anwendung – mit teils gravierenden Folgen. Millionen von Menschen werden dadurch falsch oder nur unzureichend behandelt. Operationen finden in großer Zahl statt, obwohl sie vermeidbar wären.

Arthrose ist für viele zu einem unabwendbaren Schicksal geworden, dessen Verlauf man nicht ändern kann und an dessen Ende eine Operation mit einem Gelenkersatz steht. Doch das stimmt nicht.

Die Wissenschaft hat in den letzten zwanzig Jahren erstaunliche und teils bahnbrechende Entdeckungen gemacht. Und sie hat erkannt, dass Arthrose kein unumkehrbares Schicksal ist, sondern eine Krankheit, für die es einen wirksamen Behandlungsplan gibt.

Lassen Sie uns gemeinsam neue Wege in der Behandlung beschreiten.

IST ARTHROSE EINE FOLGE VON VERSCHLEISS?

»Bei Arthrose verschleißen die Gelenke!« Kaum ein anderer Mythos hält sich so hartnäckig und birgt eine so große Gefahr. Denn wer an das Abnutzungsproblem glaubt, dem entgehen wertvolle Behandlungsoptionen. Wer Verschleiß aufhalten möchte, der muss konsequenterweise die Belastung auf die Gelenke reduzieren. Das wäre logisch. Aber die »Verschleißtheorie« ist ein Mythos.

Ein Erklärungsmodell kommt ins Wanken

Meine ersten Schritte in der Orthopädie machte ich zum Abschluss meines Studiums in einem großen Klinikum in Göppingen. Der dortige Chefarzt der Orthopädie, Prof. Spranger, war ein wuchtiger Mann mit einem buschigen Schnauzbart. Er war mein erster Lehrmeister der Orthopädie in meinem noch jungen Medizinerleben. In seinen Besprechungen machte er sich oft einen Spaß daraus, uns jungen Studenten zu Fällen und Krankheitsbildern auszufragen – nicht immer war das erfreulich. Vor allem mochte er komplizierte Erklärungen nicht, er liebte die direkte und kurze Antwort. An einem dieser Nachmittage hatte ich eine Patientin mit Kniegelenkarthrose vorgestellt. Ich berichtete von dem jahrelangen Leidensweg der Patientin. Er sagte: *»Erklär doch mal, wie kommt es eigentlich zur Arthrose?«* Ich hatte verschiedene Lehrbücher der Orthopädie gelesen und so begann ich meine Ausführungen. Ich sprach von der Bedeutung der Struktur des Knorpels, dessen Aufbau und wollte die Risikofaktoren für die Entstehung der Arthrose darlegen. Da unterbrach er mich: *»Bei Arthrose ist es wie mit einem Autoreifen. Er rollt und mit der Zeit nutzt sich seine Oberfläche ab. Dann geht er kaputt. Ist die Achse schief, dann geht es schneller. So ist das auch bei Arthrose.«*

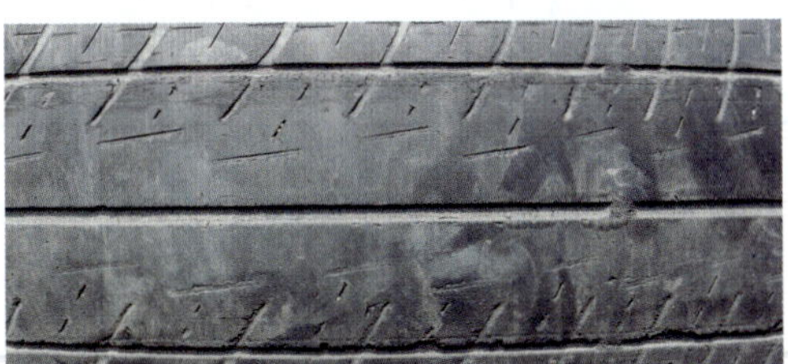

Abb.19 Abgefahrener Autoreifen durch Verschleiß. So ist das auch bei Arthrose?

So einfach also war Medizin? In den folgenden Jahren holte ich in Gesprächen mit meinen Patienten immer wieder dieses Bild hervor. Arthrose sei nichts anderes als eine Überbeanspruchung des Gelenkknorpels, der sich mit der Zeit abreibe. Am Ende stehe dann die Operation – also der Reifenwechsel. Ein schicksalhafter Krankheitsverlauf.

Doch schon nach kurzer Zeit kamen mir Zweifel. Ich untersuchte einen 70 Jahre alten Mann, der recht übergewichtig war, nach einem Verkehrsunfall. Bei dem Unfall hatte er einen Beckenbruch erlitten. Als ich seine Röntgenbilder sah, war ich allerdings verwundert. Seine Hüft- und Kniegelenke zeigten nicht die geringsten Zeichen einer Arthrose. Dabei konnte er auf ein hartes Berufsleben auf dem Bau und später als Lagerarbeiter zurückblicken. Glück gehabt, dachte ich. Doch weit gefehlt. Unzählige ähnliche Fälle waren nicht die Ausnahme, sondern die Regel.

Und dann war da die 40-jährige schlanke Lehrerin, die in ihrer Freizeit viel Yoga unterrichtete und sich stets um ihre Gesundheit gesorgt hatte. An beiden Hüft- und Kniegelenken litt sie furchtbar an schweren Arthrosen. Wie passte sie ins Bild?

Arthrose entsteht nicht durch Abnutzung.

Mir war klar, dass an der Theorie der Arthrose als Abnutzung etwas nicht stimmen konnte. In der mündlichen Prüfung erzählte ich Prof. Spranger zwar noch einmal die Theorie von der Überlastung – und dem Autoreifen. Er war zufrieden. Aber ich merkte, dass hier ein Problem bestand, das gelöst werden wollte.

Der Mythos vom Knorpelverschleiß

Von da an beschäftigte mich die Arthrose. Was verursachte sie? Was verschlimmerte sie und was konnte helfen? Ich wälzte viele Lehrbücher der Orthopädie, stieß aber immer auf dieselbe Erklärung: »*Arthrose ist ein altersbedingter Gelenkverschleiß.*« Was ist aber eigentlich Verschleiß? Der Begriff stammt aus der Materialwissenschaft. Er besagt, dass sich ein Material durch eine stetige, wiederholende Beanspruchung langsam abnutzt. Die vielen Druck- und Schlagereignisse zermürben das Material, langsam und Stück für Stück. Und egal wie fest es ist, selbst bei Stahl und Beton, der Verschleiß führt am Ende zum Versagen des Materials und es bricht.

Die Materialermüdung folgt dabei einem linearen Ansatz. Das heißt, je höher und häufiger die Belastung, desto schneller tritt der Verschleiß ein. Über 50 % der Maschinenschäden in der Industrie werden durch Verschleiß verursacht.

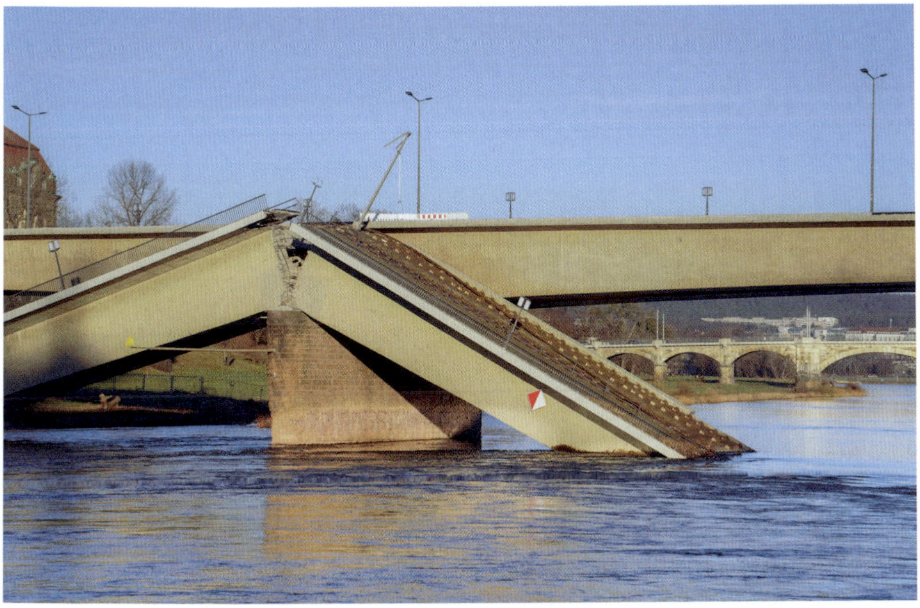

Abb. 20 Materialversagen führt zum Einsturz selbst durch Stahl und Beton verstärkter Brücken.

Ein gutes Beispiel ist ein Fahrradrahmen. Nehmen wir an, Sie besitzen ein Fahrrad mit einem Metallrahmen. Bei jeder Fahrt erfährt der Rahmen Kräfte durch Erschütterungen auf der Straße, durch die Gewichtsbelastung des Fahrers und durch Stöße auf unebenem Gelände. Mit der Zeit kommt es zur Materialermüdung. Zunächst entstehen kleine Mikrorisse im Rahmen. Diese sind mikroskopisch klein und nicht zu sehen, aber im Lauf der Zeit werden sie größer. An einem kritischen Punkt versagt schließlich das Material und der Rahmen bricht.

Verschleiß ist eine Materialermüdung, wodurch selbst harte Materialien wie Stahl und Beton ihre Stabilität verlieren.

In der Medizin sprechen wir nicht von Materialermüdung, sondern von *Degeneration*. Als Degeneration bezeichnet man allgemein den Abbauprozess und Strukturverlust von Zellen, Geweben oder Organen. Durch diesen Abbau wird ihre Funktionsfähigkeit mehr und mehr gestört. Eigentlich ist es nur logisch:

Was für einen stählernen Metallrahmen am Fahrrad gilt, kann für zarten Gelenkknorpel nicht falsch sein. Wenn Knorpel durch die hohe und häufige Belastung über viele Jahre hin verschleißt und *ermüdet*, dann ist dessen Verlauf schicksalhaft – und es gibt keine vernünftige Möglichkeit, diesen Prozess aufzuhalten.

Arthrose soll ein solcher altersbedingter Verschleiß sein. Aber das ist ein Irrtum.

Arthrose neu gedacht – die Entzündung ist der Schlüssel

Die ersten Berichte vor circa 25 Jahren lösten eher Verwunderung als ein Umdenken aus. Arthrose soll eine Entzündungskrankheit sein? Eine Krankheit und kein Verschleiß, keine Degeneration?

Dass entzündliche Prozesse bei Arthrose eine Rolle spielen mussten, war schon lange bekannt. Allerdings ging man bisher davon aus, dass die Entzündung, welche sich am deutlichsten an einer entzündlichen Schwellung und Rötung der Gelenkkapsel zeigt, eine *Folge* der Arthrose sei. Davon leitete man ab, dass die durch Überlastung und Verschleiß abgestorbenen Knorpelbestandteile die hochsensible Schleimhaut an der Innenseite der Gelenke entzündlich reizen würden.

Allerdings bestanden hier Unstimmigkeiten. Je schwerer die Arthrose ist, desto mehr abgestoßene Knorpelbestandteile werden in das Gelenk ausgeschwemmt – und das müsste auch zu vermehrten entzündlichen Zuständen am Gelenk führen, mit entsprechenden Beschwerden. Doch das war nicht der Fall: Zu häufig standen Beschwerden und der festgestellte Arthrosegrad in deutlichem Widerspruch zueinander.

Um das Jahr 2000 kamen erstmals Berichte über einen positiven Zusammenhang zwischen im Blut nachweisbaren Entzündungszellen und entzündlichen Zytokinen mit dem Fortschreiten der Arthrose auf.[29] Die Schmerzen bei Arthrose zeigten zwar keinen Zusammenhang mit dem Arthrosegrad im Röntgenbild, sehr wohl aber mit dem Grad der Entzündung im Gelenk.[30, 31]

Nicht jede Entzündung im Körper ist schädlich. Im Gegenteil, Entzündungen sind sogar wichtig, um verletztes oder nicht mehr funktionierendes Gewebe zu reparieren. Sie kennen bestimmt die Situation: Sie waren beim Schneiden Ihres Brotes etwas unvorsichtig und haben sich in den Finger geschnitten. Am nächsten Tag ist der Finger angeschwollen, er ist rot und schmerzt. Eine Entzündung ist im Gange.

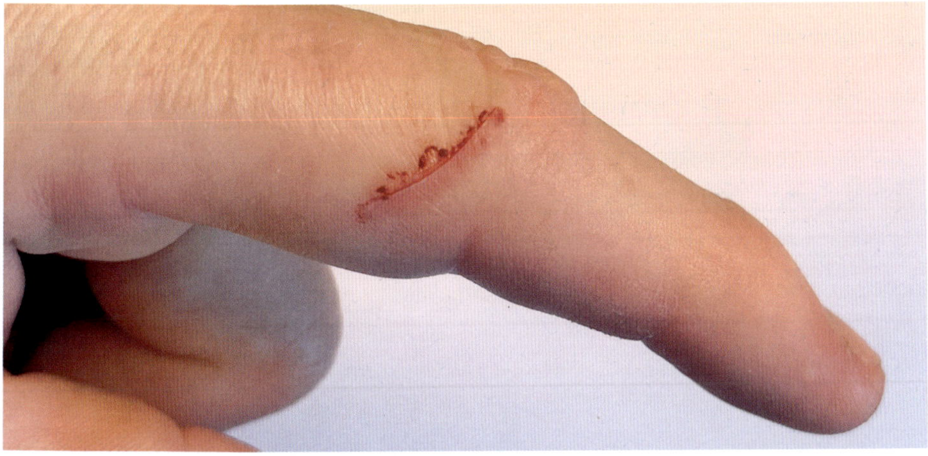

Abb. 21 Frische Schnittwunde von vor 24 Stunden. Die Wundränder sind durch die Entzündungsreaktion gerötet und die Wunde ist geschwollen. Diese Entzündung ist die normale Reaktion des Körpers und ist wichtig für die Ausheilung.

Was nach einer komplizierten Situation klingt, ist der völlig normale Heilungsverlauf, an dessen Ende der Schnitt bereits nach wenigen Tagen auf wundersame Weise wieder verheilt ist. Die Entzündung bewirkt das Eintreffen von zahlreichen Zellen, die zur Reparatur des Schnitts nötig sind. Ohne die Entzündungsreaktion wären Reparaturen am Gewebe überhaupt nicht möglich.

Wie unterscheidet sich davon aber diejenige Entzündung, die in der Lage ist, derart schädlich auf das Knorpelgewebe einzuwirken, dass es sich selbst abbaut – anstatt eine Reparatur zu bewirken?

Der Unterschied ist klein, aber hat gewaltige Auswirkungen. Im Gegensatz zur zeitlich eng begrenzten, heftigen Entzündungsreaktion im Rahmen der Wundheilung handelt es sich hier um eine fehlregulierte Entzündung, die nicht nach einer Weile wieder abklingt, sondern die dauerhaft – und damit toxisch – auf den Gelenkknorpel einwirkt. Wir müssen diese Art der Entzündung, die am Knorpel unbemerkt, aber doch so aggressiv wütet, nun besser kennenlernen, um später Gegenmaßnahmen ableiten zu können.

Die unsichtbare Entzündung

Im Gegensatz zur akuten, kurzzeitigen Entzündung des verletzten Fingers wirkt am Knorpel ein schwacher, aber dafür ständig andauernder, also chronischer Entzündungszustand. Wir sprechen von einer niedriggradigen chronischen Entzündung. Im angloamerikanischen Sprachraum wird sie als »low grade in-

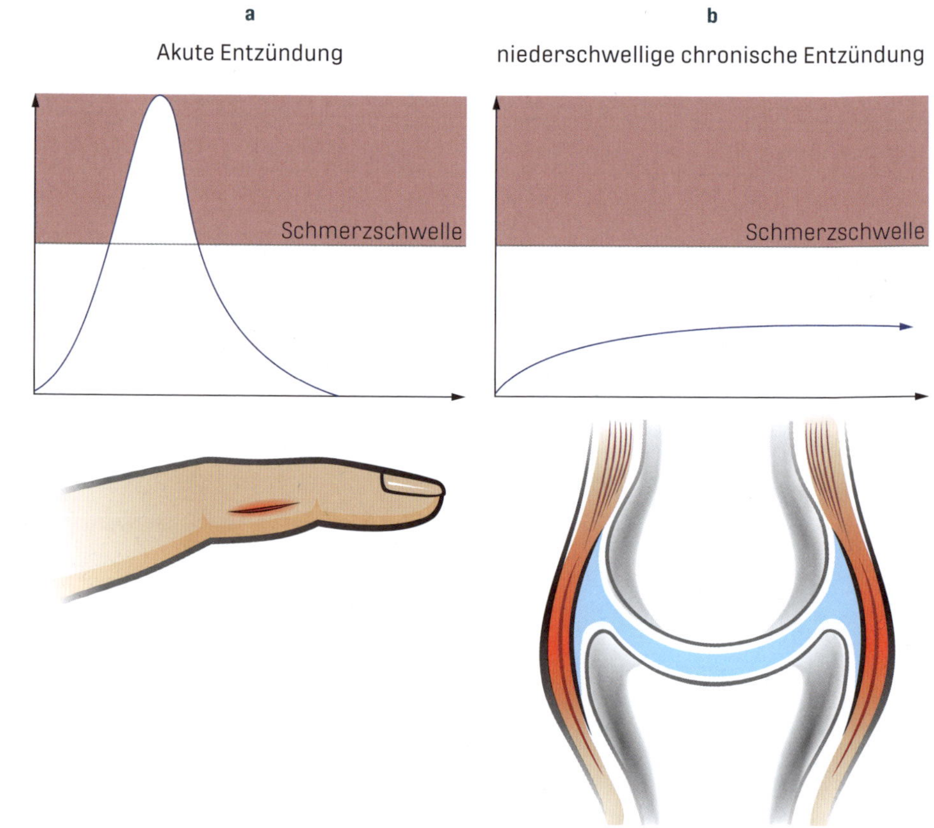

Abb. 22 **a.** Entzündungsverlauf nach Schnitt in den Finger: Starker, kurzzeitiger Anstieg im Rahmen der Heilung, der kurzzeitig auch die Schmerzschwelle überschreitet; man spricht auch von einem »akuten« Verlauf. **b.** Entzündungsverlauf bei niederschwelliger chronischer Entzündung, die stetig vorhanden ist, aber größtenteils unterhalb der Schmerzschwelle verbleibt.

flammation« bezeichnet. Im Gegensatz zur akuten Entzündungsreaktion verläuft die niedriggradige Entzündung, ohne dass sie bemerkt wird. Man spricht auch von einer »silent inflammation«, also von einer »stillen« Entzündung. Für den Knorpel ist sie sogar mehr als das. Für ihn ist sie ein »silent killer«.

Nicht nur für die Gelenke ist diese Art der dauerhaften Entzündung gefährlich, sondern sie greift auch zahlreiche andere Organe an.[29, 32, 33, 34] So werden die Prozesse einer niedriggradigen Entzündung heute mit Krankheiten wie Atherosklerose, Typ-2-Diabetes, Osteoporose, Depression und sogar Krebs in Verbindung gebracht.[35, 36, 37] Auch für Alterungsprozesse scheint die Stärke der Entzündungsreaktion in unserem Körper eine große Rolle zu spielen.[38]

Die niedriggradige chronische Entzündung verläuft unbemerkt, aber lang anhaltend auf niedrigem Niveau.

Finden im Körper Entzündungsprozesse – akute wie chronische – statt, können im Blut eine Reihe von Entzündungsmarkern und Zellveränderungen auf die entzündliche Aktivität hinweisen. Ein solcher Marker ist das ***C-reaktive Protein*** (CRP). In der Klinik spielt es eine zentrale Rolle als Entzündungsmarker, um Entzündungen zu erkennen und deren Aktivität zu beurteilen.

Bei Arthrose sind die Blutspiegel des CRP signifikant erhöht.[39] Arthrose ist also keine lokale und ortsständige Erkrankung eines Gelenks, sondern eine Erkrankung des ganzen Körpers. Erste Wissenschaftler sprechen sogar schon von der ***systemischen*** Arthrose.[40]

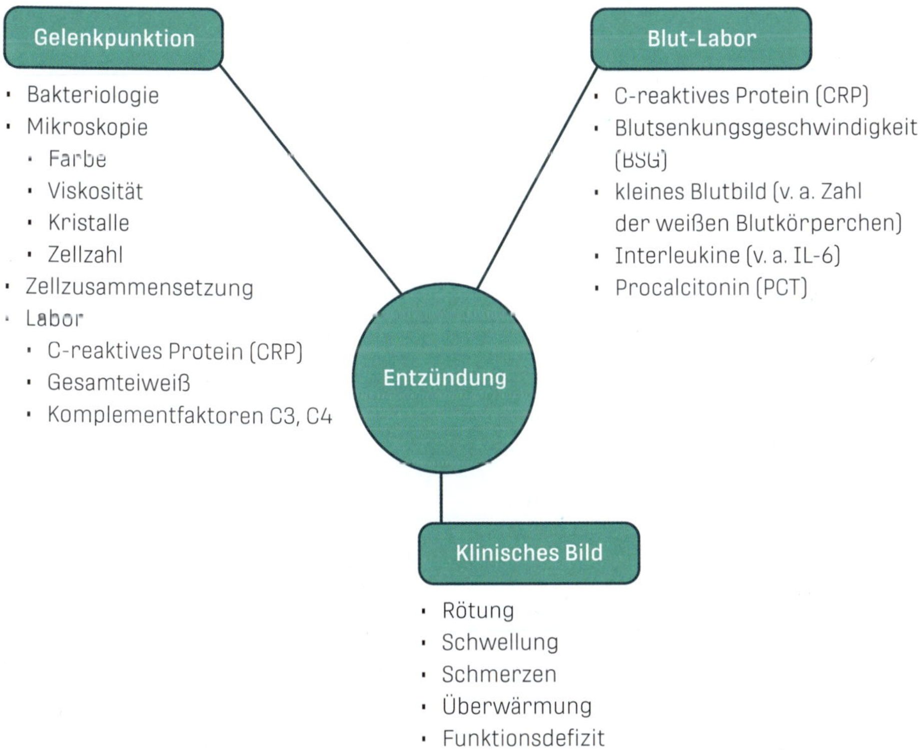

Abb. 23 Diagnostik von Entzündungen durch klinische Beobachtung oder durch eine Laboruntersuchung des Blutes oder der Gelenkflüssigkeit nach Punktion.

Die Ursache der Arthrose ist eine entzündliche Erkrankung, die im ganzen Körper nachweisbar ist.

Ähnlich wie bei Rheuma oder anderen Immunerkrankungen spielt das eigene Immunsystem eine wichtige Rolle. Die niedriggradige Entzündung zeigt jedoch einige wesentliche Unterschiede: Sie löst keine Abwehrreaktion aus, so wie sie für eine akute Infektion typisch ist. Auch ist sie im Vergleich zum Gelenkrheuma und anderen Autoimmunerkrankungen vergleichsweise schwach ausgeprägt.[41] Dadurch sind einige wertvolle biologische Medikamente, wie sie für die Behandlung von Gelenkrheuma zugelassen sind, bei Arthrose ohne jeden größeren Nutzen.[42]

Da die Bedeutung der niedriggradigen Entzündung für die Entwicklung der Arthrose erst seit kurzer Zeit bekannt ist, gibt es bislang keine zugelassenen Medikamente für die Entzündungsregulierung. Allerdings gibt es schon mehrere vielversprechende Ansätze aus experimentellen Studien, sodass in einigen Jahren möglicherweise Medikamente für die Arthrosebehandlung und -prävention zur Verfügung stehen könnten.[42]

Eine gewisse Rolle für die Entwicklung des entzündlichen Prozesses bei Arthrose scheinen kurzzeitig oder langzeitig einwirkende – das wissen wir noch nicht genau – Gewichtsbelastungen auf den Gelenkknorpel zu spielen.[32]

Als Auslöser für die niedriggradige Entzündung am Knorpel wird eine – dauerhafte oder vorübergehende – Druckbelastung angenommen.

Welche Rolle die Druckbelastungen in der Entstehung des Entzündungsprozesses genau spielen, ist aber noch nicht geklärt. Die Erkenntnis, dass mechanische Belastungen auf das Gelenk und die niedriggradige Entzündung in Verbindung miteinander stehen, schlägt jedoch eine Brücke zu der bisherigen falschen Annahme, dass Arthrose die Folge einer mechanischen Überlastung sei.

Primäre oder sekundäre Arthrose? Warum diese Unterscheidung überholt ist

Die bahnbrechende Erkenntnis um die Bedeutung der niedriggradigen Entzündung für die Arthrose und ihre Entstehung hat die jahrzehntelang gültige Einteilung in die primäre Arthrose ohne erkennbare Ursache und die sekundäre, bei der eine Ursache erkennbar ist, ins Wanken gebracht.

Zu den Ursachen der sekundären Arthrose zählen Fehlstellungen wie das X- und O-Bein oder die Hüftdysplasie. Durch diese kommt es zu einem überhohen Druckanstieg auf kleine Knorpelareale. Der Untergang des Knorpels wurde bisher als direkte Folge dieser mechanischen Überlastung gewertet. Also doch der Beweis für die mechanische »Verschleißtheorie«, zumindest bei ungünstigen Voraussetzungen?

Dem gegenüber stehen viele Fälle von Fehlstellungen und ungünstigen Voraussetzungen, einschließlich der Hüftdysplasie, bei denen sich keine Arthrose entwickelt. Fehlstellungen begünstigen zwar einen Druckanstieg am Gelenk. Aber der Knorpel wäre prinzipiell in der Lage, den hohen Druck – und sogar noch höheren – ohne Schaden aufzunehmen. Was aber löst dann die Arthrose aus?

Der Übeltäter ist schnell gefunden: Als Folge der chronischen Druckerhöhung auf den Knorpel kommt es zu einer niedriggradigen Entzündung. Es wird heute angenommen, dass diese der entscheidende Faktor für die Entstehung auch der sekundären Arthrose ist.[32]

Damit wäre die Ursache für die sekundäre Arthrose mit jener der primären Arthrose identisch. Die bei der sekundären Arthrose beobachtete erhöhte Entzündungsaktivität wurde früher häufig als »vorübergehende Entzündung im Rahmen von Heilungsprozessen« fehlinterpretiert.

Auch bei sekundären Arthrosen spielen Entzündungsprozesse eine Schlüsselrolle.

Selbst bei Verletzungen und Brüchen konnte inzwischen nachgewiesen werden, dass sich als deren Folge eine niedriggradige Entzündung ausbildet – vor allem vermittelt durch die Zytokine TNF-α und IL-6 –, und das sogar Monate bis Jahre nach einer solchen Verletzung.[43] Bisher galten Brüche und Verletzungen als überzeugendste Vertreter für die sekundäre Ursache der Arthrose, nämlich durch die unmittelbare Schädigung des Knorpels durch eine Gelenk- oder

Achsenverletzung. Doch auch hier scheinen die angestoßenen Entzündungsprozesse wesentlich stärker die Ausbildung der Arthrose zu beeinflussen als bisher angenommen.

Die niedriggradige Entzündung greift um sich

Was bewirkt nun die niedriggradige Entzündung am Gelenk? Durch entzündungsfördernde Zytokine angefacht, werden Enzyme in großer Menge produziert, die direkt Kollagen und Proteoglykane abbauen. Das Kollagennetz wird schwächer und Wasser kann nicht mehr in gleichem Maße gespeichert werden. Der Entzündungsprozess führt so zu einer direkten Schädigung des Gelenkknorpels. Wir befinden uns mitten im ersten Akt der Entstehung der Arthrose.

Die niedriggradige chronische Entzündung greift zunächst direkt die Knorpelstrukturen an.

Die Entzündungsreaktion des Knorpels für sich allein wäre allerdings zu schwach, um ein dauerhaftes Entzündungsmilieu im Gelenk zu schaffen und zu erhalten. Hier kommt es nun zu einem weiteren Schritt, der für das Entstehen der Arthrose von Bedeutung ist. Die Entzündung geht auf die direkt benachbarte Schleimhaut der Gelenkkapsel, die Synovialis, über.

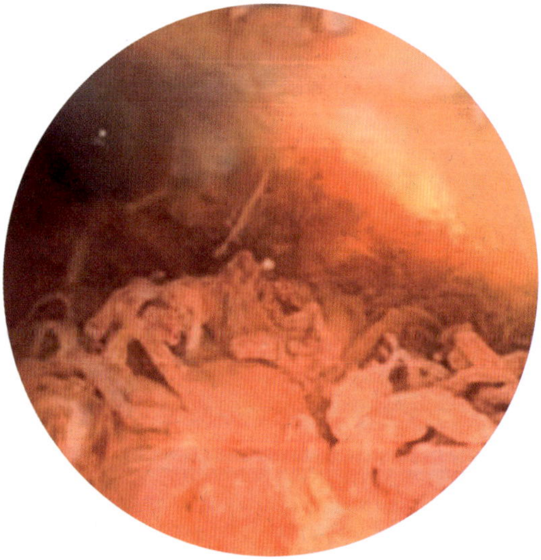

Abb. 24 Hochentzündliche Veränderung der Gelenkschleimhaut (Synovitis) bei aktivierter Arthrose des Kniegelenks

Die durch den Abbau des Knorpels entstandenen Abfallstoffe gelangen über die Gelenkflüssigkeit zur Synovialis. Sie ist im Gegensatz zum Knorpel sehr gut durchblutet. Die Abfallstoffe reizen die Synovialis, die dadurch nun heftig entzündlich reagiert – eine ***Synovitis*** ist entstanden, also eine Entzündung der Gelenkinnenhaut. Bei der Synovitis kommt es zu einer sehr starken Aktivierung von Entzündungszellen. Die Gelenkinnenhaut quillt entzündlich auf und zeigt eine bedrohliche Rötung. Es bildet sich ein Erguss im Gelenk, denn die entzündete Gelenkinnenhaut produziert zusätzliche Flüssigkeit. In dieser Phase treten heftige Schmerzen auf, da die Synovialis – im Gegensatz zum Knorpel – ein ausgezeichnetes Netzwerk an Nerven hat.

Die Synovialis selbst produziert zusätzlich katabole Zytokine, die den Abbau der Kollagene und der Proteoglykane stark vorantreiben. Wir erleben gerade den 2. Akt der Arthroseentstehung. Der Kampf zwischen Auf- und Abbau am Knorpel ist in vollem Gange – und die abbauenden Prozesse behalten im entzündlichen Milieu weiter fest die Oberhand. Durch die ständige weitere Freisetzung von Abbauprodukten der Knorpelmatrix bleibt die Ursache für die Reizung der Synovialis bestehen.

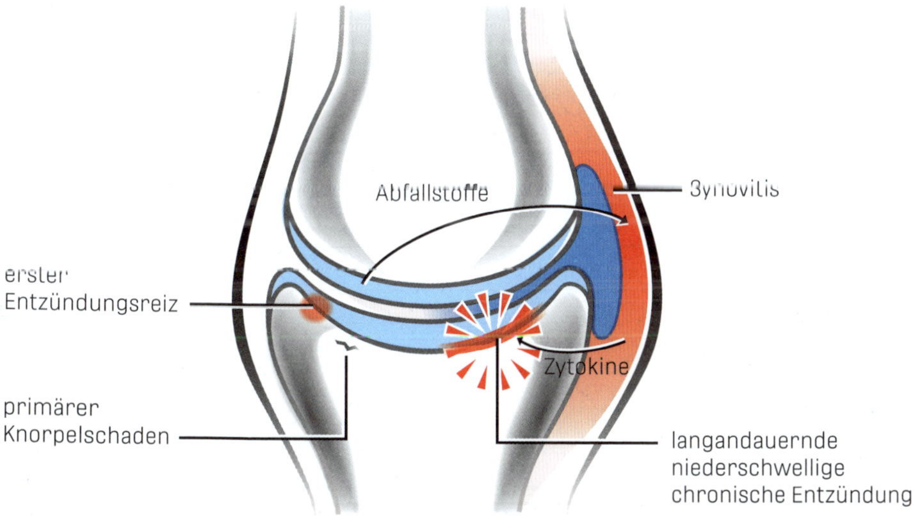

Abb. 25 Rolle der Synovitis bei der Entstehung der niedriggradigen chronischen Entzündung: Durch einen ersten Entzündungsreiz kommt es zum Abbau von Knorpelbestandteilen, die die Gelenkschleimhaut (Synovialis) reizen, die sich in der Folge entzündet (Synovitis). Dadurch werden Zytokine freigesetzt, die zu einer verstärkten Entzündung des Knorpels führen.

Das Ergebnis ist ein chronischer Entzündungszustand im Gelenk, der bewirkt, dass sich die abbauenden Prozesse am Knorpel auf Dauer festsetzen. Bleibt dieses Missverhältnis unverändert bestehen, geht der Knorpel langsam, aber sicher zugrunde.

Arthrosebehandlung heißt »entzündungshemmende Therapie«.

Die wichtige Frage nach der Ursache der Arthrose ist also geklärt: Arthrose ist nicht die Folge eines stetig fortschreitenden Verschleißes, sondern eine behandelbare entzündliche Erkrankung. Damit ist der Weg frei für eine wirksame Behandlung: eine entzündungshemmende Therapie.

mein **RAT**

»Arthrose ist nur Verschleiß« – ein Mythos, der überholt ist. Arthrose ist nicht nur das Abnutzen von Gelenken, sondern eine aktive, entzündliche Erkrankung auf einem geringgradigen und chronischen Niveau.

Wer weiter an dem alten Verschleißdenken festhält, übersieht die tatsächlichen Mechanismen der Krankheit und verpasst wichtige Chancen zur Behandlung. Mit der Erkenntnis, dass Entzündungen die zentrale Rolle spielen, eröffnen sich völlig neue Therapieansätze, die nicht nur die schmerzhaften Symptome lindern, sondern auch den Krankheitsverlauf aufhalten können.

Nehmen Sie sich die Zeit und stellen Sie die Stoppuhr zurück auf null: Sie können die Arthrose in Ihren Gelenken selbst sehr effektiv therapieren. Der entscheidende Unterschied ist die Behandlung der chronischen niedriggradigen Entzündung. Wir werden gemeinsam die entscheidenden Mechanismen kennenlernen, wie Sie das schaffen können.

Arthrose ist kein unvermeidbares Schicksal – und die richtige Behandlung kann den Unterschied machen!

WARUM ARTHROSE KEINE ALTERSDEGENERATION IST

Die meisten Menschen kommen mit dem Thema Arthrose erst in fortgeschrittenem Alter in Berührung. Liegt es da nicht nahe, anzunehmen, dass Arthrose ein natürlicher Prozess der Degeneration ist? So wie das Haar eben irgendwann mit der Zeit grau wird? Doch einige Beobachtungen sprechen dagegen. Arthrose ist eben eine Erkrankung. Und krank wird der Knorpel allein durch das Altern keineswegs.

Wie uns oxidativer Stress altern lässt

Das Alter ist unbestritten ein, wenn nicht der wichtigste Risikofaktor für Arthrose. Bei den 30- bis 44-Jährigen tritt sie nur bei 4 % der Menschen auf, doch bei den über 65-Jährigen sind knapp die Hälfte der Frauen und fast ein Drittel der Männer von Arthrose betroffen.[44]

Die Hälfte der Frauen und ein Drittel der Männer über 65 Jahre leiden an Arthrose.

Warum existiert Arthrose denn häufiger bei Frauen als bei Männern? Neben den gesicherten Ursachen der Hormonumstellung in den Wechseljahren gibt es auch Hinweise auf genetische Faktoren, wie z. B. bei Arthrose an den Fingern. Ein weiterer Faktor ist, dass Frauen Schmerzen tatsächlich intensiver und häufiger wahrnehmen als Männer. Das wiederum könnte dazu führen, dass Arthrose bei Frauen häufiger diagnostiziert wird. Die Frage, warum Frauen häufiger von Arthrose betroffen sind, ist aber bis heute noch nicht abschließend geklärt.

Aber was passiert mit dem Knorpel im Alter und warum macht es uns anfällig für Knorpelabbau? Schnell sind wir wieder bei dem allumfassenden Begriff der Degeneration. Er beschreibt den Prozess des schrittweisen Verfalls aller biologischen Strukturen des Körpers, wie zum Beispiel von Geweben und Organen.

Dabei ist die Abgrenzung zum normalen Alterungsprozess schwierig. Der Alterungsprozess führt ebenfalls auf zellulärer und molekularer Ebene, aber auch auf hormoneller und genetischer Ebene zum allmählichen Funktionsverlust der Bestandteile unseres Körpers. Es bilden sich Falten, die Zahl der Muskelzellen nimmt ab und auch ihre Fähigkeit, sich schnell zusammenzuziehen.

Wie jedes andere Gewebe altert auch der Knorpel. Aber warum altern wir? Und vor allem, wie? Der wesentliche Schuldige für die Alterung scheint ein Vertreter zu sein, den wir an dieser Stelle hier gar nicht vermuten würden: der Sauerstoff.

Sauerstoffradikale schädigen die DNA von Mitochondrien, wodurch immer weniger Energie für die Regeneration bereitgestellt wird, und wir altern.

Wir benötigen den über die Lungen aufgenommenen Sauerstoff für die Gewinnung von Energie. In unseren Zellen angekommen, bewerkstelligen kleine, aber effektive Kraftwerke diese Aufgabe, die Mitochondrien. Dort wird Energie durch die chemische Umwandlung von Sauerstoff zu Wasser gewonnen. Und diese Energie ist unser Brennstoff, unser Lebenselixier.

Doch der Sauerstoff hat auch eine Schattenseite. Der freie Sauerstoff O_2 ist harmlos – und lebenswichtig. Daneben gibt es aber Sauerstoff-enthaltende Moleküle, die wir ***Sauerstoffradikale*** nennen – und die sind im Gegensatz zu O_2 aggressiv, sie schaden unserem Körper. Als vor über 1 Milliarde Jahren die aufkommenden biologischen Organismen die Atmosphäre mit Sauerstoff fluteten, bedeutete das für die meisten Lebewesen auf unserer Erde den sicheren Tod.

Einige überlebten jedoch, weil sie sich anpassen konnten. Sie wählten ihren Lebensraum so aus, dass sie mit Sauerstoff nicht in Berührung kamen (sogenannte ***Anaerobier***). Andere – und dazu zählen auch wir Menschen als deren Nachfolger – entwickelten Schutzmechanismen in ihren Zellen. Hierzu gehören unter anderem bestimmte Antioxidantien und Enzyme, die Sauerstoffradikale neutralisieren oder abbauen können.

Was macht Sauerstoffradikale im Gegensatz zum lebensnotwendigen O_2 so aggressiv? Sauerstoffradikale greifen die DNA der Mitochondrien an mit der Folge, dass die Energiebereitstellung mit den Jahren immer schlechter wird. Wenn die Energie aber für die Zellfunktion nicht mehr ausreicht, werden alle Prozesse, auch die Bildung wichtiger Substanzen der Gewebe, mit der Zeit immer langsamer und schließlich komplett eingestellt. Die Zellen und das Gewebe altern.

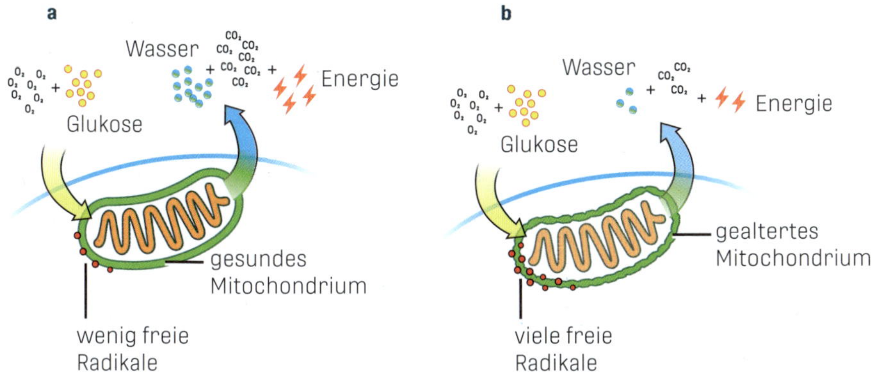

Abb. 26 a. Gesundes (junges) Mitochondrium, eine Zellorganelle, die aus Sauerstoff (O_2) und Glukose die lebensnotwendige Energie (Blitz) herstellt und dabei Wasser und Kohlendioxid (CO_2) produziert. **b.** Durch die Zunahme freier Radikale wird das Mitochondrium geschädigt und kann nicht mehr so viel Energie herstellen. Dadurch altert die Zelle und damit auch das Gewebe, welches die Zellen bilden.

Weil Sauerstoffradikale lebendes Gewebe schädigen und bedrohen, spricht man hier vom *oxidativen Stress*. Oxidativer Stress führt im Laufe der Zeit zu einer Anhäufung von Zellschäden. Diese Schäden in Zellen und Organen bewirken die Zellalterung. Sie bewirken auch die Entstehung von altersbedingten Krankheiten wie Herz-Kreislauf-Erkrankungen, neurodegenerativen Erkrankungen und Krebs. Und auch im Knorpel finden diese Alterungsprozesse statt.

Antioxidantien können unsere Zellen vor schädlichen Auswirkungen des oxidativen Stresses in gewissem Maße schützen. Dazu gehören zum Beispiel Vitamin C und E, Selen und Zink. Damit diese ihre antioxidative Funktion ausüben können, müssen wir sie dem Körper in ausreichender Menge zur Verfügung stellen. Hier spielt unsere Ernährung eine Schlüsselrolle.

Antioxidantien schützen die Zellen vor oxidativem Stress.

Allerdings scheinen wir ein gewisses Maß von oxidativem Stress zu benötigen, damit die zelleigenen Schutzsysteme auf Dauer funktionstüchtig bleiben. Schützen wir uns also vermeintlich mit zu hohen Dosen an Antioxidantien, reduzieren wir zwar die Bildung von Antioxidantien in den Zellen, aber wir verschlechtern gleichermaßen die körpereigene Abwehr. Wie überall kommt es auf ein gesundes Maß an.

Wir werden älter – unser Knorpel auch

Alle Gewebe und Zellen unterliegen also dem Alterungsprozess. Selbstverständlich gilt das auch für das Knorpelgewebe. Während der Knorpelalterung wird die Fähigkeit des Knorpels, Wasser zu binden und einzulagern, deutlich geschwächt.[45] Die Anzahl der Verknüpfungen zwischen den Kollagenfasern nimmt dagegen zu, vermutlich infolge des höheren Drucks auf den Knorpel. Knorpel wird im Alter also nicht weniger fest, sondern seine Elastizität und Dicke nimmt durch den geringeren Wassergehalt ab.

Der alternde Knorpel verliert seine Elastizität vor allem durch den Wasserverlust.

Die schlüssige Erklärung dafür, weshalb Arthrose im Alter so viel häufiger vorkommt als in jungen Jahren, ist zum einen die stetig abnehmende Regenerationsfähigkeit des alternden Gewebes. Die mit dem Alter nachlassenden Herstellungsprozesse betreffen wesentlich die Fähigkeiten, nicht mehr funktionierendes Material wieder herzustellen.

Hinzu kommt ein weiterer Faktor. Man hat entdeckt, dass das Level der niedriggradigen chronischen Entzündung im Gelenk mit dem Alter immer mehr zunimmt. Der Grund hierfür ist aber nach wie vor noch unbekannt.[38] Diese beiden Faktoren sind also sehr ungünstige Voraussetzungen und dürften die Hauptursachen sein, weshalb Arthrose vor allem ein Problem für Menschen höheren Alters ist.

Ist Arthrose also eine unausweichliche Folge des Älterwerdens? Keineswegs. Der renommierte Orthopäde und Wissenschaftler Professor Joseph Buckwalter stellte schon vor dreißig Jahren fest, dass sich die Prozesse bei der Alterung des Knorpels und bei Arthrose grundsätzlich voneinander unterscheiden.[46] Bei Arthrose kommt es nämlich zur aktiven Zerstörung des Gewebes, beim Altern dagegen nicht. Der Knorpel ist im Alter zwar anfälliger für Arthrose, aber mehr auch nicht.

Das heißt nichts anderes, als dass Gelenkknorpel auch im hohen Alter keinerlei Anzeichen für Arthrose aufweisen müssen. In der Altersgruppe der über 65-Jährigen sind zwei Drittel der Männer und die Hälfte der Frauen nicht von Arthrose betroffen.[44] Die Arthrose ist also keine zwingende Folge des Alterns.

Arthrose zeigt zwar eine deutliche Altersabhängigkeit, ist selbst aber keine Folge des Alterns.

Ist das bedeutsam? Durchaus. Denn wäre Arthrose ein altersbedingter Verschleiß, dann wäre der Eintritt der Arthrose schicksalhaft und alle Bemühungen um die Behandlung der Arthrose vergebens. Aber gerade weil Arthrose kein Schicksal ist, haben wir Möglichkeiten zum Eingreifen und zur Veränderung.

mein **RAT**

Das Alter bewirkt einen langsamen Abbau vieler Funktion im menschlichen Körper – auch des Knorpels. Er wird schwächer und angreifbarer.

Doch Alter ist nicht gleichzusetzen mit Krankheit! Für unsere Gelenke macht das einen bedeutenden Unterschied: Arthrotischer Knorpel ist brüchig, rissig und mit der Zeit baut er sich ab – bis zur breitflächigen Zerstörung der Knorpeldecke und am Ende dem breiten Defekt. Von der gesunden Gelenkfläche im Alter unterscheidet ihn vor allem eines: Er leidet an einer chronischen Entzündung.

Doch der Abbau des Knorpels lässt sich eindämmen und auch die Schmerzen lassen sich behandeln durch die daraus folgende richtige Therapie: eine entzündungshemmende Behandlung.

ARTHROSE – UND DOCH SCHMERZFREI. GEHT DAS ÜBERHAUPT?

»Arthrose bedeutet: chronische Schmerzen!« – eine Annahme, die weit verbreitet ist. Die Wahrheit aber ist eine andere. Es ist eine unbestrittene Tatsache, dass es zahlreiche Betroffene gibt, die Arthrose haben und trotzdem völlig schmerzfrei leben. Sind das Einzelfälle, so wie sie es in der Medizin immer gibt? Mitnichten. Nicht jeder, der Arthrose hat, ist automatisch schmerzgeplagt. Denn Schmerz ist nicht das einzige Symptom der Arthrose – und manchmal gar keines.

Das Schmerzparadoxon bei Arthrose

Erst der Schmerz führt uns zum Orthopäden, der dann die Diagnose einer Arthrose feststellt. Schmerzen und Arthrose gehören untrennbar zusammen, das stimmt doch – oder?

Doch genau an dieser Frage verzweifelten die Mediziner über Jahrzehnte. Denn sie hatten das schier unlösbare Problem vor sich, dass Schmerzen und die Ausprägung der Arthrose in keinem direkten Zusammenhang stehen wollten. Sie nannten es das »Schmerzparadoxon bei Arthrose«.

In den USA erhielten circa 7 000 zufällig ausgewählte Personen eine Röntgenuntersuchung der Kniegelenke. Bei 319 von ihnen fand man eine bereits fortgeschrittene Arthrose im Röntgenbild. Was die Wissenschaftler aber überraschte, war die Tatsache, dass nur die Hälfte dieser Personen überhaupt Schmerzen hatte.[47] Wie konnte das sein? Ist nicht gerade der Schmerz das Leitsymptom der Arthrose?

Viele weitere Studien haben diese Beobachtungen bestätigt: Der Schweregrad der Arthrose und die Gelenkschmerzen stehen in keinem direkten Zusammenhang.[47, 48, 49, 50] Nicht selten wird im Röntgenbild eine schwerste Arthrose mit Grad 4 diagnostiziert – und der Patient beklagt überhaupt keine Schmerzen.[51] Doch auch das Gegenteil gibt es, und zwar nicht selten. Trotz stärkster Gelenkschmerzen zeigt das Röntgenbild allenfalls eine beginnende Arthrose.

Es gibt also keinen direkten Zusammenhang zwischen dem Schweregrad und den Schmerzen bei Arthrose. Anscheinend können selbst bei fortgeschrittener Arthrose die Schmerzen beherrschbar oder bestenfalls sogar gar nicht vorhanden sein.

Was verursacht dann die Schmerzen bei Arthrose, wo war der Schlüssel?

Die Antwort ist verblüffend einfach: Es ist die Entzündung, die den Schmerz verursacht. Nicht der Knorpelschaden schmerzt, sondern die um sich greifende Entzündung. Nicht der Arthrosegrad im Röntgenbild, sondern der Grad der Entzündung im Gelenk bestimmt die Schmerzen – so herum stimmte es nun.[30, 31] Das stellte alles auf den Kopf.

Nun hatte man die Ursache für die Schmerzen bei Arthrose gefunden und die Frage beantwortet, weshalb diese mit der Schwere der Arthrose nicht korrelierten. So herum ergab es Sinn.

Schmerzen hängen vom Entzündungsgrad ab und nicht vom Grad der Arthrose.

Ziel der Arthrosetherapie ist es also, die Schmerzen auf ein gutes und wenig beschwerliches Maß zu reduzieren und bestenfalls zu besiegen. Den eigenen Alltag, den Beruf und die lieb gewonnenen Hobbys so ausführen zu können, dass man Freude daran hat. Mobilität und Freiheit zu genießen und sich durch Schmerzen nicht einschränken zu lassen.

Wenn Schmerzen nun aber nicht mit dem Arthrosegrad selbst korrelieren, sondern mit dem Grad der Entzündung in Gelenk, ergibt sich daraus eine grundsätzliche Neuordnung des Weges, um Arthrose zu therapieren: Das Ziel muss eine Behandlung und Eindämmung der Entzündung sein!

Erfolgreich Arthroseschmerzen behandeln

Welche Möglichkeiten gibt es, um Gelenkschmerzen bei Arthrose dauerhaft zu besiegen? Und geht das überhaupt? Ja, durchaus. Und keine dieser Möglichkeiten endet mit dem Wort »-operation«.

Dank der Arbeiten von unzähligen Wissenschaftlern in den vergangenen Jahren sind uns heute die wesentlichen Einflüsse auf die Arthroseschmerzen bekannt. Dafür mussten jedoch erst die Arthrose selbst als Erkrankung und ihre Prozesse verstanden werden. Hier sind in den vergangenen Jahren wichtige Meilensteine geglückt.

Vor allem die Tatsache, dass Arthrose phasenhaft und in Wellen verläuft, birgt eine Gefahr. Eigentlich nutzlose und wirkungslose Heilmittel zeigen nämlich eine »oft erstaunliche Wirkung«. Im Internet und in Büchern finden sich zahllose solcher Berichte. Sei es die Wunder-Pille, der »Arthrose-Joghurt« oder die Nackenrolle – wenn der Schmerz am nächsten Tag besser ist, wer war es nun?

Die Antwort ist einfach, wird aber bisweilen nur ungern gehört. Zum typischen wellenförmigen Verlauf gehört es einfach dazu, das Schmerzen kommen und wieder verschwinden – unabhängig davon, was Sie in der Zwischenzeit getan haben. Sie hätten auch in Eselsmilch baden können. Dass Arthroseschmerzen gehen, gehört zur Arthrose dazu.

Arthroseschmerzen verlaufen immer wellenförmig, was sich manch eine wirkungslose Therapie als Erfolg auf die Fahnen schreiben lässt.

Ein Problem für die Schulmedizin? Mitnichten. Wir wissen aus unzähligen Studien, dass es einige sehr wirksame – und seriöse – Möglichkeiten gibt, Arthrose erfolgreich zu behandeln. Es fehlt nur noch eines: Diese Erkenntnisse müssen zusammengetragen und zusammengeführt werden. Und genau das ist mein Angebot an Sie.

Alle an einem Strang – es gibt keine einfachen Lösungen

Eine Tablette oder ein Becher Schmerzgel, ein »Arthrose-Pulver« oder eine »Super-Spritze« – und Ihre Arthrose ist passé. Das klingt verlockend und wäre zu schön, um wahr zu sein. Die Wahrheit aber ist eine andere. Es gibt kein solches Wundermittel, auch wenn die Werbung uns hier allzu oft in die Irre leiten möchte.

Um Arthrose effektiv zu behandeln, müssen mehrere Therapieelemente gleichermaßen und in dieselbe Richtung wirken. Es ist also eher wie bei einem Hausbau: Verschiedene Gewerke, vom Maurer bis zum Maler und Installateur, müssen gut abgestimmt aufeinander agieren und gemeinsam an einem Ziel arbeiten – nur dann entsteht am Ende ein Haus. Eine seriöse, wirksame Arthrosetherapie setzt sich also aus vielen Einzelbausteinen zusammen. Und jeder einzelne Baustein trägt seinen Teil dazu bei.

In unserem Körper arbeiten aufbauende und abbauende Prozesse ununterbrochen nebeneinander – idealerweise im Gleichgewicht. Wir brauchen dieses Nebeneinander von Auf- und Abbau, um unsere Zellen rundum zu erneuern. Das gilt für alle Gewebearten und selbstverständlich auch für den Gelenkknorpel. Überwiegen die abbauenden Prozesse oder werden die aufbauenden nicht ausreichend unterstützt, wird der Knorpel langsam, aber sicher abgebaut. Das Ende kennen wir: der unumkehrbare Zelltod und der Untergang des Knorpels als Endstadium der Arthrose.

Eine wirksame Arthrosetherapie unterstützt den Aufbau und hemmt den Abbau des Knorpels.

Um Arthrose zu therapieren, greifen wir in diese Regulation ein: die aufbauenden Prozesse werden unterstützt, und diejenigen, die den Knorpelabbau fördern, werden gehemmt. Der Schlüssel hierfür liegt in der Eindämmung der Entzündung.

Doch welche sind diese wirksamen Therapien? Wir werden uns nun gemeinsam detailliert anschauen, welche Einzelmaßnahmen eine Entzündungseindämmung am Knorpel bewirken können. Wir werden mit denjenigen Therapien arbeiten, bei denen es wissenschaftlich belegbare und seriöse Untersuchungen für die Wirksamkeit bei Arthrose gibt. Diese setzen wir zu einem Behandlungskonzept zusammen und erstellen damit einen mehrstufigen Behandlungsplan – unser gemeinsamer Weg hin zu einer effektiven und wirksamen Behandlung der Arthrose und der Arthroseschmerzen.

Während der Einfluss dieser Einzelmaßnahmen in wissenschaftlichen Studien bereits gut belegt ist – nur dann sind sie für uns überhaupt von Interesse –, ist das Ergebnis des Zusammenspiels dieser Maßnahmen in einem einzigen Therapiekonzept noch wissenschaftliches Neuland. Erste wissenschaftliche Untersuchungen dazu haben zwar begonnen, doch werden diese noch Jahre benötigen, bis deren Ergebnisse vorliegen. Und auch sie beleuchten nur Teile und Ausschnitte des Ganzen. Wissenschaft ist eben kein schnelles und einfaches Geschäft.

Aber wir können die einzelnen wirksamen Therapiebausteine bereits heute zu einem Ganzen zusammenfügen. Wenn aus dem Zusammenspiel einzelner Instrumente ein Orchester wird, dann ist der zu erwartende Effekt um ein Vielfaches höher als der des Soloinstruments. Dies ist ein ungeschriebenes Gesetz in der Medizin und ist heute bei der Behandlung von unzähligen Krankheiten

Standard. Sei es bei der Kombination von verschiedenen Schmerzmitteln oder Blutdruckmedikamenten – die Kombination der wirksamen Therapien ist immer effektiver als eine Einzelgabe.

Unsere Behandlungsstrategie kombiniert die heute bekannten wirksamen Ansätze für die Bekämpfung der niedriggradigen Entzündung am Gelenk. Zusammen ergeben sie den perfekten Mix. Es ist entscheidend, dass Sie die Hintergründe verstehen. Dass Sie erkennen, dass nur Sie selbst in der Lage sind, den Prozess umzukehren. Und dass Sie hierzu auf mehreren Ebenen ansetzen müssen. Ich werde Ihnen die wissenschaftlichen Erkenntnisse und Hintergründe dazu übersetzen und Ihnen anschließend die nötigen Mittel zur praktischen Umsetzung dieser Erkenntnisse an die Hand geben.

Die aussichtsreichste Behandlungsstrategie der Arthrose umfasst das Zusammenspiel der wirksamen Therapien zur Entzündungssenkung.

Wir haben das Ziel nun vor Augen und der Weg dahin ist bekannt: Lernen wir die Möglichkeiten kennen, die wissenschaftlich erwiesen die niedriggradige Entzündung am Gelenk eindämmen können. Ich verspreche Ihnen eine spannende Reise.

mein **RAT**

Arthroseschmerzen

Selbst bei einer fortgeschrittenen Arthrose gibt es Alternativen zur Operation – oft auch auf Dauer. Viele Menschen mit Arthrose leben schmerzfrei.[47] Verabschieden Sie sich von der Vorstellung, dass es keinen anderen Weg gibt als eine Prothesenoperation – selbst bei einer hochgradigen Arthrose.

Berücksichtigen Sie bei allen Therapieversuchen den spontanen Verlauf der Arthrose. Die Schmerzen treten typischerweise wellenförmig und in Phasen auf, das heißt, sie kommen und gehen. Erst im Spätstadium kommt es zu lang anhaltenden Dauer- und Ruheschmerzen.

Seien Sie daher wachsam und glauben Sie nicht allzu schnell vermeintlich wirksamen, in Wahrheit aber nutzlosen Hilfsmitteln und Therapien. Leicht nutzen sie den spontanen Heilungsverlauf aus und verbuchen diesen als Erfolg für sich.

»ARTHROSE IST HEILBAR!« – WIRKLICH?

Es ist die Frage der Fragen: Kann Arthrose geheilt werden? Die Versprechungen klingen verlockend und nicht wenige Betroffene klammern sich an die gemachten Hoffnungen: »Arthrose ist heilbar!« Was manche der sogenannten Experten in Büchern, Seminaren und im Internet versprechen, weckt Wünsche und Sehnsüchte nach einer Ausheilung der Krankheit. Doch heilbar sind nur sehr frühe Stadien – die fortgeschrittene Arthrose ist es leider nicht.

Kann Knorpel regenerieren?

Die Antwort auf die Frage, ob Knorpeldefekte – wie die Arthrose – wieder ausheilen können, liegt in den Körperzellen selbst. Sie sind die Planer, Ingenieure und Produzenten von allem um sie herum. Sie produzieren ohne Unterlass neues Kollagen und Proteoglykane. Was viele überrascht: Sie sorgen auch für deren Abbau. Altes und nicht mehr funktionstüchtiges Material der Knorpelmatrix wird nicht mehr benötigt und verhindert die reibungslose Funktion des Knorpels. Deswegen müssen Kollagen, Proteoglykane und weitere Bestandteile des Knorpels ununterbrochen abgebaut werden.

Doch in gleichem Maße, wie alte Knorpelstrukturen abgebaut werden, werden diese Strukturen auch wieder neu hergestellt. Im gesunden Knorpelgewebe besteht ein Gleichgewicht zwischen Auf- und Abbau der Knorpelmatrix.[14] Durch dieses Gleichgewicht bleibt der Knorpel jederzeit voll erhalten und funktionsfähig.

Man kann dieses Steuerungssystem gut mit einer Badewanne vergleichen: Ist der Ablauf geöffnet und fließt dadurch ständig Wasser ab, muss der Zulauf in gleicher Stärke geöffnet sein. Ist das der Fall, bleibt der Wasserspiegel konstant.

Durch das Nebeneinander von Aufbau und Abbau kann Knorpel auf geänderte Bedingungen rasch reagieren.

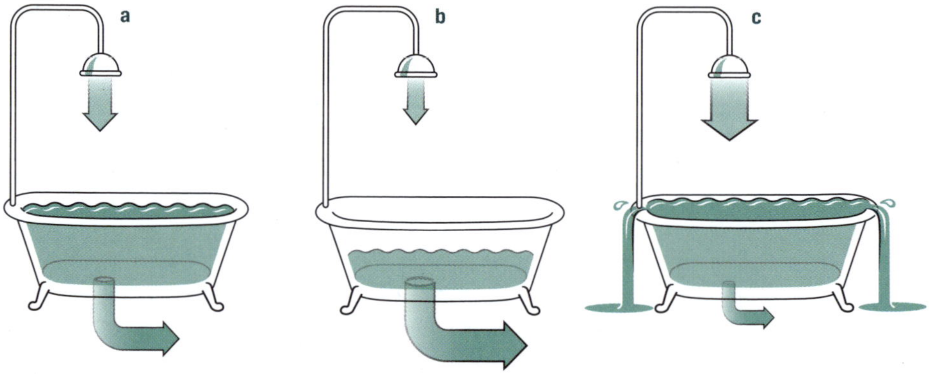

Abb.27 Wenn Abbau und Aufbau im Gleichgewicht stehen, dann bleibt die Knorpelmasse konstant. Verdeutlichung an einem Modell der Badewanne:
a. Gleichgewicht zwischen Zulauf und Abfluss, der Wasserspiegel bleibt gleich hoch.
b. Gesteigerter Abfluss und verminderter Zulauf, beides führt zu einem Absinken des Wasserspiegels.
c. Erhöhter Zulauf und reduzierter Abfluss, der Wasserspiegel steigt.

Das Nebeneinander von Auf- und Abbau führt also dazu, dass die Knorpelsubstanz permanent erneuert wird. Dadurch bleibt sie lang erhalten und gesund. Für unseren gesamten Körper ist diese Erneuerung lebensnotwendig. Durch das Nebeneinander von Zelltod und der Entstehung immer neuer Zellen verzögert unser Körper effektiv den Alterungsprozess.

Bedeutet die Fähigkeit der Knorpelzellen, die eigenen, zuvor abgebauten Strukturen wieder selbst aufzubauen, also, dass der Knorpel doch in der Lage ist, wieder zu heilen? Aufbau bedeutet schließlich nichts anderes als Regeneration.

Zwei Fragen müssen wir hierzu beantworten, um entweder die althergebrachte Lehrmeinung, Knorpel könne nicht regenerieren, oder die Behauptung, Arthrose sei heilbar, als Mythos zu entlarven.

Die erste Frage: Ist die – unbestritten vorhandene – Regenerationsfähigkeit des gesunden Knorpels überhaupt groß genug, um die tiefen strukturellen Schäden, welche durch Arthrose entstehen, auszuheilen? Oder gelingt zwar Reparatur, aber nur in kleinem Umfang? Und die zweite Frage lautet: Funktioniert die Regenerationsfähigkeit des gesunden Knorpels auch in einer Umgebung der niedriggradigen chronischen Entzündung, wie sie bei Arthrose besteht?

Zunächst beantworten wir die erste Frage. Es steht fest, dass Knorpelzellen keinen Anschluss an das System der Blutgefäße haben – im Gegensatz zu den übrigen Gewebearten im Körper. Damit werden dem Knorpel die wichtigen Zellen aus der Blutbahn, die er für die Unterstützung der Regeneration so dringend benötigen würde, vorenthalten.

Als Folge dessen kann Knorpel nur in einem sehr begrenzten Umfang eine eigene Reparatur leisten. Entscheidend sind hierfür die Blutstammzellen, die sich zu verschiedenen Zelltypen entwickeln können. Sie sind in der Lage, beschädigtes Gewebe von Organen, Knochen und vielen anderen direkt zu ersetzen. Würden Stammzellen in die Defekte der Arthrose einwandern können, wäre die Ausheilung der Arthrose der Regelfall.

Doch leider ist das nicht so. Die Knorpelzellen haben keinen Anschluss an den Pool der Blutstammzellen. Daneben gibt es noch weitere wichtige Faktoren, die für die Regeneration benötigt würden, die aber ebenfalls nur über den Blutweg an ihre Zielbestimmung gelangen können.

Die Knorpelzellen sind mit der Aufgabe der Regeneration also auf sich allein gestellt.

Natürlich versuchen sie ihr Bestes und erhöhen die Produktion von Knorpelbestandteilen, vor allem von Kollagen und Proteoglykanen. Doch reichen diese bei Weitem nicht aus, um die Defekte der Arthrose zu schließen.[52]

Hinzu kommt nun das Problem der bei der Arthrose bestehenden entzündlichen Umgebung im Gelenk. Die Produktion von Kollagen II ist nämlich sehr empfindlich. Sind die Umgebungsfaktoren nicht optimal, produzieren die Zellen nur sehr wenig des dringend benötigten Baustoffs der Knorpelmatrix. Und die chronische Entzündung ist genau eine solche ungünstige Voraussetzung.[53]

Dagegen liebt eine Art des Kollagens das entzündliche Milieu geradezu – das Kollagen I. Es bildet sich nicht nur rascher als Kollagen II, sondern wird gerade bei Entzündungen sehr schnell hergestellt.[54] Und so bildet sich in den arthrotischen Defekten des Knorpels eine neue Matrix, die anstelle des fest vernetzten Kollagen II nun ein narbenähnliches Gewebe aus Kollagen I besitzt. Diese Knorpelart nennt man ***Faserknorpel***.

Der Faserknorpel ist aber leider minderwertig. Er besitzt nicht die herausragenden mechanischen Eigenschaften des ursprünglichen Gelenkknorpels. Er ist nicht in der Lage, seine Funktion zu übernehmen.[53, 55] Und die Arthrose schreitet weiter voran.

mein **RAT**

Gesunder Knorpel kann – wie jedes Gewebe des Menschen – regenerieren, indem er seine eigenen, abgebauten Substanzen wieder herstellt. Und diese Regeneration kann auch vorübergehend stärker sein als der Abbau. Ist Arthrose also »heilbar«?

Die eindeutige Antwort lautet: Nein. Sobald tiefere Defekte der Knorpelschicht bestehen, heilt Knorpel nicht. Denn der Abbau bei Arthrose ist viel umfassender und tiefgreifender als der Abbau bei gesundem Knorpelstoffwechsel. Neuer Gelenkknorpel bildet sich nicht. Der bei Arthrose gebildete Faserknorpel ist kein Ausdruck der Heilung, sondern vielmehr ein Platzhalter, der aber weder die Funktion des originären Knorpels erfüllen noch das Fortschreiten der Arthrose aufhalten kann.

Lediglich in den frühen Stadien der Arthrose des 1. und 2. Aktes ist der Prozess der Arthrose noch umkehrbar, da die Knorpelzellen noch vital sind und die Strukturen der Knorpelmatrix noch nicht zerstört sind. Die sehr frühen Stadien der Arthrose können tatsächlich heilen. Die meisten Menschen wissen in diesem Stadium aber noch gar nichts von ihrer Arthrose, denn Schmerzen sind in dieser Phase höchstens von kurzer Dauer und wenig belastend – doch ist die überwiegende Mehrzahl in dieser Zeit schmerzfrei.

Der entscheidende Ansatz ist, die entzündliche Umgebung des Gelenks in einen entzündungsfreien Zustand umzukehren. Damit schlagen wir zwei Fliegen mit einer Klappe: Zum einen werden frühe Stadien der Arthrose umgekehrt und die Bildung von tiefen Defekten wird vermieden. Zum anderen – und dieser Ansatz ist mindestens genauso wichtig – Arthroseschmerzen werden langandauernd und nachhaltig vermieden.

ÜBERGEWICHT IST DER FEIND DER GELENKE

»Übergewicht schädigt die Gelenke!« Eine weit verbreitete Annahme – und tatsächlich scheint es einen Zusammenhang zu geben: Übergewichtige Menschen haben in der Tat deutlich häufiger mit Arthrose zu kämpfen. Doch wenn der mechanische Ansatz der »Überlastung« und der »Abnutzung« falsch ist, muss dann nicht auch die Annahme eines zu hohen Körpergewichts als Ursache der Arthrose falsch sein? Wo liegt der Schlüssel im Verständnis zwischen Gewicht und der Arthrose? Der wahre Grund dürfte viele überraschen.

Der Zusammenhang zwischen Übergewicht und Arthrose

Übergewicht ist ein Phänomen unserer Zeit. In Deutschland sind mehr als die Hälfte der Erwachsenen übergewichtig: Nach der GEDA 2019/2020-EHIS-Studie sind 46% der Frauen und 60% der Männer in Deutschland entweder übergewichtig oder leiden an Adipositas.[56]

Der Body-Mass-Index (BMI) ist aussagekräftiger als das Gewicht allein, denn er berücksichtigt das Gewicht in Bezug auf die Körpergröße (BMI = Körpergewicht / Körpergröße^2). Von Übergewicht spricht man ab einem BMI 25, von Adipositas ab 30. Es ist heute wissenschaftlich gesichert, dass viele ernste Erkrankungen in direktem Zusammenhang mit Übergewicht stehen (Abb. 28).[57, 58]

Erkrankungen in direktem Zusammenhang mit Übergewicht[57, 58]

- Diabetes Typ 2
- Bluthochdruck
- Dyslipidämie (Fettstoffwechselstörung)
- Nicht-alkoholische Fettleber
- Krebs
- Unfruchtbarkeit
- Kardiovaskuläre Erkrankungen, wie z. B. Schlaganfall, Herzinfarkt
- Psychische Erkrankungen, wie z. B. Depression, Angststörung
- Muskuloskelettale Erkrankungen
- Nierenerkrankungen

- Psoriasis
- Atemwegserkrankungen, wie z. B. Schlafapnoe-Syndrom
- Neurodegenerative Erkrankungen, wie z. B. M. Alzheimer, M. Parkinson

Zählt die Arthrose auch dazu? In der Framingham-Studie wurde 1996 eine Gruppe von knapp 800 Frauen über mehr als 10 Jahre begleitet und dabei beobachtet, wie ihre Lebensbedingungen und Kniegelenkarthrose zusammenhängen. Unter der Vielzahl an untersuchten Einflussfaktoren identifizierten die Wissenschaftler einen Faktor, der alle anderen an Bedeutung überragte: das Körpergewicht.

Diejenigen Frauen, die ihr Körpergewicht in 10 Jahren um > 2 Punkte im BMI – das entspricht ungefähr 5 kg – reduzieren konnten, hatten nur halb so oft eine Arthrose entwickelt wie jene Frauen, die kein Gewicht verloren oder zunahmen.[59] Der Zusammenhang zwischen Gewicht und Arthrose ist auch in der GEDA-2010-Studie eindrucksvoll zu erkennen; er ist überwältigend deutlich und nahezu linear.[60]

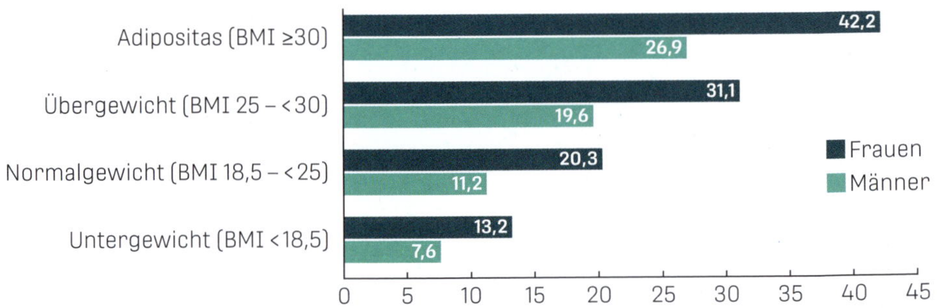

Abb. 28 Zusammenhang zwischen Übergewicht nach dem BMI und dem Risiko, irgendwann im Leben an Arthrose zu erkranken. Ergebnisse aus der GEDA-Studie 2010[60]

Übergewicht ist neben dem Alter der wichtigste Risikofaktor für Arthrose.

Das Gewicht ist also einer der wichtigsten Faktoren für die Ausbildung und das Fortschreiten der Arthrose. Warum ist das so? Man ging bisher davon aus, dass die durch das Übergewicht verursachte höhere Last auf den Knorpel zu einem Druckschaden führt. Das Kniegelenk ist hierbei das perfekte Beispiel. Steigt der BMI um 5 Punkte an, steigt die Wahrscheinlichkeit für eine Kniegelenkarthrose um 35 %.[61]

Doch auch hier ließ man sich von der vermeintlich einfachen Antwort verleiten. Denn der Zusammenhang zwischen Körpergewicht und Arthrose existiert auch bei Gelenken, die bei Übergewicht nicht stärker belastet werden. So ist Arthrose zum Beispiel an den Händen ebenfalls stark abhängig vom Körpergewicht.[62] Hier wirken aber keine höheren Kräfte auf das Gelenk ein, wenn wir übergewichtig sind. Wir laufen schließlich nicht auf unseren Händen.

Wie passt das zusammen? Es ist unbestritten, dass das Fettgewebe eine herausragende Rolle bei Arthrose spielt. Nur, wenn nicht die Last des zusätzlichen Gewichts selbst dafür verantwortlich ist, was ist es dann? Wo ist das Bindeglied?

Fettgewebe – das unterschätzte Hormonorgan

Die Antwort liegt im Fettgewebe selbst! Denn Fettgewebe ist nicht nur der Hauptenergiespeicher des überschüssigen Fetts im Körper. Es ist viel mehr als das, es ist ein endokrines, ein hormonaktives Organ![58, 63] Das Fettgewebe produziert eine große Anzahl von Hormonen und Zytokinen. Damit kommuniziert es mit anderen Organen wie der Leber und dem Gehirn, um den Stoffwechsel und die Körpertemperatur zu regulieren.

Es gibt zwei Depots für das Körperfett: Das *subkutane* Fett liegt direkt unter der Haut und findet sich vor allem an Bauch, Oberschenkeln und Hüften. Das tiefergelegene, *viszerale* Fett dagegen befindet sich an den Organen des Bauchraums – am Darm, der Bauchspeicheldrüse und anderen Organen.[64] Vor allem das viszerale Fett ist hormonaktiv. Bei schlanken Personen findet man hier eine hohe Anzahl von immunologisch aktiven Zellen, die M2-Makrophagen. Sie produzieren vor allem entzündungshemmende Zytokine und auch das entzündungshemmend wirkende Adiponektin.

Mit dem Übergewicht verändert sich das Aussehen des Fettgewebes deutlich: Die Fettzellen lagern das im Überfluss vorhandene Fett ein und blähen sich enorm auf. Dadurch brauchen sie deutlich mehr Sauerstoff, um überleben zu können. Vielen aufgeblähten Fettzellen reicht der vorhandene Sauerstoff aber nicht aus und in der Folge sterben sie ab. In den tiefen, viszeralen Fettschichten wandert nun ein anderer Typ der immunologisch aktiven Zellen ein und umschließt die absterbenden Fettzellen: die M1-Makrophagen. Im Gegensatz zu den entzündungshemmenden M2-Makrophagen sind M1-Makrophagen für eine starke entzündungsfördernde Antwort verantwortlich.[65] Sie bewirken die Freisetzung von stark entzündungsfördernden Zytokinen.[33] Neben den Zytokinen produzieren sie auch eine Hormongruppe, die für das viszerale Fettgewebe typisch ist: die *Adipokine*. Das bekannteste von ihnen ist *Leptin*.[58]

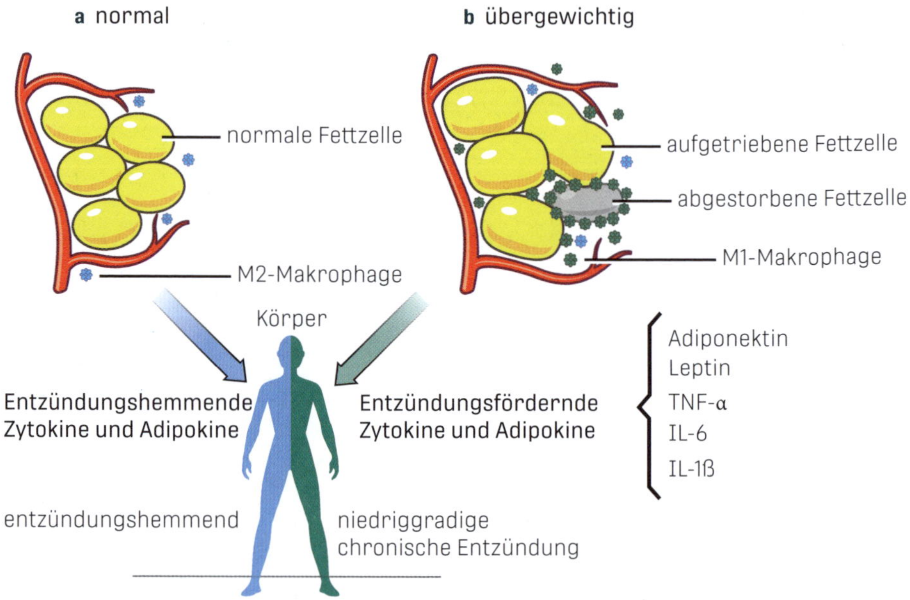

Abb. 29 **a.** Normalgewichtiges (tiefes) Fettgewebe führt zu einer entzündungshemmenden Hormonantwort in den Körper v.a. durch M2-Makrophagen. **b.** Aufgetriebenes (tiefes) Fettgewebe bei Übergewicht: Die großen Fettzellen sind nur schwer mit Blut zu ernähren und viele sterben ab. Dies lockt M1-Makrophagen an, die eine starke Entzündungsantwort in den Körper abgeben.

Leptin unterdrückt im Gehirn den Appetit und bewirkt ein Sättigungsgefühl. Es sieht so ähnlich aus wie das entzündungsfördernd wirkende IL-6, und tatsächlich hat Leptin eine stark entzündungsfördernde Wirkung. Bei Übergewichtigen ist der Leptin-Spiegel im Blut deutlich erhöht.[66]

Tiefes Fettgewebe ist ein wesentlicher Entzündungsherd im Körper.

Die durch das Übergewicht veränderte Ausschüttung von entzündungsfördernden Adipokinen und Zytokinen bewirkt in der Summe also eine langandauernde und starke entzündungsfördernde Hormonantwort im gesamten Körper und somit auch am Gelenkknorpel.[34] Und diese ist wiederum verantwortlich für den Knorpelabbau und Arthrose.

Nebenbei, wenn Leptin das Hungergefühl unterdrückt und bei Übergewicht deutlich verstärkt gebildet wird, müsste das nicht eigentlich bedeuten, dass Übergewichtige weniger Hungergefühl entwickeln? Leider ist das nicht so. Der Grund ist die sogenannte »Leptinresistenz«, das heißt, das Gehirn toleriert die hohen Spiegel des Leptins, ohne mehr darauf zu reagieren.

Der Zusammenhang zwischen den Fettgewebshormonen bei Übergewicht und der Entstehung von Arthrose ist längst keine wissenschaftliche Hypothese mehr. Ein direkter Zusammenhang zwischen Übergewicht, einem hohen Leptin-Spiegel im Blut und dem Grad der Arthrose wurde inzwischen nachgewiesen.[67] Damit ist der Schlüssel zum Verständnis der Beziehung zwischen Übergewicht und Arthrose gefunden.

Weniger Gewicht, weniger Schmerz – Abnehmen als Arthrosetherapie

Nicht die Last des Gewichts also, sondern die Ausschüttung von entzündungsfördernden Adipokinen und Zytokinen aus dem Fettgewebe verursacht die niedriggradige Entzündung am Gelenkknorpel und führt dadurch zur Arthrose. Was heißt das für die Therapie?

Wir wissen heute, dass sich mit jedem Kilogramm weniger viszeralem Fett das Verhältnis von entzündungsfördernden M1- zu entzündungshemmenden M2-Makrophagen positiv verändert. Dieser Effekt ist pure Arthrose-Therapie.

In der IDEA-Studie haben Wissenschaftler den Effekt einer Gewichtsabnahme von 240 übergewichtigen Patienten mit Kniearthrose über 1,5 Jahre beobachtet.[68] Die Ergebnisse waren eindeutig: Es bestand eine klare Dosis-Wirkungs-Beziehung zwischen Gewichtsabnahme und Arthrose-Beschwerden. Je größer die Gewichtsabnahme war, desto geringer waren die Arthrose-Schmerzen, und desto besser waren die Beweglichkeit des Gelenks, die Gangfunktion und die Zufriedenheit mit der eigenen Gesundheit. Und das nicht nur vorübergehend, sondern auf Dauer. Die größten Effekte wurden erzielt, wenn das eigene Körpergewicht um mindestens 10 % reduziert wurde.

Das Abnehmen hatte zudem einen direkten Einfluss auf die Entzündungsaktivität im Blut. Je höher die Gewichtsabnahme war, desto geringer waren die Werte des stark entzündungsfördernden Zytokins IL-6 im Blut.

Und auch am Gelenk selbst ist der entzündungshemmende Effekt durch Gewichtsverlust nachweisbar. Eine Gewichtsabnahme von über 10 % des Körpergewichts führt zu einer starken Abnahme der entzündlichen Aktivität der Gelenkschleimhaut (Synovitis) und des damit einhergehenden Ergusses um 40 % bis 50 %.[69]

Die Gewichtsabnahme ist eine effektive und lang anhaltende Schmerztherapie bei Arthrose durch eine Eindämmung der Entzündung im Gelenk.

Kann die Reduktion von Fettgewebe bei Übergewicht sogar dazu führen, den Knorpelabbau bei Arthrose aufzuhalten? Genau davon gehen wir heute aus. Durch die Gewichtsabnahme bei Übergewicht erhöht sich direkt die Anzahl der Proteoglykane im Knorpel und vermindert sich damit die Abnahme der Knorpeldicke, da wieder verstärkt Wasser eingespeichert werden kann.[70] Der Knorpel wird wieder elastischer und ist widerstandsfähiger gegen Stoßbelastungen. Gewicht abzunehmen bedeutet also nicht in erster Linie, das Gelenk vor Überlastung zu schützen, sondern die niedriggradige Entzündung am Knorpel selbst

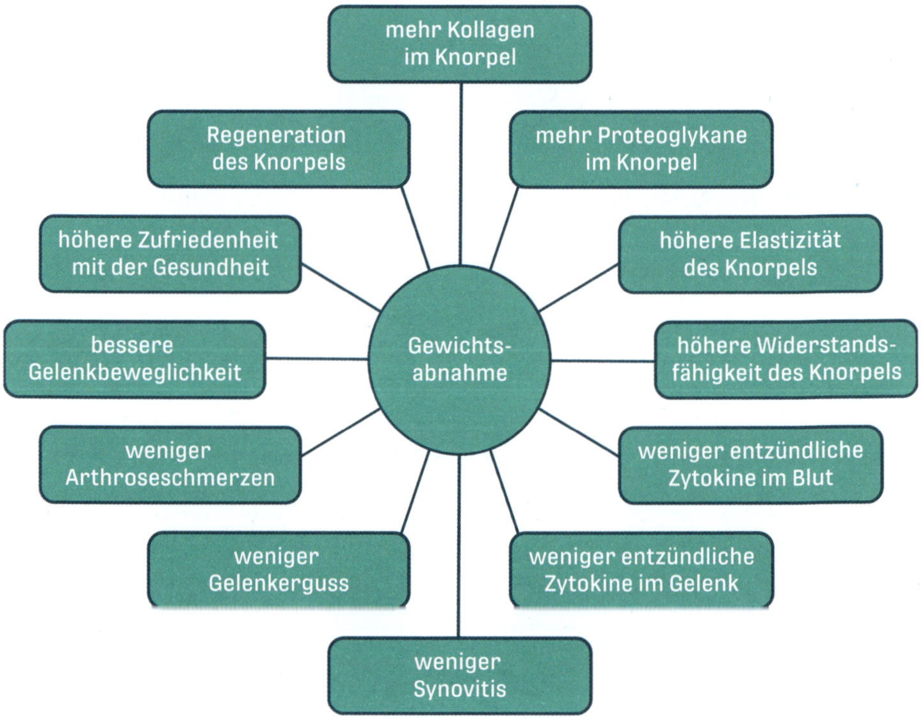

Abb. 30 Positive Effekte der Gewichtsabnahme für Arthrosepatienten

einzudämmen. Durch diesen Effekt werden knorpelabbauende Prozesse einge dämmt und regenerative Prozesse am Knorpel gestärkt. Diese können den Fortschritt der Arthrose verlangsamen und bestenfalls sogar aufhalten. Knorpelbereiche im frühen Stadium der Arthrose können sogar wiederhergestellt werden.

Die Gewichtsabnahme hat einen derart großen Effekt sowohl auf die Entwicklung der Arthrose als auch auf die Beschwerden, dass sie zu Recht den ersten Platz unter unseren wissenschaftlich gesicherten Erkenntnissen zur Behandlung der Arthrose verdient hat.

mein **RAT**

Gewichtsabnahme

Übergewicht mit einem BMI über 25 oder sogar Adipositas mit einem BMI über 30 sind wesentliche Ursache für die Entstehung und das Fortschreiten der Arthrose. Dabei ist nicht der höhere Druck auf den Knorpel an der unteren Extremität ausschlaggebend, sondern die hormonaktive Eigenschaft des im Übermaß vorhandenen Fettgewebes.

Die tiefen Fettzellen im Bauchraum und um die Organe produzieren große Mengen an Adipokinen und Zytokinen. Damit steuern sie nicht nur Stoffwechselprozesse im Körper, sondern generieren entweder ein entzündungshemmendes oder ein entzündungsförderndes Milieu. Während sie bei Normalgewicht entzündungshemmend wirken, befeuern sie bei Übergewicht und Adipositas eine lang anhaltende niedriggradige Entzündungsreaktion. Diese betrifft Organe und auch die Gelenke, wo sie den Knorpel unvermittelt angreift und in der Folge Arthrose entsteht.

Ich rate daher übergewichtigen Arthrose-Patienten dringend zur Gewichtsreduktion. Hier ist jedes Kilogramm weniger für den Knorpel ein echter Gewinn, denn es besteht eine deutliche Dosis-Wirkungs-Beziehung zwischen dem Körpergewicht und der Entzündungsreaktion bzw. den Arthrosebeschwerden.

DER KNORPEL LIEBT BELASTUNG

Vorsicht und Entlastung sind weit verbreitete Ratschläge, wenn es um arthrotische Gelenke geht. Doch was passiert eigentlich, wenn wir sie nicht oder nur sehr wenig belasten? Tut die Erholung dem Knorpel gut oder schadet sie ihm womöglich? Die Antwort ist verblüffend: Gezielte Belastung stärkt den Knorpel.

Wenn Ruhe schadet

Was passiert mit Gelenken, wenn wir sie schonen? Erholen sie sich in Ruhephasen für spätere, wieder anstrengende Zeiten? Das wäre nützlich. Wir würden in Ruhe auftanken und ein Stück fitter werden. Doch leider ist das nicht der Fall.

Benutzen wir Gelenke weniger und gönnen ihnen viel Ruhe, dann passen sie sich an die geringere Belastung an. Unsere Gelenke, Muskeln und Sehnen bauen ab. Eindrucksvoll sehen wir dieses Phänomen bei einem Bruch, den wir mit einem Gips behandeln. Im Gips ruhiggestellt gewöhnt man sich recht schnell an die neue Situation. Schon nach kurzer Zeit ist der eingegipste Arm wieder in der Lage zu schreiben und Dinge anzuheben oder festzuhalten.

Doch ist die Überraschung groß, wenn der Gips nach einigen Wochen abgenommen wird: Der Arm ist dünn geworden und die Kraft merklich geringer. Doch hier kann ich meine verunsicherten Patienten stets schnell beruhigen. Genauso rasch, wie sich Muskulatur, Sehnen und sogar Knochen abbauen, weil sie für die Zeit der Ruhigstellung nicht gebraucht wurden, bauen sie sich auch wieder auf. Das passiert ab dem Augenblick, an dem sich die Belastungen auf den Arm wieder normalisieren.

Nicht nur Knochen, Sehnen und Muskeln reagieren in dieser Art und Weise – auch der Gelenkknorpel. Eine mehrwöchige Ruhigstellung führt zu einem deutlichen Abbau von nahezu allen Bestandteilen, die für ein gutes Funktionieren des Knorpels wichtig sind. Knorpelzellen reagieren auf Schonung mit einer Abnahme der Syntheseaktivität von Kollagen und Proteoglykanen.[71]

Als Folge lässt die Belastungsfähigkeit des Knorpels nach und die Bindungsfähigkeit von Wasser und damit sein elastisches Verhalten nimmt ab. Damit wird auch die Dicke des Knorpels geringer. Das sind alles keine guten Vorzeichen für einen gesunden Gelenkknorpel.

Wird Knorpel nicht belastet, baut er sich ab.

Doch nun die gute Nachricht. Steigt die Belastung auf den Knorpel wieder an und wird das Gelenk wieder bewegen, läuft die Synthese von Kollagen und Proteoglykanen wieder an – und übersteigt dabei sogar vorübergehend das Ausgangsniveau. Der Knorpel nimmt wieder an Dicke zu und seine Festigkeit, Dehnbarkeit und Elastizität sind bald wiederhergestellt.

Die Voraussetzung dafür ist allerdings, dass die Dauer der Ruhigstellung einen kritischen Punkt nicht überschreitet. Andernfalls entstehen bleibende Schäden.[72]

Den Knorpel durch moderate Belastung stärken

Was passiert mit dem Knorpel, wenn er belastet wird? Belastungen auf den Knorpel werden zunächst über das kollagene Netzwerk erfasst und diese Botschaft zu den Knorpelzellen weitergeleitet. Dort steigt dann die Syntheserate aller Knorpelbestandteile deutlich an.[73, 74]

Die höhere Druckbelastung führt schließlich zu einem dickeren und stabileren Gelenkknorpel mit einem höheren Gehalt an Proteoglykanen, und selbst die Zahl der Knorpelzellen erhöht sich und gewährleistet eine stabile, hohe Produktion der Knorpelsubstanz.[75, 76]

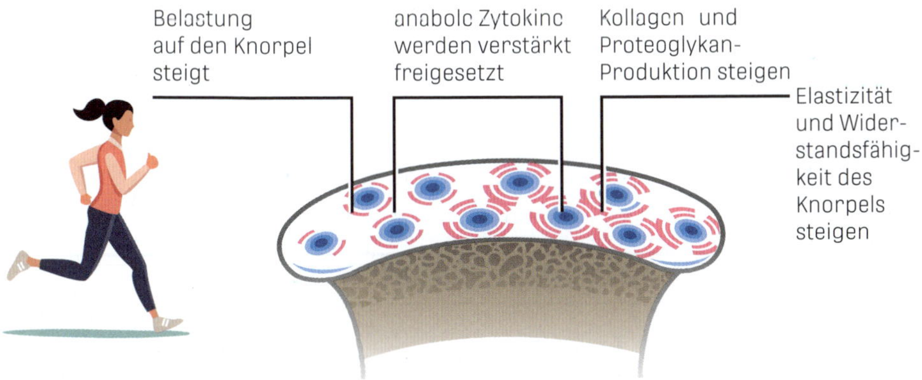

Abb. 31 Reaktion des Gelenkknorpels auf eine moderate Belastung mit der Folge, das der Knorpel elastischer und widerstandsfähiger wird.

Auch hier gibt es allerdings wieder eine kritische Last: Ein Zuviel an Bewegung und Druck führt nicht zu einer Verbesserung der Knorpeleigenschaften, sondern bewirkt das Gegenteil.[72] Solch ein »Zuviel« können Druckspitzen auf den Knorpel sein, wie zum Beispiel beim Sprung oder einem plötzlichen Abstoppen. Auch sehr hohe Dauerbelastungen zählen dazu, so wie sie z. B. bei einem Marathonlauf auftreten.

Damit Belastung fördernd auf den Knorpel einwirken kann, darf sie also nicht zu hoch sein. Und noch eine weitere Eigenschaft muss sie haben: Sie muss dynamisch sein, also eine »bewegte« Belastung. Verbleibt der Druck *statisch*, also unbeweglich an Ort und Stelle, kommt es unweigerlich zu einer Abnahme von Kollagen und Proteoglykanen im Knorpel und die Knorpeldicke wird geringer.

Wirkt die statische Kraft sogar für sehr lange Zeit wie Wochen oder Monate auf den Knorpel, sind irreversible und irreparable Schäden der Knorpelzellen unausweichlich.[77] Das ist z. B. bei einer langen Ruhigstellung im Gips der Fall. Daher gilt vor allem nach Unfällen oder Operationen, die Gelenke möglichst schnell wieder zu bewegen.

Die optimale Last muss also nicht nur moderat, sondern auch *dynamisch* sein, was bedeutet, dass die Lasteinwirkung auf das Gelenk in Bewegung erfolgen sollte. Eine dynamische Belastung bewirkt direkt eine Stimulation von Syntheseprozessen des Knorpels. Er wird widerstandsfähiger und kräftiger.[78]

Knorpel reagiert auf moderate, dynamische Belastungen mit einem Aufbau seiner Strukturen.

Diese Erkenntnis ist für unsere Behandlungsstrategie der Arthrose von größter Bedeutung. Knorpel reagiert also und baut sich auf, wenn er moderat und dynamisch belastet wird. Er folgt hier dem Prinzip der Anpassung. Er bemerkt die steigende Belastung und höhere Anforderung an seine Festigkeit und stellt fest, dass seine eigenen Strukturen hierfür nicht ausreichen. Also investiert er Energie und Bausubstanz und erschafft so einen stärkeren und widerstandsfähigeren Knorpel. Dank diesem Prinzip lässt sich auch angegriffener, abgebauter Knorpel in Folge einer Arthrose durch Bewegung wieder stärken.

Der Schlüssel für den richtigen Bewegungsreiz ist also die richtige Dosis der Bewegung und Belastung. Mit ausgewählten Bewegungsübungen, wie ich sie Ihnen nachfolgend zeigen werde, belasten Sie Ihr Gelenk moderat – und damit ideal. Und mit der richtigen Sportart dazu, wie z. B. Nordic Walking oder Schwimmen, bekommt der Knorpel den Reiz, den er für seinen Aufbau benötigt.

mein **RAT**

Bewegung und Belastung

Kontrollierte Bewegung und Belastung der Gelenke haben einen deutlich positiven Effekt auf den Gelenkknorpel. Sie dämmen die abbauenden Prozesse am Knorpel ein und haben damit das Potenzial, Arthrose wirksam zu behandeln. Die Wirksamkeit auf die Arthrose und die Arthrosebeschwerden sind in wissenschaftlichen Untersuchungen hierbei gut belegt.

Dabei kommt es sehr auf die Art der Bewegung und Belastung an. Zu wenig oder zu viel Last sind entweder unwirksam oder können sogar schädlich sein. Für alle Lasten auf das Gelenk gilt, dass sie dynamisch, das heißt, in der Bewegung, einwirken sollten. Eine statische, unbewegliche Last führt hingegen zu einer Verschlimmerung der Arthrose.

Gezielte Bewegungsübungen nehmen damit einen wichtigen Teil in unserem Therapiekonzept ein. Ich empfehle Ihnen unbedingt, diese regelmäßig in Ihren Therapieplan mit aufzunehmen. Für jede Körperregion habe ich eine entsprechende Auswahl von Übungen zusammengestellt. Sie berücksichtigen sowohl Kräftigung als auch Koordination und Dehnung als Therapieprinzipien. Sie sind wohldosiert zusammengestellt, sodass Überbeanspruchung vermieden und Knorpelaufbau ermöglicht wird. Eine echte Aufbaukur für Ihr Gelenk.

SPORT – EIN WUNDERMITTEL ODER EIN SCHÄDLICHES LASTER?

Viele lieben ihren Sport – ob Joggen, Skifahren, Tennis oder Yoga. Doch was tun, wenn Gelenke so schmerzen, dass man ihn aufgeben soll – oder sogar muss? »Sport ist Mord – vor allem für den Knorpel« ist ein gängiger Glaubenssatz. Oft halten sich Patienten von Bewegung und Sport fern, aus Angst, ihre Gelenke zusätzlich zu schädigen. Doch ist diese Vorsicht gerechtfertigt? Müssen wir wirklich auf unseren geliebten Sport verzichten, um den Knorpel zu schützen?

Die Antwort lautet: Es kommt darauf an. Wer in seine Gesundheit investieren möchte, kommt um das Thema »Sport« nicht herum. Und es gibt Wege, Sport sicher und effektiv in unser Leben zu integrieren, ohne unseren Knorpel zu gefährden.

Sport in der Arthrosetherapie: Mehr als nur Bewegung

Regelmäßiger Sport ist gerade für Menschen im mittleren Alter von unschätzbarem Wert. Sport verbessert die Muskelkraft und Ausdauer und hilft, im Alltag selbstständig zu bleiben. Er stärkt das Herz-Kreislauf-System, verbessert die Durchblutung und fördert die Funktion der Organe. Die Knochendichte wird erhöht, wodurch das Risiko für Osteoporose und Knochenbrüche sinkt. Auch die mentale Gesundheit wird beeinflusst: Sport reduziert Angst und Depressivität, kann die Stimmung verbessern und sogar das Risiko von Demenz und kognitivem Abbau reduzieren. Aus medizinisch-therapeutischer Sicht ist Sport also ein echtes Wundermittel.

Die Effekte von Bewegung und Belastung bei sportlichen Aktivitäten sind auch auf den Knorpel nachweisbar: Der richtige und wohldosierte Sport kann einen Aufbau von Knorpelbestandteilen bewirken.[75, 76] Hier greift das Prinzip, das wir bereits kennengelernt haben: Die dynamische und moderate Belastung auf das Gelenk dämmt Entzündungsprozesse am Gelenk ein und führt zum strukturellen Aufbau des Gelenkknorpels.

Durch Sport gewinnen wir aber noch einen weiteren Effekt. Neben der Ernährung spielt Sport eine Schlüsselrolle bei der Gewichtsabnahme. Und auch diese dämmt, wie wir gelernt haben, die entzündlichen Prozesse am Gelenk ein.

Sport ist also ein echter Allrounder. Und hat man einmal den richtigen Sport für sich gefunden, macht es zudem unendlich Spaß. Ein gern ausgeübter Sport schafft eine emotionale Bindung an die körperliche Aktivität – man bleibt also leichter am Ball. Übt man ihn mit einem Partner oder in einer Gruppe aus, fördert das die Motivation noch einmal zusätzlich.[79] Ein entscheidender Punkt für den Therapieerfolg. Denn Bewegung und Sport sind zwar nützlich und wichtig – aber nur, wenn sie langfristig ausgeführt werden.

Sport schafft eine langfristige Bindung an Bewegung und Belastung.

Allerdings darf man es mit dem Sport auch nicht übertreiben. Selbst die günstigste Belastung kann das Gegenteil bewirken, wenn sie exzessiv betrieben wird. Gerade frühere Leistungssportler bereuen Jahre später den betriebenen Raubbau an ihren Gelenken. Meistens ist es dann aber zu spät.

Es gibt also ein Zuviel und es gibt auch die falsche Belastung. Und deshalb ist Sport in meiner Sprechstunde immer ein wichtiges Thema. Welche Sportarten sind geeignet und welche nicht? Diesen Fragen wollen wir uns nun zuwenden. Falls Sie zurzeit keinen Sport aktiv ausüben, sollten Sie die nächsten Seiten dennoch nicht einfach überblättern. Lassen Sie sich inspirieren und testen Sie das eine oder andere für sich aus.

Diese Sportarten sind sehr gut geeignet

Es kommt auf die richtige Auswahl der Sportart an, auf die richtige Dosis und die richtige Ausführung. Der grüne Bereich, in dem Belastung den Aufbau von Knorpelbestandteilen fördert, ist schmal – aber genau diesen wollen wir erreichen.

Schwimmen

Das Schwimmen wird von Orthopäden gerne als besonders gelenkschonend empfohlen. Das ist auch richtig so. Beim Schwimmen bewegen sich Arme und Beine gegen den Widerstand des Wassers, aber auch der Rumpf und die Wirbelsäule werden beansprucht. Die Muskulatur arbeitet dynamisch und in einem für unseren gesamten Körper sehr positiven Bereich.

Was bewirkt das Schwimmen an unseren Gelenken? Sie werden gleichmäßig und mit moderater Krafteinwirkung auf den Knorpel belastet, was einer sehr günstigen Belastungsform entspricht. Der Auftrieb im Wasser sorgt für eine kurzzeitige Entlastung der Gelenke, ohne sie dabei zu schonen. Und diese Effekte kommen auch am Knorpel an: Schwimmen führt zu einer Stimulation der Synthese von Kollagen.[80, 81] Daher steht Schwimmen in der Behandlung und Prävention der Arthrose mit an erster Stelle, wenn es um Sport geht.

Fitness- und Gerätetraining

Viele Arten des Fitness- und Gerätetrainings sind ebenfalls sehr geeignet bei Arthrose. Dafür gibt es einige gute Gründe. Ein solches Training ist sehr flexibel und kann an nahezu jede Körper- und Leistungsform angepasst werden. Gute Trainingspläne erlauben es auch, krankhafte und schmerzhafte Bereiche gezielt auszusparen oder nur sanft zu belasten.

Es hat sich gezeigt, dass Arthroseschmerzen durch Fitness- und Gerätetraining effektiv reduziert werden, und auch die Beweglichkeit der Gelenke und die allgemeine Leistungsfähigkeit nehmen signifikant zu.[82, 83, 84] Dabei kann ein direkter entzündungshemmender Effekt auf das Gelenk nachgewiesen werden: Nach einem Gerätetraining ist der IL-10-Spiegel in der Gelenkflüssigkeit und in der Gelenkinnenhaut deutlich erhöht.[85] IL-10 hat einen starken entzündungshemmenden Effekt auf den Knorpel. Der knorpelschützende Effekt durch Gerätetraining konnte auch in MRT-Studien nachgewiesen werden.[82]

Ein geeignetes Fitness- bzw. Gerätetraining bei Arthrose besteht aus einer Kombination aus kräftigenden Übungen, Dehnübungen und Übungen zur Gelenkmobilisation.[83] Dieses Prinzip liegt auch der Auswahl und Zusammenstellung der Trainingsübungen für das Therapieprogramm des 100-Tage-Plans zugrunde.

Radfahren und Ergometertraining

Das Radfahren gehört ebenfalls zu den häufig empfohlenen Sportarten in der orthopädischen Sprechstunde. Und diese Empfehlung hat bis heute Gültigkeit. Das Radfahren stärkt unsere Ausdauer und hält unser Herz-Kreislaufsystem gesund.

Für die Gelenke ist Radfahren sehr schonend, da die Belastungen hier noch geringer sind als beim Gehen.[86] Radfahren senkt Schmerzen bei Arthrose deutlich ab, und auch das Steifigkeitsgefühl und die Gelenkfunktion verbessern sich spürbar.[84, 87] Im Vergleich zum Schwimmen muss sich das Radfahren dabei nicht verstecken: Wissenschaftlich belegt sind beide Sportarten gleichermaßen geeignet und in der Lage, Arthroseschmerzen zu senken und die Gelenkfunktion zu verbessern.[88] Damit gehören das Radfahren und das Ergometertraining heute zum festen Bestandteil eines jeden Rehabilitationsprogramms, vor allem bei Arthrose an Hüfte und Kniegelenk.

Nordic Walking

Als Freizeitsport ist Nordic Walking sehr beliebt. Die aus Finnland stammende Sportart kommt eigentlich vom Skilanglaufen. Die Kombination aus Laufen und dem Einsatz von Gehstöcken ist dabei vorteilhaft: Etwa 90% der Körpermuskulatur, darunter Arme, Schultern, Rücken, Bauch, Gesäß und Beine, werden beim Walking beansprucht. Der Effekt auf die Fett- und Kalorienverbrennung ist dabei höher als beim normalen Gehen. Auch das Herz-Kreislauf-System und die Ausdauer-Leistungsfähigkeit werden gestärkt. Nordic Walking lässt sich zudem gut zu zweit oder in der Kleingruppe praktizieren und ist daher auch sehr motivierend.

Die Effekte auf Arthrose sind in wenigen Studien untersucht. So erreichen Patienten mit Hüftarthrose durch vier Monate langes Nordic Walking ein besseres Ergebnis als nach einem 4-monatigen Gerätetraining: Das Leistungsniveau war höher, ebenso die körperliche Fitness und die psychische Gesundheit.[89, 90] Nordic Walking ist dabei gelenkschonender als Joggen, da die Spitzenbelastungen auf die Gelenke niedriger sind. Es verbindet also die Vorteile einer moderaten dynamischen Belastung mit einer höheren Aktivierung der Rumpfmuskulatur und der Arme.

Wassergymnastik und Aquatherapie

Die Wassergymnastik oder auch Aquatherapie ist eine angenehme und zugleich effektive Art der sportlichen Aktivität. Sie ist entspannend und fördert unsere körperliche Fitness. Der Widerstand im Wasser bei Bewegungen regt die Muskulatur an. Dabei verringert der Auftrieb des Wassers das Körpergewicht und senkt dadurch die Belastung auf die Gelenke. Wassergymnastik ist bei Arthroseschmerzen daher durchaus attraktiv.

Untersuchungen konnten zeigen, dass Wassergymnastik die Arthroseschmerzen senken kann, die Gelenkfunktion und Mobilität verbessert und auch die Lebensqualität steigert.[91, 92] Der schmerzlindernde Effekt der Wassergymnastik scheint sogar höher zu sein als durch Gerätetraining oder Radfahren allein.[84] Häufig unterschätzt wird allerdings die Belastung für das Herz-Kreislauf-System im Wasser. Bewegungen gegen den Wasserwiderstand erfordern bei vergleichbaren Übungen mehr Anstrengungen als an Land. Zudem steigt die

Herzbelastung durch die Kompression der Venen im Wasser. Patienten mit Herzschwäche sollten daher keine Wassergymnastik oder Aquatherapie durchführen.

Jogging

Das Jogging findet sich unter den zu empfehlenden Sportarten? Orthopäden raten seit jeher vehement vom Joggen ab, da die Gelenkbelastung zu hoch sei. Dabei ist Joggen eine der beliebtesten Sportarten. Die Freiheit der Laufstrecke eröffnet die Möglichkeit, sich von Zwängen zu befreien und Stress abzubauen. Und auch körperlich fördert Joggen die Herzgesundheit, stärkt das Immunsystem und verbessert die allgemeine Fitness.

Doch führen die wiederholten Stöße auf den Knorpel nicht vor allem an Knie und Sprunggelenk zu einem erhöhten Arthroserisiko? Die für viele überraschende Antwort lautet: Nein, das tun sie nicht.

Aktuelle Untersuchungen zeigen, dass der Gelenkknorpel durch das Laufen eben nicht relevant geschädigt wird.[93, 94] Im Gegenteil, der Knorpel erholt sich nach einer Laufeinheit wieder rasch und passt sich langfristig an die höheren und wiederholten Belastungen an. Dadurch wird er sogar widerstandsfähiger und belastbarer.

Größere Untersuchungen an Langstreckenläufern bestätigen diese Ergebnisse: Selbst intensives Joggen führt nicht zu einem gehäuften Auftreten von Arthrose.[95, 96] Allerdings gibt es auch hier wieder ein Zuviel: Bei Leistungssportlern im Langstreckenlauf steigt das Risiko für eine Arthrose am Kniegelenk sprunghaft auf das Dreifache an.[97]

mein **RAT**

Geeignete Sportarten

Sport ist für Ihre Gelenke zur Behandlung der Arthrose in doppelter Hinsicht wichtig. Sportarten, welche eine moderate Belastung des bewegten Gelenks ermöglichen, sind effektiv für die Entzündungshemmung des Knorpels. Zugleich hilft Sport durch die Ausdauerbelastung bei der Gewichtsabnahme. Wissenschaftliche Studien belegen zudem die Wirksamkeit auf die Arthrose und ihre Beschwerden.

Folgende Sportarten kann ich daher wärmstens empfehlen:

- Schwimmen
- Fitness- und Gerätetraining
- Fahrradfahren oder Ergometertraining
- Nordic Walking
- Wassergymnastik und Aquatherapie
- Joggen

Beim Joggen sollte man auf eine gute Pufferung der Schuhe achten, um die Stoßentwicklung auf die Gelenke – zumindest theoretisch – zu reduzieren. Auch ist es ratsam, zum Laufen eher einen Waldboden zu wählen als eine Asphaltstrecke. Laut der Studienlage ist aber selbst das nicht ausschlaggebend. Joggen Sie also gerne, wie und wo Sie möchten, insofern Sie das in normalem Umfang tun.

Diese Sportarten sind nur eingeschränkt geeignet

Es gibt Sportarten, von denen aus Sicht der Gelenk- und Knorpelbelastung zwar nicht zwingend abgeraten werden wird, zu denen aber auch nicht zugeraten werden kann. Sie nehmen damit eine Mittelstellung ein.

In diese Gruppe gehören Sportarten, bei denen höhere Lasten, ungünstigere Bewegungsabläufe oder Stoß- und Scherbewegungen auf die Gelenke auftreten können. Diese führen allerdings nicht zwangsläufig zu einer Verschlechterung der Arthrosesituation, zumindest nicht, wenn sie mit leichter oder mäßiger Intensität ausgeführt werden.

Skifahren

Wer gerne Alpinski fährt, der weiß um den besonderen Reiz dieses Sports. Verschneite Abfahrten in einer malerischen Winterlandschaft zu erobern, trägt mehr als nur zum allgemeinen Wohlbefinden bei. Beim Skifahren wird die Muskulatur fast des gesamten Körpers trainiert, das Herz-Kreislauf-System wird stimuliert und die Ausdauer verbessert.

Leider ist Skifahren für unsere Gelenke nicht annähernd so wohltuend wie für den Rest unseres Körpers. Die Gelenkbelastung beim Skifahren ist überwiegend statisch, das heißt, die Last drückt längere Zeit und ohne viel Bewegung auf die Gelenkfläche von Hüften und Kniegelenk.[98] Auch treten hohe Stoßbelastungen und Scherbewegungen vor allem auf die Kniegelenke auf. Hier ist eine deutliche Dosis-Wirkungs-Beziehung festzustellen: Im Vergleich zu Gelegenheitsskifahrern führt das regelmäßige und schnelle Fahren zu einer Verdreifachung des Arthroserisikos an Knie- und Hüftgelenken.[99]

Wer an Arthrose leidet, aber gerne Ski fährt, muss seinen geliebten Sport jedoch nicht zwangsläufig aufgeben. Mit einer guten und sicheren Technik und einer angepassten Fahrweise ist das Risiko insgesamt geringer. Es empfiehlt sich jedoch, die Stiefel eher seltener anzuziehen und kürzere Strecken zu bevorzugen. Anfängern mit Knie- oder Hüftarthrose sollte dagegen dringend vom Skifahren abgeraten werden.

Golfen

Das Golfen ist eine Sportart mit eher geringer Intensität. Es erfordert keine schnellen Bewegungen oder abrupten Richtungswechseln, so wie das bei anderen Ballsportarten der Fall ist. Auch kann man das Spiel und den Rhythmus an die eigenen körperlichen Fähigkeiten gut anpassen. Dennoch erfordert Golfen eine nicht unerhebliche körperliche Fitness. Für ein Spiel mit 18 Löchern muss man circa 7 km Wegstrecke zurücklegen, und das auf Rasen oder unebenem Gelände.

Mehrere Gelenke werden beim Golfschwung beansprucht. Vor allem die Schultergelenke sind stark in den Golfschwung integriert. Sowohl beim Rückschwung als auch beim Durchschwung kommt es zu einer beträchtlichen Krafteinwirkung auf die Schultergelenke. Auch die Ellenbogen- und Handgelenke werden durch die Führung des Golfschlägers beansprucht, vor allem wenn der Schwung technisch nicht sauber ausgeführt wird. Hüft- und Kniegelenke sind ebenso relevant beim Golfschwung beteiligt und erfahren eine kräftige Rotationsbewegung.

Ein Zusammenhang zwischen Gelenkbelastungen beim Golfen und der Entwicklung von Arthrose ist für Knie- und Hüftgelenke nachgewiesen. Diese sind durch das Golfen gesichert einem höheren Arthroserisiko ausgesetzt.[100] Bei Golfern mit Kniegelenksarthrose wurden zudem nach einer 18-Loch-Runde signifikant höhere Werte für entzündungsfördernde Zytokine und deutlich vermehrt Schmerzen nachgewiesen.[101]

Man kann die Lasten auf die Gelenke beim Golfschwung allerdings reduzieren, indem man den Schwung verkürzt und einen breiteren Stand einnimmt.[100] Auch mit Arthrose kann man also prinzipiell weiter Golf spielen, man muss aber damit rechnen, dass die Arthrose trotz anderer Therapiemaßnahmen weiter voranschreitet.

Diese Sportarten sind ungeeignet

Es gibt Sportarten, bei denen die Gelenke zu hohen Belastungen ausgesetzt sind. Hierdurch können sie eine Arthrose deutlich verschlimmern oder verursachen. Von diesen Sportarten ist daher mit Blick auf Arthrose abzuraten.

Mannschafts- und Ballsportarten

Bei vielen Mannschafts- und Ballsportarten treten unregelmäßige und teils sehr hohe Gelenkbelastungen auf. Es kommt zu teils heftigen Stoßbewegungen auf das Gelenk. Dafür sind schnelle Richtungswechsel und plötzliche Stoppbewegungen verantwortlich, wie sie beim Fußball, Handball, Basketball, Volleyball oder Tennis auftreten. Gleiches gilt für Sprungbewegungen, bei denen hohe Kraftspitzen auf kleine Knorpelbereiche einwirken.

Beim Volleyball sind Knorpelschäden bereits bei Jugendlichen in der Kernspintomografie sichtbar.[102] Durch die hohen und ruckartigen Belastungen auf den Knorpel kommt es zu einer Veränderung der Ausrichtung der oberflächlichen, gelenknahen Kollagenstruktur und in der Folge zur Aufweichung des Knorpels.[103] Vor allem die Knie- und Sprunggelenke sind bei diesen Sportarten häufiger betroffen als andere Gelenke.

Wenn Sie nun ein Mannschaftssport begeistert, ob an großen oder kleinen Bällen, ist es in jedem Fall ratsam, einige Vorsichtsmaßnahmen zu treffen. Wärmen Sie sich vor jedem Training oder Spiel sehr gut und intensiv auf und dehnen Sie Ihre Ober- und Unterschenkelmuskulatur gut. Ein kurzes 5-Minuten-Aufwärmprogramm ist hier sicher nicht genug. Verwenden Sie eine hochwertige Ausrüstung und insbesondere gut gepufferte und mit einer hochwertigen Sohle versehene Sportschuhe. Und vor allem gilt: Nehmen Sie Intensität aus dem Spiel. Hören Sie auf ihren Körper – wenn er mit Schmerzen reagiert, ist das ein Signal, dass Sie etwas ändern müssen. Führen Sie diesen Sport kontrolliert und zum Ausgleich aus und vermeiden Sie den Wettkampfmodus. Andernfalls müssen Sie damit rechnen, dass die Arthrose an ihren Gelenken deutlich vor anschreitet bzw. sich eine solche entwickelt.

Bergwandern

Das Bergwandern ist für sich eine wunderbare Sportart. Die Ausflüge in die Berge und das Wandern in der Natur setzen Endorphine frei, die zu einer leichten und fröhlichen Stimmung führen. Das Herz und andere Organe, wie zum Beispiel die Lunge, erhalten ein fantastisches Training in der Höhenluft. Die Herzleistungsfähigkeit, die Effizienz der Atmung und die Kapazität der Lungen werden deutlich verbessert. Alles in allem also nicht nur eine gesunde, sondern auch eine inspirierende Aktivität.

Wäre da nur nicht der Weg zurück. Beim Bergabgehen kommt es biomechanisch zu einer dramatischen Erhöhung der Druckspitzen, vor allem an den Kniegelenken. Dies führt zu einer starken Anreicherung von knorpelabbauenden Entzündungsmediatoren im Gelenkknorpel und in der Folge zum Knorpelabbau.[104, 105] Gut gepufferte Schuhe können einen Teil der Druckspitzen abfangen. Allerdings ist das nicht ausreichend, um die hohen Belastungen auf den Knorpel ausreichend zu reduzieren. Bergwandern ist für den Knorpel also keine Frischzellenkur. Wer auf den Weg in die Berge nicht verzichten möchte, der sollte bergab eine Route wählen, bei der eine Gondel ins Tal benutzt werden kann.

mein **RAT**

Nur eingeschränkt geeignete und ungeeignete Sportarten

Sport soll Spaß und Freude machen. Vor allem aber sollte Sport die Gesundheit erhalten und dieser nicht schaden. Für eine Reihe von Sportarten gilt das nicht oder nur eingeschränkt. Es ist wichtig, sich die Belastungen bewusst zu machen und vor allem die Intensität der Belastungen zu senken. Eine gute und hochwertige Ausrüstung kann ebenfalls einen Teil dazu beitragen, dass Knorpelschäden nicht progressiv voranschreiten.

Nicht alle Sportarten sind gleichermaßen ungeeignet, sie unterscheiden sich teils deutlich. Die hier genannten Sportarten werden uns bei unserem Plan zur effektiven Arthrosebehandlung vermutlich nicht weiterhelfen – aller Wahrscheinlichkeit aber auch nicht wesentlich aufhalten:

- Alpines Skifahren
- Golf
- Reiten
- Aerobic
- Bowling
- Gewichtheben
- Tischtennis
- Inlineskating

Folgende Sportarten können bei Arthrose nicht empfohlen werden:

- Mannschafts- und Ballsportarten wie Fußball, Handball, Basketball, Volleyball, Tennis, Squash
- Bergwandern (vor allem bergab)
- Wurfdisziplinen
- Sprungdisziplinen
- Eislaufen

WAS ERNÄHRUNG MIT ARTHROSE ZU TUN HAT

Eine Ernährungsumstellung wegen Arthrose? Kaum jemand zieht das in Betracht. Die meisten Menschen messen der Ernährung nur eine untergeordnete Bedeutung bei der Behandlung von Erkrankungen bei – erst recht bei Arthrose. Doch dabei wird oft übersehen, wie entscheidend die richtige Ernährung für die Gesundheit eben auch unserer Gelenke ist.

Entzündungshemmung durch Ernährung

Wir haben bereits sehr wichtige Zusammenhänge erkannt und verstanden: Arthrose ist die Folge einer chronischen, niedriggradigen Entzündung am Gelenkknorpel, die ganz wesentlich vom Fettgewebe gesteuert und unterhalten wird. Und dieses entzündliche Milieu ist nicht auf das Gelenk beschränkt, sondern wirkt im ganzen Körper. Sind wir in der Lage, die entzündliche Aktivität dauerhaft abzusenken, kommt der schädigende Einfluss auf den Gelenkknorpel zum Erliegen.

Es gibt eine weitere sehr wirksame Methode, das Ausmaß der Entzündungsreaktion in unserem Körper spürbar und dauerhaft zu senken: unsere Ernährung. Schon in den 90er Jahren fand man heraus, dass eine – zugegeben ziemlich drastische – Diät mit zunächst einwöchigem Fasten und anschließender veganer Kost für mehr als 3 Monate die entzündliche Aktivität bei Gelenkrheuma im Blut deutlich absenken konnte.[106]

Durch die Ernährung ist eine langandauernde und effektive Entzündungshemmung möglich.

Seither hat man die Möglichkeiten der entzündungshemmenden Ernährung weiter beforscht und erstaunliche Effekte bei zahlreichen Erkrankungen nachweisen können. Mit dem Wandel des Verständnisses der Arthrose als einer entzündlichen Erkrankung hat man nun auch die Auswirkungen einer entzündungshemmenden Ernährung auf den Gelenkknorpel untersucht.

Eines sei hier bereits vorausgeschickt: Die Wirkung einer entzündungshemmenden Ernährung auf Arthrose und ihre Beschwerden ist erstaunlich. Deshalb spielt die Ernährung eine sehr wichtige Rolle in der entzündungshemmenden Therapie der Arthrose.

So funktioniert entzündungshemmende Ernährung

Aber wie kann man überhaupt entzündungshemmend essen? Das Grundprinzip ist simpel: Einige Substanzen in Lebensmitteln können eine entzündungshemmende, andere eine entzündungsfördernde Wirkung haben. Dies lässt sich anhand der Konzentration von Entzündungsmarkern wie dem CRP und IL-6 im Blut gut nachweisen. Bei einer entzündungshemmenden Ernährung sinken diese signifikant und langfristig.[107, 108, 109]

Eine Entzündungssenkung kann wirksam und langfristig durch die Ernährung erzielt werden.

Es gibt allerdings nicht die eine und einzig wahre entzündungshemmende Diät. Vielmehr gibt es eine Vielzahl unterschiedlicher entzündungshemmender Ernährungsprogramme, von denen einige auch schon gut erforscht und sehr beliebt sind.

Eine solche ist zum Beispiel die ***mediterrane Kost***. Am Mittelmeer herrschen aufgrund des milden Klimas mit warmen Sommern und milden Wintern sowie der Nähe zum Meer geradezu ideale Bedingungen für den Anbau von Oliven, Wein, Obst und Gemüse. Dadurch hat sich die mediterrane Kost mit ihrem Schwerpunkt auf frischen pflanzlichen Zutaten, Fisch und gesunden Fetten ganz natürlich entwickelt. Zu ihr gehört daher eine Vielzahl von frischen, saisonalen Lebensmitteln dieser Region, wie viel Fisch und Meeresfrüchte, Geflügel, Milchprodukte, Olivenöl als Hauptfettquelle, jede Menge Obst und Gemüse, Nüsse, Hülsenfrüchte sowie ein mäßiger Konsum von Wein.

Eine weitere Ernährungsform, die eine deutliche entzündungshemmende Wirkung hat, ist die sogenannte ***ketogene Diät***.[110, 111] Sie zeichnet sich durch eine kohlenhydratarme und fettreiche Ernährungsweise aus, die darauf abzielt, den Körper in einen Stoffwechselzustand namens ***Ketose*** zu versetzen. In der Ketose produziert der Körper Ketonkörper aus Fett, anstatt auf Glukose zur Energiebereitstellung zurückzugreifen. Eine ketogene Diät besteht zu etwa 70–80%

der täglichen Kalorienzufuhr aus gesunden Fetten, zu etwa 20–25 % aus Proteinen und nur zu einem ganz geringen Anteil von 5–10 % aus Kohlenhydraten.

Eine entzündungshemmende Kost zeichnet sich durch die Zusammensetzung der Lebensmittel und die Art der Zubereitung aus. Um einen möglichst hohen Effekt der Entzündungssenkung zu erreichen, stellen Sie Ihre Ernährung so um, dass sie einen hohen Anteil von entzündungshemmenden und einen möglichst niedrigen Anteil an entzündungsfördernden Substanzen enthält.

Zu den wichtigsten entzündungshemmenden Substanzen gehören:

- Gewürze
- Ungesättigte Fette, vor allem *Omega-3-Fettsäuren*
- Antioxidantien
- Probiotika
- Präbiotika
- Vitamin D
- Vitamin E

Gewürze

Gewürze spielen in der entzündungshemmenden Ernährung eine recht große Rolle, denn für einige von ihnen konnte man teils erhebliche entzündungshemmende Wirkungen nachweisen. Viele von ihnen wirken zudem als Antioxidantien, zu denen wir gleich noch kommen werden.

Die Empfehlung zum Einsatz von Gewürzen bei Arthrose basieren auf den wissenschaftlichen Beobachtungen ihrer entzündungshemmenden und schmerzlindernden Effekte. Allerdings gibt es noch kaum Erfahrungen zu Dosis-Wirkungs-Beziehungen, sodass sich zwar bestimmte Gewürze empfehlen, aber keine konkreten Angaben zu deren Mengen und Dosierungen geben lassen.

Gewürze haben einen entzündungshemmenden Effekt und sind bei Arthroseschmerzen nachgewiesen wirksam.

Die Lagerung der Gewürze und die Zubereitung beim Kochen verändern ihre Wirkung. So fand man heraus, dass die entzündungshemmende und antioxidative Wirkung von einigen Gewürzen, darunter Zimt und Ingwer, beim Kochen, Suppe-Machen und Schmoren zunimmt, während sie beim Grillen und Anbraten abnimmt.[112]

Gewürze haben einen teils erstaunlichen Effekt auf das Entzündungsgeschehen. So konnte gezeigt werden, dass bei Patienten mit Kniearthrose durch eine 4-wöchige Einnahme eines Kurkumaextrakts, schwarzen Pfeffers und Ingwers das Plasmalevel von Prostaglandin E2, einem starken Mediator für Entzündungen, genauso stark abgesenkt werden konnte wie durch eine Dauertherapie mit dem entzündungshemmenden Medikament Naproxen.[113]

Letztere haben aber den Nachteil der gesundheitlichen Nebenwirkungen, vor allem wenn sie über einen langen Zeitraum eingenommen werden müssen. Das ist bei Gewürzen nicht der Fall.

Kurkuma

Kurkuma ist in hoher Konzentration in Curry vorhanden. Es hat eine starke antioxidative und antiinflammatorische Wirkung.[114, 115, 116, 117] Kurkuma zeigt bei Arthrosebeschwerden eine erstaunliche Wirkung und wird von einigen Autoren sogar schon als Arthrose-Medikament bezeichnet – gewiss eine unseriöse Bezeichnung, doch zeigt sie die Euphorie um die erstaunlichen Effekte von Kurkuma auf die Arthrosebeschwerden und auf den Gelenkknorpel.

Für Kurkuma wurde bereits ein signifikant schmerzhemmender Effekt bei Patienten mit Kniearthrose nachgewiesen – und das in einer vergleichbaren Größenordnung wie beim Schmerzmedikament Ibuprofen.[118] Auch über einen längeren Zeitraum von 4 Monaten bestätigte sich die sehr gute Wirksamkeit von Kurkuma auf die Arthrosebeschwerden.[119] Nicht nur die Schmerzen, auch die im Blut messbaren Entzündungsmediatoren blieben hier bis zum Ende der Studie niedrig. Experimentelle Studien weisen sogar darauf hin, dass Kurkuma nicht nur die niedriggradige Entzündung senkt, sondern direkt den Knorpelabbau hemmt und dessen Aufbau fördert.[120]

Safran

Safran hat eine signifikante entzündungshemmende und immunmodulierende Wirkung bei Arthrose.[121, 122] Auch hier hat man Versuche unternommen, um den Mechanismus der Entzündungshemmung zu verstehen. So fand man in Zellversuchen, dass Blutserum mit enthaltenen Safran-Anteilen die IL-1β vermittelte Entzündungsreaktion in Knorpelzellen hemmen kann.[123] Safran greift also direkt in die Regulation der Entzündungshemmung ein.

Ingwer

Die entzündungshemmende Wirkung von Ingwer ist erstaunlich gut belegt. In einer Studie war eine Behandlung von Arthroseschmerzen an Hüft- und Kniegelenk mit 340 mg Ingwer-Extrakt über die Dauer von 4 Wochen genauso wirksam wie *Diclofenac*, ein starkes entzündungshemmendes Medikament – aber ohne dessen Nebenwirkungen auf die Magen- und Darmschleimhaut.[124] Schon in einer früheren Studie wurde der schmerzlindernde Effekt bei über 200 Patienten mit Kniearthrose beschrieben.[125]

Knoblauch

Knoblauch hat eine antioxidative und entzündungshemmende Wirkung. Eine systematische Übersichtsarbeit von Studien zur Auswirkung von Knoblauch auf entzündliche Biomarker im Blut zeigte, dass Knoblauch die Blutspiegel von CRP, IL-6 und TNF-α absenken kann.[126] Diese Effekte wurden auch für Patienten mit Kniearthrose nachgewiesen, die dadurch weniger Schmerzen, eine höhere Muskelkraft, weniger Gelenkergüsse und eine höhere Lebensqualität hatten.[127]

Zimt

Für Zimt wurden ebenfalls entzündungshemmende Effekte nachgewiesen, die auf unterschiedlichen Ebenen günstige zelluläre Reaktionen hervorrufen.[117, 128]

Fett ist nicht gleich Fett: Omega-3- vs. Omega-6-Fettsäuren

Zu den wichtigen Prinzipien einer entzündungshemmenden Ernährung zählt die Umstellung bei der Verwendung von ungesättigten Fettsäuren. Wir unterscheiden Omega-3- von den Omega-6-Fettsäuren. Beide dienen als Vorläufer für die Synthese von Prostaglandinen, die eine wichtige Rolle bei der Regulation von Entzündungsreaktionen spielen. Omega-3-Fettsäuren werden dabei überwiegend in entzündungshemmende Prostaglandine umgewandelt, Omega-6-Fettsäuren hingegen in solche, die sowohl entzündungsfördernde als auch entzündungshemmende Eigenschaften haben. Omega-3-Fettsäuren gehören zu den stark entzündungshemmenden Substanzen in Lebensmitteln.[129, 130] Diese Effekte sind im Blut durch die spürbare Absenkung von entzündungsfördernden Zytokinen wie IL-6, TNF-α und dem CRP nachweisbar.[131] Tatsächlich hat ein hoher Anteil von Omega-3-Fettsäuren in der Ernährung bei Arthrose-Tiermodellen und bei menschlichen Knorpelzellen im Labor einen deutlichen hemmenden Effekt auf die Entzündung des Gelenkknorpels – während gleichzeitig der Knorpelabbau gehemmt wird.[132, 133, 134, 135]

Die wichtigsten der insgesamt 11 Omega-3-Fettsäuren sind die *Alpha-Linolensäure* (ALA), die *Eicosapentaensäure* (EPA) und die *Docosahexaensäure*

(DHA). Für den Menschen ist vor allem die ALA essenziell, da sie nicht selbst im Körper hergestellt werden kann und der gesamte Bedarf daher über die Nahrung aufgenommen werden muss. Die übrigen Fettsäuren kann der Körper aus der ALA herstellen, wenn auch nur in geringen Mengen.

Ein hoher Anteil von Omega-3-Fettsäuren wirkt stark entzündungshemmend.

Für eine effektive Entzündungshemmung ist allerdings das Verhältnis von Omega-6- zu Omega-3-Fettsäuren entscheidend.[136] Die Deutsche Gesellschaft für Ernährung (DGE) empfiehlt ein Verhältnis von 5:1 – mit unserer heutigen Ernährung liegt dieses allerdings eher bei 10:1 bis 25:1.

Sollte man also einfach eine der viel gepriesenen Kapseln der Nahrungsergänzungsmittel zu sich nehmen und dadurch den Omega-3-Anteil elegant erhöhen? Das allein funktioniert leider nicht. Dr. Petra Schulze-Lohmann, die Leiterin der Deutschen Gesellschaft für Ernährung (DGE), hat es so formuliert: ***»Die Menschen ändern an ihrer Gesamternährung nichts und schlucken die Pille ›obendrauf‹. Dann bringt es überhaupt nichts. Ich muss wirklich gesättigte Fettsäuren gegen Omega-3-Fettsäuren austauschen.«***[137]

Warum ist das so? Der wichtigste Grund dafür ist, dass Omega-6-Fettsäuren nämlich die gleichen Enzyme in der weiteren Verwertung benutzen wie die Omega-3-Fettsäuren. Wenn aber zu viel Omega-6-Fettsäuren vorhanden sind, wird der positive Effekt von Omega-3-Fettsäuren blockiert oder überdeckt. Deswegen ist es also notwendig, die eigene Ernährung anzupassen und darauf zu achten, Omega-6-Fette durch solche mit einem hohen Anteil an Omega-3 zu ersetzen. Omega-6-Fette sind vor allem in Distel- oder Sonnenblumenöl sowie verarbeiteten Lebensmitteln.

In folgenden Lebensmitteln und Quellen findet sich ein hoher Anteil an Omega-3-Fettsäuren:

- **Pflanzliche Quellen mit hohem Omega-3-Fettsäure-Anteil:** Leinsamen, Walnüsse, Hanfsamen, Sojabohnen und Sojaprodukte
- **Fettreiche Fische:** Lachs, Makrele, Sardinen, Hering, Thunfisch
- **Lebertran:** Besonders reich an Omega-3 sowie Vitamin D und Vitamin A
- **Grasgefüttertes Fleisch:** Fleisch von Tieren, die mit Gras gefüttert wurden, enthält mehr Omega-3-Fettsäuren als Fleisch von Getreide-gefütterten Tieren.

Eine der wichtigsten Quellen ungesättigter Fettsäuren in unserer Ernährung sind Öle. Anbei folgt daher eine Liste der geläufigeren Ölsorten samt ihrem Verhältnis von Omega-6- zu Omega-3-Fettsäuren. Ein gutes Öl für die Entzündungshemmung hat einen möglichst hohen Anteil an Omega 3-Fettsäuren:

Öl	Verhältnis Omega-6 : Omega-3
Leinöl	1:3
Rapsöl	2:1
Walnussöl	5:1
Weizenkeimöl	7:1
Olivenöl	10:1
Sesamöl	22:1
Maiskeimöl	57:1
Kürbiskernöl	95:1
Sonnenblumenöl	128:1
Distelöl	155:1

Antioxidantien

Ein wichtiger Bestandteil der entzündungshemmenden Ernährung sind die Antioxidantien. Oxidative Prozesse können freie Radikale produzieren, die Zellschäden und Entzündungen im Körper verursachen. Antioxidantien haben die Aufgabe, diese freien Radikale zu neutralisieren.

Antioxidantien haben eine stark entzündungshemmende Wirkung.

Ein Ungleichgewicht zwischen der Produktion von freien Radikalen und antioxidativen Abwehrmechanismen im Körper fördert die Entstehung von Zellschäden und Entzündungen. Man spricht hier auch vom sogenannten *oxidativen Stress*.

Antioxidantien greifen direkt in die entzündlichen Signalwege ein, indem sie entzündungsfördernde Zytokine hemmen. Sie verbessern auch die Funktion des Immunsystems, indem sie die Aktivität von Immunzellen regulieren. Ein ausgewogenes Immunsystem kann Entzündungen deutlich besser kontrollieren und somit überschießende oder unkontrollierte Entzündungsreaktionen verhindern.

Die folgenden Lebensmittel sind reich an wirksamen Antioxidantien:

- **Obst:** Blaubeeren, Himbeeren, Erdbeeren, Brombeeren, Orangen, Grapefruits, Trauben, Granatäpfel
- **Gemüse:** Spinat, Grünkohl, Brokkoli, Rosenkohl, Paprika, Karotten
- **Nüsse und Samen:** Walnüsse, Mandeln, Chiasamen, Leinsamen
- **Hülsenfrüchte:** Schwarze Bohnen, Kidneybohnen
- **Weitere Lebensmittel:** Haferflocken, dunkle Schokolade, grüner Tee, Kurkuma, Knoblauch, Olivenöl

Probiotika

Probiotika sind keine Nahrungsmittelzusätze, sondern lebende Mikroorganismen. Wenn sie in ausreichender Menge konsumiert und eingenommen werden, können sie einen erheblichen Nutzen für unsere Gesundheit haben. Bei den meisten Probiotika handelt es sich um verschiedene Stämme von Bakterien oder Hefen, die ganz natürlich im menschlichen Körper vorkommen, vor allem im Verdauungstrakt. Sie unterstützen hier das Gleichgewicht der Darmflora und verbessern damit zum Beispiel die Verdauungsfunktion.

Probiotika sind Mikroorganismen mit einer stark entzündungshemmenden Wirkung.

Daneben haben sie auch eine stark entzündungshemmende Wirkung. In einer zusammenfassenden Analyse von fast vierzig Studien, die sich mit der Entzündungsreaktion und der Einnahme von Probiotika befasst, konnte eindrucksvoll gezeigt werden, dass Probiotika die Produktion von entzündungsfördernden Zytokinen wie IL-6, IL-1β und TNF-α hemmen und die Produktion von entzündungshemmenden Zytokinen wie IL-10 und TGF-β fördern.[138]

In folgenden Lebensmitteln finden sich hohe Anteile von Probiotika:

- **Milchprodukte:** Joghurt, Kefir, Buttermilch
- **Käse:** Gouda, Mozzarella, Cheddar, Hüttenkäse
- **Sauerkraut**
- **Probiotische Säfte**

Präbiotika

Präbiotika sind unverdauliche Nahrungsmittel, die als Nahrung für probiotische Bakterien im Darm dienen. Sie fördern somit das Wachstum und die Aktivität der probiotischen Bakterien wie Lactobacillus und Bifidobakterium. Damit zählen auch sie zu den entzündungshemmenden Nährstoffen. Präbiotika werden normalerweise in Ballaststoffen gebunden, die unverdaut den Dickdarm erreichen können. Die Kombination aus Probiotika und Präbiotika nennt man Synbiotika. Die entzündungshemmende Wirkung ist stärker, wenn man die beiden Nahrungsbestandteile miteinander kombiniert.[139, 140]

Präbiotika unterstützen das Wachstum von Probiotika und wirken dadurch entzündungshemmend.

Präbiotika finden sich in folgenden Lebensmitteln:

- **Gemüse:** Zwiebeln, Knoblauch, Lauch, Spargel, Topinambur, Artischocken, Chicorée-Wurzel
- **Früchte:** Bananen, Äpfel, Beeren
- **Vollkornprodukte:** Hafer, Gerste, Weizen
- **Hülsenfrüchte:** Linsen, Kichererbsen, schwarze Bohnen, Nüsse und Samen, Leinsamen, Chiasamen

Vitamin D

Vitamin D ist ein fettlösliches Vitamin, das eine wichtige Rolle für die Gesundheit unseres Körpers spielt. Es gibt im Wesentlichen zwei Formen von Vitamin D, die für den Menschen relevant sind, Vitamin D2 (Ergocalciferol) und Vitamin D3 (Cholecalciferol). Vitamin D2 wird durch die Bestrahlung mit Sonnenlicht in Pflanzen oder Pilzen gebildet, während Vitamin D3 durch die Sonnenbestrahlung in der Haut von Tieren, einschließlich des Menschen, produziert wird.

Die Funktion von Vitamin D2 und D3 besteht darin, die Aufnahme von Kalzium und Phosphat im Darm zu regulieren, was vor allem für die Knochengesundheit sehr wichtig ist. Ein hoher Vitamin-D-Spiegel bewirkt eine hohe Knochendichte und schützt somit vor Osteoporose.

Darüber hinaus spielt Vitamin D auch eine wichtige Rolle bei der Regulation des Immunsystems, der Zellteilung, der Muskelgesundheit und auch bei Entzündungsreaktionen im Körper. Vitamin D hat zudem eine starke entzündungshemmende Wirkung. Es bewirkt einen im Blut nachweisbar starken Rückgang von entzündungsfördernden Zytokinen, wie zum Beispiel TNF-α, und des CRP.[141]

Ein Mangel an Vitamin D wirkt hingegen entzündungsfördernd. Der Zusammenhang zwischen einem Mangel an Vitamin D und einem Anstieg der entzündlichen Aktivität ist dabei nicht linear: Während ein niedriger Vitamin-D-Spiegel im Blut zu einem deutlichen Anstieg der Entzündungswerte (CRP) führt, fallen diese mit steigender Konzentration abrupt in den Normbereich ab.[142]

Ein Vitamin-D-Mangel führt zu einer deutlich erhöhten Entzündungsreaktion im Körper und damit auch am Gelenk.

Unser Körper kann Vitamin D prinzipiell selbst synthetisieren, wenn UV-B-Strahlen des Sonnenlichts auf unsere Haut treffen. In Gegenden mit geringer Sonneneinstrahlung oder während der Wintermonate ist das aber nicht ausreichend und es kann ein Vitamin-D-Mangel entstehen. Auch lässt die Fähigkeit zur Produktion mit dem Alter nach.

Jeder dritte Erwachsene in Deutschland ist mit Vitamin D unterversorgt.[143] Ein Vitamin-D-Mangel kann zu einer Reihe von gesundheitlichen Problemen führen, darunter Rachitis bei Kindern bzw. Osteomalazie bei Erwachsenen, beides Krankheiten, die zu einer Erweichung der Knochen führen. Auch treten Osteoporose, Muskelschwäche, Autoimmunerkrankungen und sogar bestimmte Krebsarten gehäuft auf.[144]

Nur wenige Lebensmittel enthalten nennenswerte Mengen an Vitamin D, zum Beispiel fette Seefischarten, bestimmte Innereien, Speisepilze oder Eier. Doch stehen diese nicht allzu häufig auf dem Speiseplan, sodass Vitamin D mit der Nahrung meist nicht ausreichend aufgenommen wird. Dabei steigt der Bedarf von Vitamin D mit dem Alter sogar an.

mein **RAT**

Vitamin D

Vitamin D ist ein sehr wichtiges Vitamin vor allem für unsere Knochen- und Gelenkgesundheit. Durch zu wenig Sonnenlicht hat jeder Dritte in Deutschland einen relevanten Mangel an Vitamin D. Das Bundesamt für Strahlenschutz empfiehlt zwischen März und Oktober zwei- bis dreimal pro Woche Gesicht und Arme unbedeckt und ohne Sonnenschutz für etwa 12 Minuten der Sonne auszusetzen. Dabei ist ein Sonnenbrand unbedingt zu vermeiden.[145]

Sie sollten für sich wissen, ob bei Ihnen ein Mangel an Vitamin D vorliegt. Der Wert kann beim Hausarzt bestimmt werden:
Vitamin D im Blut:
- weniger als 10 ng/ml: schwerer Vitamin-D-Mangel
- 10–20 ng/ml: Vitamin-D-Mangel
- mehr als 20 ng/ml: geringer, aber noch akzeptabler Wert für Vitamin D
- 30–50 ng/ml: Normalbereich des Vitamin D
- mehr als 50 ng/ml: mögliche Überversorgung mit Vitamin D

Liegt bei Ihnen trotz einer ausreichenden Exposition von Sonnenlicht weiter ein Vitamin-D-Mangel vor, so rate ich dazu, Vitamin D mittels Zusatzpräparat einzunehmen. Das muss vor allem bei älteren Personen jedoch unbedingt unter ärztlicher Anleitung erfolgen. Ohne Messung des eigenen Vitamin-D-Spiegels im Blut sollten Sie auf die Einnahme von Vitamin-D-Zusätzen verzichten.

Vitamin E

Vitamin E ist ein fettlösliches Vitamin, das eine wichtige Rolle im menschlichen Körper spielt. Seine Hauptfunktion ist die antioxidative Wirkung, um Zellschäden durch freie Radikale zu bekämpfen. Es schützt also die Zellen, indem es die freien Sauerstoffradikale einfängt und neutralisiert.

Außerdem spielt es eine wichtige Rolle bei der Stärkung der Immunabwehr, indem es die Produktion von Antikörpern und die Aktivität von bestimmten Immunzellen erhöht. Auf diese Weise hilft Vitamin E wesentlich dabei, die Abwehrkräfte des Körpers gegen Infektionen zu stärken und die eigene Gesundheit zu erhalten.

Darüber hinaus besitzt Vitamin E auch stark entzündungshemmende Eigenschaften, indem es die Produktion von entzündungsfördernden Zytokinen und anderen Mediatoren hemmt. Der entzündungshemmende Effekt von Vitamin E ist durch Studien gut belegt. So kann das CRP im Blut durch die Gabe von Vitamin E signifikant abgesenkt werden.[146, 147] Als Antioxidans wirkt es gegen den oxidativen Stress, der eine wichtige Ursache von niedriggradigen Entzündungen ist.

Ein Mangel an Vitamin E ist im Vergleich zu Vitamin D allerdings deutlich seltener. Vitamin E ist in vielen Nahrungsmitteln enthalten und damit ist es für gewöhnlich nicht nötig, Vitamin E durch Präparate zusätzlich einzunehmen. Zudem ist synthetisch hergestelltes Vitamin E nur halb so wirksam wie natürliches.

Wer Vitamin E über längere Zeit und in hoher Dosierung zusätzlich einnimmt, riskiert außerdem eine Überdosierung. Diese äußert sich in einer höheren Blutungsneigung, Magen-Darm-Beschwerden und Erkrankungen des Herz-Kreislauf-Systems. Bei zu hoher Dosierung können paradoxe Wirkungen auftreten, unter anderem eine Aktivierung von entzündungsfördernden Prozessen.

Gute Quellen für Vitamin E in der Ernährung sind vor allem pflanzliche Lebensmittel:

- **Pflanzenöle:** Vor allem Weizenkeimöl, Sonnenblumenöl, Olivenöl, Distelöl und Mandelöl sind reich an Vitamin E.
- **Nüsse und Samen:** Mandeln, Walnüsse, Haselnüsse, Sonnenblumenkerne, Kürbiskerne, Leinsamen, Pinienkerne und Sesamsamen sind gute Quellen für Vitamin E.
- **Grünes Blattgemüse:** Spinat, Mangold und Grünkohl enthalten ebenfalls Vitamin E, wenn auch in geringeren Mengen im Vergleich zu Ölen und Nüssen.
- **Avocado:** Diese Frucht ist eine weitere Quelle für Vitamin E, insbesondere als Avocadoöl.

Welche Lebensmittel sollten Sie meiden?

Eine entzündungshemmende Ernährung ist sehr effektiv, um entzündliche Prozesse langfristig und ohne die unerwünschten Nebenwirkungen von Medikamenten einzudämmen. Damit sich diese Wirkung voll entfalten kann, sollten wir gleichzeitig entzündungsfördernde Lebensmittel meiden. Hier gibt es einige wirkungsvolle Ansätze.

Alkohol

Alkohol zählt zu den Genussmitteln, die gesichert entzündungsfördernd wirken. Mehrere Studien haben gezeigt, dass das CRP im Serum mit der Höhe des konsumierten Alkohols ansteigt.[148, 149] Vor allem Männer sind hier besonders betroffen. Wer seine Ernährung entzündungshemmend umstellen möchte, sollte seinen Alkoholkonsum daher reduzieren. Entgegen den bisherigen Empfehlungen der DGE gibt es keine »Grenzwerte« mehr, bis zu denen Alkohol ohne Risiko unbedenklich konsumiert werden kann.[150] Alkohol sollte also generell nur zurückhaltend getrunken werden.

Zucker

Haushaltszucker (Glukose) galt lange Zeit als besonders gesundheitsschädlich, Fruchtzucker (Fruktose) dagegen als förderlich für die Gesundheit.

Dies gilt allerdings nur bei geringen Mengen.[151] Fruktose wird heute von der Lebensmittelindustrie vor allem in Form von Sirup eingesetzt, eine Mischung aus Fruktose und Glukose. Glukose wird rasch über den Darm aufgenommen und die nicht benötigten Überschüsse in der Leber und der Muskulatur gespeichert. Wenn diese Speicher voll sind, wird überschüssige Glukose zu Fett umgebaut.

Fruktose wird dagegen vom Darm nur langsam aufgenommen. Nimmt man hohe Mengen zu sich, so wandert der Großteil der Fruktose ungehindert durch den Dünndarm und gelangt von dort aus in den Dickdarm. Hier verändert die Masse an Fruktose die Darmflora, wobei sich die dort lebenden Bakterien stark vermehren. Die Stoffe, die diese Bakterien abgeben, wirken stark entzündungsfördernd.

Fruktosehaltige Lebensmittel und Getränke wirken entzündungsfördernd.

Wir wissen heute, dass Fruchtzucker in größeren Mengen ein echter Krankmacher ist. Er erhöht das Risiko für die Ausbildung eines metabolischen Syndroms mit Übergewicht, hohem Blutdruck, hohem Blutzucker und ungesunden Cholesterinwerten.[152] Mit der zunehmenden Industrialisierung hat der Konsum von Fruktose massiv zugenommen. Im 18. Jahrhundert wurde noch rund 1 kg Fruktose pro Kopf und Jahr verbraucht. Heutzutage ist es 35-mal so viel.[153]

Epidemiologische Studien legen nahe, dass der Fruktosekonsum einer der entscheidenden Faktoren für den rasanten Anstieg von Erkrankungen wie

Bluthochdruck, Diabetes oder Erkrankungen des Herzens in den westlichen Industrieländern ist.[154]

Es ist daher ratsam, den Verzehr von Fruktose auf ein möglichst geringes Niveau einzuschränken. Einen hohen Anteil von Fruktose haben Softdrinks wie Limonade und Cola-Getränke, da diese mit besagtem billigem Sirup gesüßt werden. Aber auch Fruchtsäfte und Fertignahrung enthalten viel Fruktose. Gegen Obst in üblichen Mengen ist hingegen nichts einzuwenden, da der Anteil an Fruktose hier geringer und somit unbedenklich ist.

Fleisch

Der Verzehr von rotem Fleisch, wie zum Beispiel Rind-, Lamm- und Schweinefleisch, wird mit einer höheren Häufigkeit für einige Krebserkrankungen (Darm- und Brustkrebs), mit Diabetes und mit Herzinfarkt in Verbindung gebracht.[155] Als eine mögliche Ursache wurde immer wieder ein entzündungsfördernder Effekt von rotem Fleisch, sowohl verarbeitet als auch unverarbeitet, angeführt.[156, 157]

Rotes Fleisch scheint – entgegen bisherigen Annahmen – keine relevante Ursache von Entzündungen zu sein.

Der entzündungsfördernde Prozess wurde durch das im Fleisch enthaltene Zuckermolekül Neu5Gc erklärt, gegen das der menschliche Körper eine Immunreaktion entwickelt. Durch diese Reaktion könnte eine chronische niedriggradige Entzündung ausgelöst und unterhalten werden.[158] Heute findet sich der Hinweis auf den Verzicht von rotem Fleisch durchgängig in nahezu allen Ratgebern für eine anti-entzündliche Kost.

Neue Erkenntnisse zeichnen jedoch ein anderes Bild. Die MESA-Studie untersuchte an 4000 Erwachsenen den Zusammenhang zwischen dem Verzehr von rotem Fleisch und mehreren im Blut messbaren Parametern der chronischen Entzündung.[159] Auch hier fanden die Forscher erhöhte Entzündungswerte.

Doch nach genauen Analysen der Daten wurde deutlich, dass nicht das rote Fleisch für die Entzündungsreaktion verantwortlich war, sondern das Gewicht der Teilnehmer. Um den Faktor des Körpergewichts bereinigt, fand sich kein Zusammenhang mehr zwischen dem Verzehr von rotem Fleisch und einer beobachteten systemischen Entzündungsreaktion. Aufgrund des sauberen Studiendesigns und der großen Fallzahl gelten diese Ergebnisse als sehr aussagekräftig. Allerdings hat die Zubereitungsform einen wesentlichen Einfluss. Rotes Fleisch wird gerne scharf angebraten oder gegrillt. Dadurch entstehen an den stark gebräunten Stellen gesundheitlich bedenkliche Verbindungen, wie Advanced Glycation Endproducts (AGEs), heterozyklische aromatische Amine (HAA) und polyzyklische aromatische Kohlenwasserstoffe (PAK). Diese Substanzen fördern oxidative Prozesse und aktivieren entzündliche Signalwege im Körper, was zur Entstehung von niedriggradigen chronischen Entzündungen im Körper beitragen kann. Sie sollten daher schonende Zubereitungsmethoden wie Dämpfen, Dünsten oder sanftes Schmoren bevorzugen, um die Belastung mit diesen Substanzen zu minimieren.

Ein weiterer Aspekt ist die Haltungsform der Tiere. In der Massentierhaltung werden Tiere häufig mit Mais, Soja und Getreide gefüttert. Diese führen zu einem hohen Anteil an Omega-6- und einem niedrigeren Gehalt an Omega-3-Fettsäuren im Fleisch. Auch nehmen die Tiere weniger Antioxidantien sowie andere entzündungshemmende Substanzen auf. Wird solches Fleisch regelmäßig konsumiert, kann dies letztendlich das entzündliche Niveau im Körper erhöhen.

Verzehrt man dagegen Bio-Fleisch aus ökologischer oder artgerechter Haltung, profitiert man von einer deutlich besseren Nährstoffzusammensetzung. Tiere, die sich auf der Weide von Gras, Kräutern und Heu ernähren, liefern Fleisch mit einem günstigeren Omega-6-zu-Omega-3-Verhältnis, einem höheren Gehalt an gesunden Fettsäuren und Antioxidantien. Diese wirken entzündungshemmend. Wer also bewusst auf Fleisch aus artgerechter Haltung setzt, unterstützt nicht nur das Tierwohl, sondern leistet auch einen wertvollen Beitrag zu einer antientzündlichen Ernährung.

Milchprodukte

In nahezu allen Ratgebern für eine entzündungshemmende Ernährung findet sich eine Empfehlung für den Verzicht bzw. eine deutliche Einschränkung von Milch und Milchprodukten. Vor allem die in der Milch und in Milchprodukten vorkommende Arachidonsäure wurde dafür verantwortlich gemacht, entzündungsfördernd zur wirken.

Anders als oft behauptet haben Milch, Joghurt und Käse keine entzündungsfördernde Wirkung.

Doch auch hier scheinen die Empfehlungen weniger auf wissenschaftlichen Erkenntnissen als auf vermeintlichem Expertenrat zu beruhen. Eine Übersichtsarbeit zu mehr als 50 wissenschaftlichen Studien hat den Zusammenhang zwischen Milchprodukten und Entzündungsprozessen untersucht.

Mit Ausnahme von Probanden mit Milchallergie haben Milchprodukte, und insbesondere fermentierte Produkte wie Joghurt und Käse, überhaupt keinen Einfluss auf die Entstehung von Entzündungsprozessen. Die Wissenschaftler fanden sogar Hinweise auf eine leichte Entzündungshemmung.[160] Wer also gern Milch trinkt oder Käse und Joghurt isst, der kann dies auch vor dem Hintergrund einer entzündungshemmenden Ernährung ohne weiteres tun.

mein **RAT**

Lebensmittel mit entzündungsfördernder Wirkung

Genauso wie einige Lebensmittel entzündungshemmende Wirkung haben, sind andere entzündungsfördernd. Allerdings gibt es in den gängigen Ratgebern einige Irrtümer, die sich bei genauem Hinsehen als unwahr herausstellen.

Seien Sie beim Genuss von Alkohol zurückhaltend. Es gibt einen Zusammenhang zwischen der Menge an Alkohol und dem Grad der Entzündung, die dadurch unterhalten wird. Gleiches gilt für fruktosehaltige Lebensmittel. Auch hier sollten Sie den Konsum so gering wie möglich halten. Meiden Sie zudem Öle mit einem hohen Anteil an Omega-6-Fettsäuren, wie zum Beispiel Distelöl, Sonnenblumenöl, Kürbiskernöl und Maiskeimöl. Für rotes Fleisch und Milchprodukte gibt es – entgegen den Mahnungen der meisten Ratgeber – aus Sicht der Entzündungshemmung keinen Grund auf Verzicht.

Die 10 goldenen Regeln

Die Entzündungshemmung über die Ernährung ist eine fantastische Methode, die niedriggradigen Entzündungsprozesse im Körper und somit auch in den Gelenken langfristig zu senken. Dabei hat diese Methode einen unschlagbaren Vorteil gegenüber Medikamenten. Denn diese können aufgrund ihrer Nebenwirkungen nur kurzzeitig eingenommen werden. Einen langfristigen Effekt auf die Entzündung haben sie damit nicht.

Entzündungssenkung durch die Ernährung wirkt im Gegensatz zu Medikamenten dauerhaft.

Die Grundsätze für eine entzündungshemmende Ernährung fasse ich nun noch einmal zusammen. Ich nenne sie die »10 goldenen Regeln der Ernährung«. Wenn Sie diese beherzigen, haben Sie schon einen großen Schritt in Richtung einer langfristigen Entzündungssenkung gemacht.

10 goldene Regeln der Ernährung zur Entzündungssenkung

1.
Verwenden Sie möglichst frische Nahrungsmittel und meiden Sie Fertigprodukte und solche aus Massentierhaltung.

2.
Verwenden Sie täglich einige der entzündungshemmenden Gewürze wie Kurkuma und Curry, Safran, Ingwer, Knoblauch und Zimt.

3.
Verwenden Sie hochwertige Öle und Fette mit einem hohen Anteil von Omega-3-Fettsäuren wie Leinöl, Rapsöl oder Olivenöl.

4.
Verzichten Sie auf Öle mit einem hohen Anteil von Omega-6-Fettsäuren, darunter Distelöl, Sonnenblumenöl, Kürbiskernöl und Maiskeimöl.

5.
Achten Sie auf einen regelmäßigen und hohen Anteil von frischem Gemüse.

6.
Erhöhen Sie den Anteil von Fisch auf 2 bis 3 mal pro Woche.

7.
Dünsten, dämpfen oder schmoren Sie Ihre Gerichte und reduzieren Sie scharfes Anbraten und Grillen.

8.
Vermeiden Sie einen hohen Fruktose-Anteil in fertiger Nahrung, Softdrinks und Obstsäften.

9.
Essen Sie Obst in üblichen Mengen.

10.
Achten Sie auf einen moderaten Alkoholkonsum.

NAHRUNGSERGÄNZUNGS-MITTEL – DIE SCHNELLE PILLE GEGEN ARTHROSE?

Der Markt für Nahrungsergänzungsmittel bei Arthrose boomt wie nie zuvor: von Vitaminen, Kollagenen, Hyaluronsäuren bis hin zu Glucosamin und Chondroitin. In der Apotheke und sogar im Discounter ist die Auswahl riesig. Die Verlockung ist groß: mit einem Griff zum Döschen und der Pille sämtliche Schmerzen und Beschwerden beseitigen. Doch sind sie wirksam? Oder füttern wir nur die Kassen der Hersteller? Studien und Experten sind sich uneinig, und während der eine schwört, dank täglicher Pillen von Arthrose geheilt zu werden, zeigen andere Untersuchungen, dass viele Präparate bestenfalls ein teures Placebo sind. Fakt ist: Wirkung zeigen diese vermeintlichen Wunderpillen nicht – mit zwei Ausnahmen.

Nahrungsergänzungsmittel – wie nützlich sind sie?

Viele führt der erste Weg nicht ins Wartezimmer, sondern in die Apotheke. Millionen von Menschen konsumieren täglich aus einer großen Bandbreite von kommerziell erhältlichen Nahrungsergänzungsmitteln. Wir lesen die Erfolgsgeschichten »dankbarer« Patienten, die dank der Einnahme einer Anti-Arthrose-Pille »endlich wieder schmerzfrei leben können«. Fakt oder Mythos?

Nahrungsergänzungsmittel stehen tatsächlich hoch im Kurs. Es gibt kaum einen meiner Vorträge über Arthrose, bei dem ich nicht mindestens einmal mit diesem Thema konfrontiert werde: »Was halten Sie von Nahrungsergänzungsmitteln?« Die für mein Auditorium oft überraschende Antwort lautet: Es kommt darauf an.

Nahrungsergänzungsmittel sind dazu da – wie der Name schon sagt –, die Ernährung um bestimmte Bestandteile zu ergänzen. Damit gleichen sie Mangelzustände aus, die durch Defizite in unserer Ernährung bestehen. Zur Behandlung von Krankheiten oder zur Veränderung von medizinischen Zuständen sind sie weder geeignet noch zugelassen. Die Ergänzungsmittel, die für die Behandlung bei Arthrose verkauft werden, enthalten typischerweise Nährstoffe, Vitamine, Mineralstoffe, Aminosäuren, Fettsäuren oder Pflanzenextrakte. Auch Zusätze von Knorpelbestandteilen wie Chondroitin, Kollagen und Hyaluronsäure werden angeboten. Dabei suggerieren sie einen großen Bedarf an Nährstoffen und Vitaminen und dass dieser durch unsere tägliche Ernährung nicht abgedeckt wird. Aber ein solcher Mangel besteht nicht. Mit wenigen Ausnahmen, wie zum Beispiel das bereits angesprochene Vitamin D, werden wir durch unsere tägliche Ernährung mit allem in ausreichendem Maß versorgt.

Die gute Nachricht ist, dass die meisten der angebotenen Präparate nicht wirklich gesundheitsschädlich sind. Die schlechte lautet: Für die Arthrose haben sie allerdings auch keinen Nutzen. Für keine der handelsüblichen Mixturen verschiedener Nahrungsergänzungsmittel konnte je eine positive Wirksamkeit auf Arthrose oder Arthrosebeschwerden in einer wissenschaftlich robusten Untersuchung nachgewiesen werden.

Die allermeisten Nahrungsergänzungsmittel sind teuer, haben aber keinen Nutzen für die Behandlung der Arthrose.

Zu diesem Ergebnis kam übrigens auch die Stiftung Warentest in einer Untersuchung im März 2024.[161] Sie stellte sogar fest, dass einige Produkte die vom Bundesinstitut für Risikobewertung (BfR) herausgegebenen Höchstmengen von Vitaminen und Mineralien um das Mehrfache überschritten.[162]

Einige dieser Inhaltsstoffe, zum Beispiel Vitamin E, sind bei einer dauerhaft erhöhten Einnahme in dieser Dosierung durchaus schädlich. Das ernüchternde Fazit der Stiftung Warentest für die Arthrose-Nahrungsergänzungsmittel lautet: *»Nahrungsergänzungsmittel für Knochen, Knorpel und Gelenke: Alle sind überflüssig – einige auch riskant.«*

mein **RAT**

Nahrungsergänzungsmittel

Es gibt einen riesigen Markt von Nahrungsergänzungsmitteln in der Apotheke, im Supermarkt und in Internet-Shops. Sie alle versprechen eine hohe Zuverlässigkeit und Wirksamkeit bei Arthrose und eine wirkungsvolle Entzündungshemmung. Dem wissenschaftlichen Blick halten sie jedoch nicht stand. Die Ergänzungsmittel sind meist nicht schädlich, sie nutzen aber auch nicht. Wenn Sie in Ihre Gesundheit und in einen gesunden Knorpel investieren wollen, geben Sie Ihr Geld also lieber sinnvoll aus.

Ist das Thema Nahrungsergänzungsmittel damit endgültig erledigt? Nein. Denn es gibt tatsächlich zwei Vertreter, die wir uns genauer ansehen müssen: Chondroitin und Glucosamin.

Warum Chondroitin und Glucosamin eine Ausnahme sind

Zwei Vertreter aus der Reihe der Nahrungsergänzungsmittel verdienen unsere Beachtung: Glucosamin und Chondroitin. In verschiedenen Formen werden sie einzeln oder in Kombination miteinander angeboten. Wie sie auf die Beschwerden bei Arthrose einwirken, ist noch nicht abschließend geklärt. Einen nennenswerten entzündungshemmenden Effekt scheinen sie zumindest nicht zu haben.[163]

Bis heute gibt es eine lebhafte und kontroverse Diskussion darüber, ob und, falls ja, in welcher Form die beiden Präparate für Arthrose-Patienten empfohlen werden sollen. Eine wichtige Frage betrifft die Sicherheit dieser Präparate. Die Einnahme von Glucosamin und Chondroitin gilt als sicher, unerwünschte Nebenwirkungen treten so gut wie nicht auf.[164] Allerdings dürfen Jugendliche und Kinder sowie Schwangere und stillende Frauen diese Präparate nicht einnehmen. Auch sollte man beim Kauf auf die Zusammensetzung achten, falls man auf bestimmte Bestandteile allergisch sein sollte.

Chondroitin

Chondroitin besteht aus Chondroitinsulfat. Es enthält schwefelhaltige Aminosäuren, die ebenfalls Knorpelbausteine sind. Chondroitinsulfat soll den Knorpelabbau stoppen und nicht mehr vorhandenen Knorpel erneuern.

Aufwendige Metaanalysen haben die Wirksamkeit von Chondroitin bei Arthrose untersucht und konnten nur einen geringen schmerzlindernden Effekt feststellen.[165, 166, 167] In der Folge haben mehrere wissenschaftliche Fachgesellschaften wegen der fehlenden Wirksamkeit von der Einnahme von Chondroitin zur Arthrosebehandlung abgeraten.

Bei genauerem Hinsehen zeigte eine bestimmte Gruppe des Chondroitins aber eine deutliche Wirksamkeit, nämlich dann, wenn Chondroitin von pharmazeutischer Qualität in kristalliner Form verwendet wurde.[168] Anders als Chondroitin in Lebensmittelqualität zeichnet sich dieses durch eine hohe Reinheit aus. Bei der kristallinen Form liegt der Wirkstoff in Form von kleinen, festen Kristallen vor, was die Stabilität und die Freisetzung des Wirkstoffs erheblich positiv beeinflusst.

Chondroitin ist wirksam bei Arthrose, aber nur in reiner, pharmazeutischer und kristalliner Form.

Dieser kleine, aber feine Unterschied scheint das fehlende Bindeglied bei der kontroversen Diskussion um die Wirksamkeit von Chondroitin zu sein. Die sehr sorgfältig konzipierte CONCEPT-Studie hat gezeigt, dass Chondroitin in einer Dosis von 800 mg in pharmazeutischer Qualität einem Placebo – ein Scheinpräparat mit demselben Aussehen, aber ohne Wirkstoff – bei Kniegelenkarthrose signifikant überlegen war.[169] Das kristalline Chondroitin senkte die Schmerzen und verbesserte die Gelenkfunktion in ähnlicher Größenordnung wie das entzündungshemmende Medikament Celecoxib. Vor allem in der frühen Phase der Arthrose zeigte sich der positive Effekt von kristallinem Chondroitin am deutlichsten.[170]

Glucosamin

Die zweite Substanz mit einem ähnlichen Wirkungsprofil wie Chondroitin ist das Glucosamin. Es ist eine Vorstufe mehrerer Knochenbestandteile und wird meist als Glucosaminsulfat oder als Glucosaminhydrochlorid in einer Dosierung von 500 mg 3-mal täglich eingenommen. Während für die Hydrochloridform nur eine geringe Wirksamkeit festgestellt werden konnte, wurde diese für Glucosaminsulfat in einzelnen Studien bestätigt.[171] Bei einer mehrmonatigen Einnahmedauer waren Schmerzen signifikant reduziert und auch die Gelenkfunktion war verbessert.

Auch Glucosamin ist nur in reiner, pharmazeutischer und kristalliner Form bei Arthrose wirksam.

Weil jedoch die Wirksamkeit von Glucosamin über alle Studien hinweg uneinheitlich war und somit nicht ausreichend belegt werden konnte, wurde auch hier die Reinheit der Präparate unter die Lupe genommen. Und siehe da, auch hier ließen sich die Unterschiede in den Studien durch die Reinheit des Glucosamins erklären: In pharmazeutischer Qualität und kristalliner Form zeigte es sich als wirksam, während Präparate in Lebensmittelqualität keine ausreichende Wirksamkeit zeigten.[172]

Kombination aus Chondroitin und Glucosamin

Es gibt auch Kombinationspräparate von Chondroitin und Glucosamin. Verbessert sich die Wirksamkeit, wenn Chondroitin und Glucosamin miteinander kombiniert werden? Die bekannteste Studie zur Untersuchung der gemeinsamen Wirksamkeit von Chondroitin und Glucosamin ist die GAIT-Studie. Sie hat die Kombination aus Glucosaminhydrochlorid 500 mg 3-mal täglich zusammen mit Chondroitinsulfat 400 mg 3-mal täglich an mehr als 1500 Patienten mit Kniearthrose untersucht.[173]

Zunächst fanden die Wissenschaftler keine ausreichende Wirksamkeit. Eine genauere Analyse ergab jedoch, dass Arthrose-Patienten mit »mäßigen bis starken« Schmerzen eine Besserung der Gelenkschmerzen und der Gelenkfunktion durch die Kombinationstherapie erreichten.[174]

Das lässt allerdings noch keine abschließende Bewertung zu. Sowohl Glucosamin- als auch Chondroitinsulfat sind in pharmazeutischer Qualität in der Lage, Arthroseschmerzen dauerhaft zu senken.[175] Ob die Kombination aus beiden die Wirkung zusätzlich erhöht, gilt als noch nicht ausreichend belegt.

Was sagen die Fachgesellschaften?

Die wissenschaftlichen Fachgesellschaften haben vor dem Hintergrund der unklaren Studienlage auf die großen Inkonsistenzen der Studien und Schwierigkeiten bei der Interpretation der vorhandenen Daten hingewiesen. Die meisten von ihnen haben jedoch nicht die unterschiedlichen Reinheitsformen der Herstellung berücksichtigt und weder für Chondroitin noch für Glucosamin Empfehlungen bei Arthrose ausgesprochen.

Erste Fachgesellschaften haben ihre Empfehlungen allerdings bereits überarbeitet. In ihrem Update zur Leitlinie zur Behandlung der Kniegelenkarthrose hat die *European Society for Clinical and Economic Aspects of Osteoporosis, Osteoarthritis and Musculoskeletal Diseases* (ESCEO) diese Unterscheidung nun getroffen.[176] Sie hat eine starke Empfehlung für die Gabe von Chondroitinsulfat und Glucosaminsulfat in pharmazeutischer Qualität ausgesprochen, von Kombinationen der beiden Präparate aber abgeraten. Es ist davon auszugehen, dass nun auch weitere Fachgesellschaften diesem Ansatz folgen werden.

mein **RAT**

Chondroitin und Glucosamin

Sowohl Chondroitin als auch Glucosamin sind Nahrungsergänzungsmittel, denn sie durchlaufen nicht den aufwendigen und teuren Prozess der Medikamentenzulassung. Obwohl der Mechanismus, wie diese bei Arthrose überhaupt wirken, noch nicht geklärt werden konnte, haben sie eine eindeutig positive Wirksamkeit bei Arthrose. Dies gilt jedoch nur für Präparate in pharmazeutischer Qualität und nicht für den Großteil der käuflichen Produkte, die in Lebensmittelqualität hergestellt werden.

Ich empfehle Ihnen für die Dauer von mindestens 3 Monaten ein reines, kristallines Präparat von Chondroitinsulfat oder Glucosaminsulfat einzunehmen. Die Datenlage ist günstig und das Risikoprofil minimal. Das alles spricht sehr dafür, es zu versuchen. Sie erhalten diese Präparate in Ihrer Apotheke. Im besten Fall hilft es Ihnen dabei, eine Operation zu verhindern. Das sollte es Ihnen wert sein.

SINNVOLLE SCHMERZMITTEL, RICHTIG EINGESETZT

»Schmerzmittel sind bei Arthrose unersetzlich!« Ohne Schmerzmittel kommen nur die wenigsten aus. Sie bieten eine rasche Linderung – allerdings nur kurzzeitig. Über eine längere Zeit hinweg sind viele allerdings nicht gedacht, genauer gesagt ist die Langzeiteinnahme meist strikt verboten! Doch viele greifen häufig und fast reflexartig zur Tablette, wobei die Risiken einer dauerhaften Einnahme hoch sind. Sind das Schmerzgel und die Creme hier die besseren Alternativen? Hartnäckig hält sich die Meinung, dass Schmerzcremes und -gels bei Arthrose unwirksam seien. Doch kommen Studien zu einem anderen Ergebnis.

Schmerzmedikamente: Sinnvolle Hilfe, aber kein Dauerbegleiter

Fast jeder kennt den Griff zur Tablette, wenn stärkere Schmerzen immer wieder auftreten. Für viele sind sie ständiger Begleiter. Viele haben aber auch Vorbehalte und Skepsis gegenüber Schmerztabletten. Das ist nachvollziehbar. Doch haben Schmerzmittel in der Schmerztherapie der Arthrose ihren schlechten Ruf zu Recht?

Alle nationalen und internationalen Fachgesellschaften sprechen sich für den Einsatz von sog. *nicht-steroidalen antiinflammatorischen Medikamenten* (NSAIDs) bei Arthrose aus – jedoch immer unter der Maßgabe einer kurzen Einnahmedauer und der Berücksichtigung des Risikoprofils der Patienten.[177, 178, 179]

Die bekanntesten Vertreter dürften allgemein bekannt sein: Ibuprofen, Diclofenac (zum Beispiel Voltaren®) und Acetylsalicylsäure (zum Beispiel Aspirin®, ASS®) gehören in diese Medikamentenklasse. NSAIDs hemmen im Körper die beiden Isoenzyme COX-1 und COX-2.

Das Besondere an dieser Familie der Schmerzmittel ist ihre entzündungs- und schmerzhemmende Wirkung zugleich. Diese entsteht vor allem durch die Hemmung von COX-2, wodurch weniger Entzündungsmediatoren freigesetzt werden. Andere Schmerzmittel, wie z. B. das bekannte Paracetamol oder Novaminsulfon, haben diese Eigenschaften nicht. Neben einer reinen Schmerzbehandlung reduzieren NSAIDs damit sehr effektiv entzündliche Prozesse. Durch ihren entzündungshemmenden Effekt fördern sie sogar den Knorpelaufbau.

NSAIDS wie Ibuprofen und Diclofenac wirken schmerz- und entzündungshemmend. Allerdings haben sie auch ein hohes Nebenwirkungspotenzial, weshalb man sich die Risiken bewusst machen muss. NSAIDs können zu einer Verlängerung der Blutungszeit und zu Magenbeschwerden führen, darunter Übelkeit, Magenschmerzen und Magenschleimhautentzündungen. Bei längerer Einnahme kann es sogar zu Magengeschwüren oder zur Darmperforation kommen.

Diese Nebenwirkungen entstehen vor allem durch die Hemmung von COX-1. Bei längerer Einnahme – länger als wenige Tage – oder bei einem entsprechenden Risikoprofil ist daher die gleichzeitige Einnahme eines »Magenschutzes« erforderlich, zum Beispiel über einen Magensäureblocker (zum Beispiel Pantoprazol, Omeprazol).

Eine Weiterentwicklung der NSAIDs stellt eine Gruppe an Medikamenten dar, die gezielt nur das Isoenzym COX-2 hemmt, wodurch die recht häufigen Nebenwirkungen am Magen und im Darm-Trakt nahezu eliminiert werden – und das bei einer vergleichbaren schmerzlindernden und entzündungshemmenden Wirkung auf die Gelenke. Diese Gruppe wird wegen ihres isolierten Effekts auf COX-2 auch »COX-2-Hemmer« genannt, dazu zählen unter anderem Celecoxib und Etoricoxib (zum Beispiel Arcoxia®, Celebrex®).

COX-2-Hemmer wie Celecoxib und Etoricoxib haben aufgrund ihrer selektiven Wirkung ein geringeres Nebenwirkungspotenzial als NSAIDs – bei gleicher Wirkung.

Bei allen Schmerzmedikamenten steigt bei längerem Gebrauch allerdings das Risiko von Organschädigungen. Bei allen NSAIDs, also den klassischen wie auch den COX-2-Hemmern, kann es zu einem ernsthaften Mangel der Organdurchblutung kommen, vor allem an Nieren und Herz. An der Niere treten erste kleinere, später größere Schädigungen auf. Wer bereits eine eingeschränkte Nierenfunktion oder eine Nierenerkrankung hat, ist hier besonders gefährdet. Das Risiko für einen Herzinfarkt oder einen Schlaganfall ist ebenfalls deutlich erhöht. Daher dürfen Patienten mit Herz-Kreislauf-Erkrankungen Coxibe, aber auch die übrigen NSAIDs nicht einnehmen. Eine weitere Nebenwirkung betrifft die Bronchien der Atemwege, die sich unter der Medikation vermehrt zusammenziehen. Dies kann Atemnot bis zu einem sogenannten »Analgetika-Asthma« auslösen – vor allem Allergiker sind davon betroffen.

mein **RAT**

Schmerzmittel

Schmerzmedikamente aus der Gruppe der NDAIDs, wie Ibuprofen oder Diclofenac, können bei akuten Schmerzzuständen helfen und eine Erleichterung sein. Nutzen Sie diese Möglichkeit bei Bedarf und gelegentlich, wenn Sie starke Schmerzen haben. Die Entscheidung, ob die Einnahme wegen einer möglichen Vorerkrankung oder einem hohen Risikoprofil sogar verboten ist, muss zwingend vorab durch einen Arzt erfolgen. Sprechen Sie Ihren Haus- oder Facharzt darauf an.

Schmerzmedikamente aus der Klasse der NSAIDs sind heute in jeder Hausapotheke zu finden, aber sie sind keine Bagatellmedikamente. NSAIDs sind zwar wirksam und senken die Entzündung und Schmerzen, sie haben aber ein hohes Nebenwirkungsprofil. Ich empfehle daher generell nur eine kurzzeitige Einnahme von wenigen Tagen. Auf keinen Fall dürfen Sie mehrere Präparate aus der Gruppe der NSAIDs miteinander kombinieren, also zum Beispiel Ibuprofen und Diclofenac zugleich einnehmen.

Für Arthroseschmerzen günstiger sind COX-2-Hemmer, zum Beispiel die Coxibe. Wegen ihrer selektiven Wirkung auf die Schmerzen und die Entzündung rate ich eher zu diesen Medikamenten. Doch auch hier gilt: Vorab ist die Freigabe Ihres Arztes Pflicht, um Risiken durch Vorerkrankung und schwere Nebenwirkungen auszuschließen.

Die wichtigste Regel aber ist für alle Schmerzmittel dieselbe: Die Einnahme ist lediglich für eine kurze Zeit von Tagen bis höchstens wenigen Wochen erlaubt.

Ist das Schmerzgel die bessere Lösung?

Es gibt einen weiteren Weg, Schmerzmittel zu den schmerzhaften Gelenken zu bringen: Schmerzgels oder -cremes, Sprays und Pflaster mit Wirkstoffen aus der Klasse der NSAIDs werden auf die Haut aufgetragen und dringen so in die darunterliegenden Gelenke ein.

Von Medizinern sind sie in der Vergangenheit gerne als nutzlos belächelt worden. Man konnte sich nicht vorstellen, dass diese tatsächlich über die Haut tief in das Gewebe eindringen und dort ausreichend wirksam sein können. Zu Unrecht, wie man heute weiß.

Die Cochrane-Datenbank, eine gewichtige Institution zur Evidenz in der Medizin, hat die Wirksamkeit der von außen aufgebrachten NSAIDs an über

8 000 Patienten untersucht. Sie kam zu dem Ergebnis, dass die von außen aufgebrachten Schmerzmittel durchaus wirksam sind, wobei sich die Gel-Präparate mit Diclofenac, Ketoprofen und Ibuprofen sowie Diclofenac-Pflaster als besonders effektiv erweisen.[180]

Lokale NSAIDs haben einen gesicherten schmerz- und entzündungshemmenden Effekt auf oberflächlich liegende Gelenke.

Die von außen zum Beispiel auf das Knie aufgebrachten Wirkstoffe dringen über die Haut ein und reichern sich im Gelenk und vor allem in der entzündlich veränderten Schleimhaut der Gelenkkapsel an. Dort entfalten sie ihre entzündungshemmende Wirkung.[181] Auf diese Ergebnisse haben Leitlinien und Fachgesellschaften inzwischen reagiert. Die meisten empfehlen nun von außen aufgebrachte Schmerzgels, -cremes oder -pflaster an Gelenken, die oberflächlich liegen und gut zu erreichen sind.[179] Dazu zählen das Kniegelenk, die Schultern, Ellenbogen und auch die Hände.

Nicht empfohlen werden diese dagegen bei tief liegenden Gelenken, wie dem Hüftgelenk. Die lokalen Schmerzmittel sind wesentlich verträglicher als ihre Vettern in Tablettenform und damit risikoarm. Die teilweise schweren Nebenwirkungen der NSAIDs, die geschluckt werden, sind bei der äußerlichen Anwendung nicht zu beobachten.[180, 182]

mein **RAT**

Schmerzgels, -cremes und -pflaster

Von außen aufgebrachte, lokale NSAIDs sind die erste Wahl unter den Schmerzmitteln und sollten viel eher und häufiger bei Arthroseschmerzen verwendet werden. Da sie nur Gelenke erreichen, die oberflächlich liegen, ist die Anwendung auch nur bei oberflächlich gelegenen Gelenken sinnvoll. Hierzu zählen Knie-, Ellenbogen-, Schulter- und Handgelenk. Tiefer liegende Gelenke, wie das Hüftgelenk, werden nicht erreicht.

Lokale NSAIDs wirken zuverlässig, jedoch ohne hohe Konzentrationen im Blut zu erreichen, und setzen die Organe damit nicht den schädigenden Nebenwirkungen aus. Ich empfehle insbesondere Schmerzgels, -cremes oder -pflaster, die die Wirkstoffe Diclofenac, Ketoprofen oder Ibuprofen enthalten.

GELENKSPRITZEN – SINNVOLL ODER NICHT?

Gelenkinjektionen bei Arthrose versprechen eine schnelle Heilung – ein wahrhaft verlockendes Angebot, das viele Patienten anspricht: Ein schneller Pieks ins Gelenk, und der Schmerz ist wie weggeblasen. Für viele folgt allerdings bald die Ernüchterung, wenn die Schmerzen bald wiederkehren, während die eigentlichen Probleme weiterhin bestehen. Lohnt sich der Aufwand der teuren Therapien, und rechtfertigt der Erfolg mögliche Nebenwirkungen? Die Antwort ist ernüchternd, auch wenn es Hoffnungsträger gibt.

Gelenkinjektionen – was man wissen sollte

Eine der häufigsten Behandlungen bei Arthrose in der Arztpraxis ist die Spritze in das Gelenk, die Injektion. Weil sie einfach zu erreichen sind, stehen hier die Knie-, Schulter- und Sprunggelenke an erster Stelle. Auch andere Gelenke, wie die Finger-, Ellenbogen- oder Hüftgelenke können prinzipiell erreicht werden, nur benötigt man hier in der Regel eine Röntgendurchleuchtung, um mit der Injektionsnadel sicher das Gelenk zu erreichen.

Neben Kortison gibt es Injektionen mit Hyaluronsäure oder die Eigenblut-Therapie. Die dazugehörigen Flyer versprechen einen »Knorpelschutz«, andere sprechen von »Bausubstanzen zum Wiederaufbau bei geschädigtem Knorpel«. Was ist von diesen Injektionen zu halten?

Man muss vorausschicken, dass diese Präparate ständig von Weiter- und Neuentwicklungen betroffen sind. Fast wöchentlich gibt es Veränderungen oder Verbesserungen der Substanzen oder im Verarbeitungsprozess. Hinzu kommt ein weiteres Problem. Die Präparate unterscheiden sich erheblich bezüglich Molekulargewicht, Konzentration, Herkunftsquelle, Dosierung, Vernetzung und Formulierung und haben dadurch eine sehr unterschiedliche biologische Aktivität.[183] Studien zu Gelenkinjektionen bei Arthrose lassen sich so nur schwer miteinander vergleichen und eine allgemeine Bewertung dieser Therapien ist schwierig.

Lassen Sie uns dennoch einen Blick auf den aktuellen Wissensstand zu dieser Therapie werfen. Was soll sie bewirken und – am Ende entscheidend – welche Wirkung können wir erwarten und welches Risiko steht dem gegenüber?

Kortison: Ist schnelle Hilfe wirklich Hilfe?

Ist das Gelenk angeschwollen und hoch schmerzhaft, und das schon seit vielen Tagen? Dann liegt vermutlich ein entzündlicher Schub der Arthrose vor. Die Arthrose verläuft wellenartig, da kommen solche hochentzündlichen Phasen durchaus vor. Als Soforthilfe wird in der Arztpraxis gerne die Kortisonspritze angeboten, meist in Kombination mit einem Lokalanästhetikum. Diese Wirkstoffe werden auch als lokale Betäubungsmittel gespritzt, zum Beispiel um eine Wunde zu nähen oder bei einer Zahnbehandlung.

Kortison ist der stärkste bekannte Entzündungshemmer überhaupt. Es wirkt direkt hemmend auf Entzündungszellen und dämpft deren Funktion sehr stark. Durch seinen stabilisierenden Effekt auf Zellwände hemmt es die Freisetzung von entzündungsfördernden Proteinen stark und dämmt zudem den Gelenkerguss ein. Kortison wirkt damit zuverlässig gegen die Entzündung bei Arthrose und führt zur raschen Verringerung von Schwellungen, Rötungen und Schmerzen. Und das Beste: Die Wirkung tritt rasch und schlagartig ein, ein richtiger Aha-Effekt.

Ein echter Joker also in der Hand des Orthopäden? Wohl kaum. Der eindrucksvolle positive Effekt ist leider nur von kurzer Dauer und hält meist nur wenige Tage oder Wochen an. Untersuchungen haben nachgewiesen, dass langfristig die Kortisonspritze auch bei wiederholter Gabe nicht besser wirkt als eine Spritze mit Wasser, was die Schmerzen oder die Gelenkfunktion betrifft.[184]

Doch ein Effekt bleibt, und der ist keine gute Nachricht: Wird Kortison häufiger verabreicht, dann wirkt es direkt toxisch auf den Gelenkknorpel und greift ihn an. Die Zerstörung des Knorpels ist dabei umso größer, je höher das Kortison dosiert wird und je häufiger die Spritzen erfolgen.[185] Nur bei sehr geringen Dosen und selten angewandt, scheint die Gabe unbedenklich zu sein. Durch die Zugabe eines Lokalanästhetikums, was in der Regel immer beigemischt wird, verstärkt sich dieser Effekt sogar.[186]

Kortison ist dosisabhängig toxisch für den Knorpel und verstärkt die Arthrose.

Das gefeierte Wundermittel entpuppt sich damit als Wolf im Schafspelz. Für den Nutzen einer vorübergehenden Linderung der Schmerzen erkauft man sich – wenn es häufiger verwendet wird – langfristig die Zerstörung des Gelenks.

Trotz dieser Risiken kann eine Kortisonspritze in bestimmten Situationen sinnvoll sein. Bei akuten und hochentzündlichen Schüben, die mit massiven Schmerzen, starker Schwellung und Bewegungseinschränkung einhergehen, bewirkt Kortison kurzfristig eine deutliche Verbesserung der Beschwerden. Diese ist dann sinnvoll, wenn die Arthrose bereits so weit fortgeschritten ist, dass ein operativer Eingriff wie ein Gelenkersatz ohnehin geplant oder absehbar ist. Dann kann der gezielte Einsatz von Kortison helfen, die Zeit bis zur Operation zu überbrücken und erträglicher zu gestalten. Dabei steht nicht der langfristige Gelenkerhalt im Vordergrund, sondern ausschließlich das Ziel, Schmerzen zu lindern.

mein **RAT**

Kortisoninjektionen bei Arthrose

Die positive Wirkung gegen eine akute Entzündung im Gelenk ist beeindruckend, doch diese ist nur vorübergehend und hilft langfristig nicht. Diese Form der Entzündungshemmung ist also genau das Gegenteil von dem, was wir für die Arthrosebehandlung erreichen wollen.

Kortison ist kein Heilmittel für den Knorpel. Es greift den Knorpel an und zerstört ihn. Schon wenige Spritzen pro Jahr reichen aus, damit diese vernichtende Wirkung einsetzt, nur in sehr kleinen Dosierungen scheint Kortison nicht zu schaden. Einen langfristigen Nutzen hat Kortison ohnehin nicht.

Kortison gehört daher in behutsame Hände und sollte nur wenigen Fällen vorbehalten sein, in denen akute Schmerzen aufgrund einer massiven Entzündung behandelt werden müssen und wo zugleich die Arthrose schon so weit vorangeschritten ist, dass die OP bereits gesetzt ist.

Allen anderen rate ich: Lassen Sie die Hände vom Kortison!

Hyaluronsäure: große Hoffnung, wenig Erfolg

Die Spritze mit Hyaluronsäure in das Gelenk zur Arthrosebehandlung ist durchaus beliebt. Meist wird sie als Serie von drei bis fünf Hyaluronsäureinjektionen in das Gelenk angeboten. Schon seit mehr als 50 Jahren ist sie damit eine nicht mehr wegzudenkende Behandlungsmethode in der Arthrosetherapie. In den USA erhält heute bereits jeder 7. Patient eine Injektion mit Hyaluronsäure als Erstbehandlung von Arthrose.[187] Dort decken allerdings auch die meisten Versicherungsgesellschaften die Kosten ab. In Deutschland dagegen übernimmt die Gesetzliche Krankenversicherung weder die Medikamenten- noch die Arztkosten.

Hyaluronsäure kommt unter anderem im Knorpel vor. Sie kann sehr gut Wasser binden und hat dadurch »schmierende« Eigenschaften. Am Knorpel könnte Hyaluronsäure auch einen gewissen entzündungshemmenden Effekt haben, wobei verschiedene Erklärungen hierüber kursieren.[188] Wie genau Hyaluronsäure bei der Arthrosetherapie wirkt, ist bis heute noch nicht geklärt.

Hyaluronsäure hat einen allenfalls geringen Nutzen bei Arthrose.

Allerdings darf die Wirksamkeit ohnehin bezweifelt werden: Eine Metaanalyse an circa 9 000 Patienten kommt zu einem ernüchternden Ergebnis: Die schmerzlindernde Wirkung der Hyaluronsäuretherapie bei Kniegelenkarthrose ist gering; auf einer Schmerzskala von 0 bis 100 Punkten ist sie in der Lage, die Schmerzen gerade einmal um 2 Punkte abzusenken.[189] Das ist unterhalb jeder relevanten Größenordnung und für die Patienten gar nicht bemerkbar.

mein **RAT**

Hyaluronsäureinjektionen bei Arthrose

Neben Kortison ist Hyaluronsäure das am häufigsten verwendete Mittel für Gelenkinjektionen bei Arthrose. Anders als Kortison schädigt sie den Knorpel zwar nicht. Doch die erhofften positiven Wirkungen auf den Knorpel und die Arthroseschmerzen haben sich nicht bestätigt. Da sie kaum einen Nutzen haben, empfehle ich Hyaluronsäureinjektionen bei Arthrose nicht. Zu den recht hohen Kosten, die Patienten in Deutschland in der Regel selbst tragen müssen, gesellt sich ein nicht unerhebliches Risiko für schwere Nebenwirkungen – allen voran tiefe Gelenkinfektionen. In solchen Fällen ist eine unverzügliche Operation meist unausweichlich.

Ich kann daher nur zur Vorsicht raten. Wer auf die Spritze schwört, der soll sie sich geben lassen. Er sollte sich aber der Risiken bewusst sein. Die Aussicht, mit einer Spritze eine »Aufbaukur« für den Knorpel zu erhalten, ist für viele verlockend. Doch das kann Hyaluronsäure nicht leisten. Der Hype um die Hyaluronsäure-Spritze dürfte in Zukunft abebben, vor allem, da es bessere Alternativen gibt.

In der Medizin muss generell der Nutzen das Risiko überwiegen. In einer weiteren Analyse an 6400 Patienten wiesen 3,7 % der Patienten nach Injektionen mit Hyaluronsäure schwere Nebenwirkungen auf, im Vergleich zum Placebo eine Zunahme um 50 %.[189] An erster Stelle standen hier Infektionen, wie sie auch durch sorgfältige Desinfektion niemals ausgeschlossen werden können. Auch wurden Überempfindlichkeitsreaktionen, Allergien und Blutergüsse beobachtet.

Die Folgen einer tiefen Infektion im Gelenk sind erheblich. Die meisten betroffenen Patienten kommen um eine oder mehrere Operationen am Gelenk nicht herum. Es ist durchaus nicht selten, dass sich die Infektion trotz der Operationen im Gelenk festsetzt und damit zu einem Dauerproblem wird. Die meisten nationalen und internationalen Leitlinien raten deshalb von der Verwendung von Hyaluronsäureinjektionen zur Behandlung von Arthrose ab.[190]

Ist die Eigenblut-Therapie die Zukunft?

Ein anderes Verfahren rückt in den letzten Jahren immer mehr in den Fokus: die Eigenblut-Therapie. Das eigentliche Verfahren heißt »Platelet-Rich Plasma« (PRP), also »plättchenreiches Plasma«. Dabei wird eigenes Blut aus der Armvene entnommen und in einer Zentrifuge hochbeschleunigt. Die Blutbestandteile setzen sich hierdurch in verschiedenen Schichten ab und können dann gezielt entnommen werden.

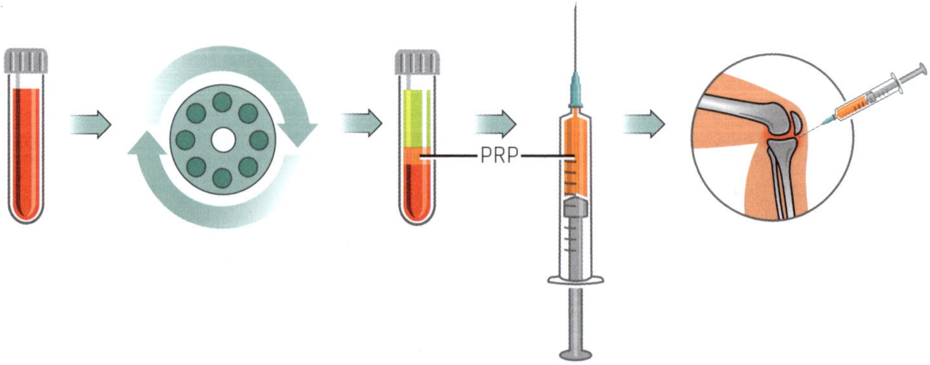

Abb.32 Das entnommene Patientenblut wird zentrifugiert, wodurch sich das Blut in Schichten absetzt. Es wird die nur »plättchenreiche« Schicht (PRP) entnommen und diese wieder zurück in den Körper, dieses Mal in das Gelenk, gespritzt.

Für die PRP-Therapie wird die Schicht der Blutplättchen aus dem eigenen Blut benötigt. Diese wird direkt in das von Arthrose betroffene Gelenk injiziert. Die Blutplättchen sind zuständig für die Blutgerinnung und die Wundheilung, wobei sie erhebliche Mengen an Wachstumsfaktoren freisetzen.[191]

Im Gelenk stimulieren diese Wachstumsfaktoren die Knorpelzellen. Das PRP bewirkt eine gesicherte Entzündungshemmung am Knorpel und kann dadurch das Fortschreiten der Knorpeldegeneration bei Arthrose verzögern.[192, 193] Ein Wiederaufbau von Knorpelgewebe konnte allerdings noch nie bestätigt werden.

Es gibt inzwischen viele unterschiedliche Herstellungsverfahren, was allerdings dazu führt, dass es eine große Variabilität bei der Konzentration der Wachstumsfaktoren und der Bestandteile zwischen den unterschiedlichen Herstellern gibt. Es gibt zudem unterschiedliche Varianten bei der Herstellung, wie zum Beispiel das »autologe konditionierte Serum« (ACS). Dieses stimuliert weiße Blutkörperchen dazu, entzündungshemmende Zytokine zu produzieren.

Die Eigenbluttherapie wirkt entzündungshemmend über die Aktivierung von Wachstumsfaktoren (PRP).

Eine allgemeine Beurteilung ist dadurch recht schwierig, da es immer wieder widersprüchliche Berichte über die Wirksamkeit und die Effekte bei Arthrose gibt. Einige hochwertige Studien zu verschiedenen Varianten der Eigenbluttherapie bei der Arthrosebehandlung erlauben jedoch eine erste Bewertung der Evidenz. Mehrere aktuelle Metaanalysen kommen zu dem Schluss, dass die Wirksamkeit der PRP-Therapie bei Arthrose jener der Hyaluronsäure deutlich überlegen ist.[194, 195, 196, 197]

Auch gegenüber einer Placebo-Injektion zeigen die meisten Studien eine höhere Wirksamkeit der PRP-Injektion.[198, 199] Für die ACS-Therapie dagegen gibt es eine erste Metaanalyse, die noch keinen Vorteil der Wirksamkeit von ACS gegenüber einem Placebo belegen kann.[200]

Die PRP-Therapie scheint, so viel lässt sich zum jetzigen Zeitpunkt bereits sagen, einen wichtigen Platz in der konservativen Therapie der Arthrose einzunehmen. Einige erste Fachgesellschaften empfehlen inzwischen die PRP-Injektion als Bestandteil der konservativen Therapie der Arthrose.[201] Die Behandlung mit PRP ist jedoch teuer und wird von den Gesetzlichen Krankenkassen nicht übernommen. Die Kosten betragen je nach Arzt und Region circa 150 Euro bis 250 Euro pro Injektion.

Auch wenn die Weiterentwicklungen noch nicht den großen Durchbruch erreicht haben, sind die Erfolge der Eigenbluttherapie bemerkenswert. Die Anstrengungen der Industrie lassen in den nächsten Jahren weitere hoffnungsvolle Entwicklungen erwarten.

Viele Fragen sind noch offen: Welches Aufbereitungsverfahren setzt sich durch? Wie lassen sich die unterschiedlichen Wirksamkeiten erklären? Reicht eine Injektion oder bedarf es mehrerer? Vor diesem Hintergrund gibt es also noch einiges zu klären. Die nächsten Jahre werden hier hoffentlich weiter Sicherheit schaffen.

mein **RAT**

Eigenbluttherapie bei Arthrose

Die Eigenbluttherapie in Form der PRP-Injektion ist aufwendig und teuer. Zudem gibt es noch sehr viel Unsicherheit bezüglich der optimalen Herstellung und Aufbereitung. Die vorliegenden Ergebnisse sind jedoch ermutigend. Die Eigenbluttherapie scheint den übrigen Injektionstherapien überlegen zu sein, was die Wirksamkeit bezüglich Schmerzen und der Gelenkfunktion betrifft.

Wem die Behandlung nicht zu teuer ist, dem kann ich nach aktueller Wissenslage zu einer Eigenbluttherapie mit PRP raten. Gerade hier laufen Forschung und Entwicklung auf Hochtouren und spannende Weiterentwicklungen sind in den kommenden Jahren zu erwarten. Zu der Variante der ACS-Injektion kann ich zum jetzigen Zeitpunkt nicht raten. Auch hier sind mögliche Weiterentwicklungen in den kommenden Jahren abzuwarten.

Eines muss aber klar sein: Eine Gelenkinjektion kann nur eine Ergänzung einer langfristig angelegten konservativen Therapie sein. Sie ersetzt nicht die wesentlichen Bausteine der Behandlung, wie die Umsetzung von Sport und Bewegung einschließlich Fettreduktion und einer entzündungshemmenden Ernährung. Die Gelenkinjektion ist die Ergänzung – nicht umgekehrt.

DIE PROTHESENOPERATION – WENN NICHTS MEHR HILFT

Allseits heißt es, die Prothesenoperation bei Arthrose sei die letzte Option, wenn alle anderen Maßnahmen ausgeschöpft sind. Doch wer ehrlich hinschaut, merkt schnell, dass viele Patienten und sogar manche Ärzte die OP als schnellen, scheinbar unkomplizierten Ausweg sehen. Manche behaupten sogar, sie sei alternativlos. Warum Monate mit langsam wirkenden Behandlungen und Mühen »verschwenden«, wenn ein neues Gelenk doch sofortige Besserung verspricht? Doch Vorsicht! Die Risiken und die lange Erholungsphase nach einer Prothesenoperation sind beachtlich, und eine Erfolgsgarantie gibt es nicht. Die vermeintliche Abkürzung zur Schmerzfreiheit erweist sich für manche als Trugschluss – der »einfache Weg« ist vielleicht doch der schwierigere.

Deutschland ist Operationsweltmeister

Was die Arthrose betrifft, ist Deutschland ein Operationsland. Im vergangenen Jahr wurden knapp 178 000 Hüftprothesen und 137 000 Knieprothesen operiert, was ein neuer Höchstwert ist: Noch nie wurden in Deutschland mehr Prothesen implantiert.[202] In kaum einem anderen Land ist die Zahl pro Kopf so hoch – in der OECD gerade noch in der Schweiz. Vonseiten der Chirurgen wird hier immer wieder angebracht, dass wir uns in Deutschland eben einen hohen Versorgungsstandard leisten. Auch im Alter mobil und schmerzfrei zu sein, ist ein hohes Gut. Zufriedenheit und Gesundheit kosten und haben eben auch ihren Preis.

In kaum einem Land der Welt wird Arthrose so häufig operiert wie in Deutschland.

Im Vergleich zu anderen Ländern herrscht in Deutschland ein großes Vertrauen der Patienten in chirurgische Lösungen – und das ist auch gut so. Auch der Zugang und die Finanzierung unseres Gesundheitssystems bieten jedem prinzipiell eine operative Möglichkeit an – und das meist unabhängig vom Alter. Auch das ist eine Errungenschaft.

Dafür leisten wir uns auch eines der teuersten Gesundheitssysteme der Welt. Nur die USA und die Schweiz geben pro Kopf noch mehr Geld für die Gesundheit aus. Bei der Zufriedenheit mit der eigenen Gesundheit sieht es in Deutschland allerdings nicht so gut aus. Gerade einmal ein Anteil von 64,3 % der Bevölkerung schätzt die eigene Gesundheit mindestens als gut ein. Das ist noch weniger als der EU-Durchschnitt mit 67,8 %. Nur in neun EU-Ländern ist dieser Wert noch geringer.[203] Noch deutlicher wird diese Tatsache bei der Lebenserwartung, wo wir mit 80,8 Jahren gerade einmal 0,5 Jahre über dem OECD-Durchschnitt liegen. In Westeuropa ist Deutschland hier gar unter den Schlusslichtern.[204] Wir lassen uns Gesundheit also viel kosten – doch die kommt, so scheint es, nicht ausreichend bei uns an.

Ist alles gut nach der Operation?

Die Experten in den Leitliniengremien sind sich durchweg einig: Die Prothesenoperation steht nicht am Anfang der Behandlung der Arthrose, sondern an deren Ende. Die Gründe hierfür sind relativ einfach. Neben den Unannehmlichkeiten einer Operation kann ein Erfolg des Operationsergebnisses nämlich nicht mit Sicherheit vorhergesagt werden.

Zunächst einmal gilt es festzuhalten: Alle Operationen bergen Risiken für Komplikationen. Neben Verletzungen von Gefäßen und Nerven und Wundheilungsstörungen kann es zu schweren Infektionen kommen. Protheseninfektionen sind eine sehr schwere Komplikation und ziehen etliche Operationen nach sich, die bis zum Ausbau aller Prothesenbestandteile führen können. Auch Luxationen sind möglich, bei denen die Prothese aus dem Gelenk »auskugelt«. Sie kommen zum Beispiel bei Hüft- und Schulterprothesen vor. Auf lange Sicht beschäftigen uns dann Lockerungsprobleme der Prothese.

Dazu kommt, dass der Erfolg der Operation keinesfalls so sicher ist wie allgemein angenommen. Gerade am Kniegelenk gibt es eine unerklärlich hohe Anzahl an unbefriedigenden Ergebnissen. Jeder Vierte hat nach einer Knieprothese auf Dauer relevante Schmerzen bei Belastung, und jeder Zehnte hat diese Schmerzen nicht nur bei Belastung, sondern auch nachts und in Ruhe.[205]

All das sind relevante und reale Risiken und Überlegungen, die dafürsprechen, eine Operation nur dann in Angriff zu nehmen, wenn die konservativen Maßnahmen wirklich vollständig ausgeschöpft sind. Wenn alles versucht wurde, um ohne eine Operation zurechtzukommen, dann ist die Prothese überhaupt erst indiziert und kann in Betracht gezogen werden. Und genau so formulieren es auch die Leitlinien für die Implantation von Knie- und Hüftprothesen.

Vor der Entscheidung zur Operation müssen die konservativen Therapiemöglichkeiten ausgeschöpft sein.

Aber was heißt denn, dass die konservativen Maßnahmen »ausgeschöpft« sind? Wie lange sollten welche Therapien denn schon versucht worden sein, um sie als »erfolglos« einstufen zu können?

Das sollte eine konservative Behandlung umfassen

»Ausgeschöpft« heißt nichts anderes, als dass alle erforderlichen Maßnahmen effektiv angewendet wurden, diese aber nicht den gewünschten Erfolg gebracht haben. Doch wie sieht die Realität aus?

Kürzlich war eine 68-jährige Patientin in meiner Sprechstunde, die gerade einen Termin für eine Knieprothesen-OP erhalten hatte. Im Röntgenbild konnte ich eine mittelgradige Arthrose feststellen. Mit ihren Schmerzen war sie nun schon seit zwei Jahren in Behandlung bei verschiedenen Ärzten. Der Chirurg, den sie nun erstmals aufgesucht hatte, hatte sie pflichtbewusst gefragt, welche konservativen Therapien sie schon versucht habe, und war offenbar zufrieden gewesen. Mir sagte sie Folgendes: *»Ich habe einige Male Physiotherapie gemacht, und wenn es nicht ging, musste ich Schmerzmittel nehmen.« »Wie viele Physiotherapie-Termine hatten sie denn?«*, fragte ich. Es waren drei Rezepte gewesen, mit jeweils sechs Behandlungen.

Nach dem Heilmittelkatalog darf ein Physiotherapierezept mit einer Behandlungsdauer von 20–30 Minuten maximal sechs Einheiten enthalten. Die Patientin hat also in zwei Jahren im besten Fall 18 × 30 Minuten, also 9 Stunden, Physiotherapie erhalten.

Genau hier liegt das Problem. Unter »konservativer Therapie« der Arthrose verstehen die meisten »Physiotherapie und Schmerzmittel«. Das Rechenbeispiel mit 18 × 30 Minuten Physiotherapie – immerhin drei vollständige Rezepte – ist dabei keine pessimistische Annahme. Sie liegt knapp oberhalb dessen, was Patienten mit Arthrose in zwei Jahren tatsächlich erhalten – falls sie überhaupt ein Rezept erhalten.[206]

Vollumfängliche konservative Therapie heißt in erster Linie eine gute Aufklärung und ein gutes Wissen um die eigene Erkrankung, eine langfristige Bewegungstherapie, Ernährungsumstellung und, nicht zu vergessen, die Gewichtsreduktion.

Lassen Sie mich an dieser Stelle festhalten: Physiotherapeuten leisten eine großartige Arbeit und haben einen hervorragenden Blick auf funktionelle Zusammenhänge. Allerdings findet die wichtige Bewegungstherapie, die die Physiotherapie vermittelt, gar nicht in der Physiotherapiepraxis selbst statt – sondern bei Ihnen zu Hause. Sie beginnt in der Physiotherapiepraxis, aber fortgeführt und langfristig umgesetzt wird sie durch Sie allein. In der Physiotherapie lernen Sie die Bewegungsübungen kennen, um diese dann zu Hause selbstständig durchzuführen.

Die Dosis der Behandlung in der Physiotherapie allein ist daher viel zu gering, um entzündungshemmende Prozesse anzustoßen und langfristig zu erhalten. Selbst mit einer Physiotherapie zweimal pro Woche über drei Monate liegen Intensität und Dosis deutlich unterhalb der Schwelle, jenseits deren Anpassungen an die entzündungshemmenden Prozesse im Gelenk auch nur näherungsweise erwartet werden können.

Deswegen müssen Sie die Bewegungstherapie selbst in die Hand nehmen – mit oder ohne Physiotherapierezept. Der eigentliche Wert der Physiotherapie liegt in der Schulung von Heimübungen, die Sie dann selbst ausführen. Das

mein **RAT**

Konservative Therapie vor OP

»Konservative Therapie« heißt nicht ein Rezept Physiotherapie und Schmerzmittel einnehmen, und schon gar nicht einfach nichts tun und abwarten, ob es vielleicht von allein besser wird. Das Prinzip Hoffnung ist wohlgemeint, aber hält die Arthrose nicht auf.

Eine konservative Therapie bei Arthrose muss folgende Elemente enthalten:

1. Eine Bewegungstherapie und Förderung der körperlichen Aktivität,
2. eine Gewichtsreduktion bei Übergewicht,
3. eine Ernährungsumstellung auf eine antientzündliche Diät und
4. eine umfassende Aufklärung und Beratung zur Erkrankung der Arthrose.

Eine solche umfassende konservative Therapie muss konsequent und ausreichend lange erfolgen. Die Maßnahmen wirken, aber dafür benötigen sie Zeit.

Wann immer Sie sich die Frage stellen, ob die konservativen Möglichkeiten *»ausgeschöpft«* sind, gehen Sie vor Ihrem inneren Auge durch, ob Sie diese nachgewiesen wirksamen Therapien anzuwenden versucht haben oder nicht.

verstehen viele Patienten nicht. Gerade einmal die Hälfte beherzigt die Ratschläge und Übungen der Physiotherapeuten und führt sie zu Hause fort.[207] Daraus folgt auch: Die Anzahl der Physiotherapietermine sagt letztlich nichts darüber aus, ob dieser Teil der konservativen Therapie ausgeschöpft wurde. Führt der Patient die Übungen nicht zu Hause fort, kann er auch nach zehn Physiotherapierezepten nicht als austherapiert gelten.

So lange wird konservativ behandelt

Wie lange muss eine effektive konservative Therapie also durchgeführt worden sein, damit man beurteilen kann, ob diese erfolgreich war oder nicht? Die Experten für die Leitlinie zur Hüftarthrose[208] und Kniearthrose[178] haben jeweils festgehalten, dass eine »leitliniengerechte konservative Therapie« über mindestens drei Monate erfolgen soll, um deren Wirksamkeit beurteilen zu können. Erst dann soll eine Entscheidung für oder gegen eine Prothesenoperation getroffen werden. Der Zeitraum von drei Monaten ist dabei die Mindestdauer.

Nicht nur die Bewegung, auch die Gewichtsabnahme spielt eine entscheidende Rolle. Dass deren Wirkung nicht in weniger als drei Monaten beurteilt werden kann, ist für jeden einleuchtend.

In der Regel werden diese Zeiträume aus den Leitlinien allerdings nicht abgewartet. Der DAK-Versorgungsreport stellte für die Kniegelenksarthrose fest, dass fast zwei Drittel ihrer Versicherten in den zwei Jahren vor einer Knieprothesenoperation nicht ein einziges Rezept Physiotherapie erhalten hatten.[206] In den Genuss von drei Rezepten Physiotherapie – in zwei Jahren – kommt gerade einmal etwas mehr als jeder Dritte.

Bei der Mehrzahl der Patienten wird die Operationsindikation gestellt, ohne die Erfolge einer leitliniengerechten konservativen Therapie abzuwarten.

Die Mehrzahl der Patienten erhält im Vorfeld einer Operation also keine leitliniengerechte Therapie.[206] Unabhängig von der Frage, ob die Ausstellung eines Physiotherapierezepts überhaupt als Beleg für eine effektive konservative Therapie herangezogen werden kann, sind diese Daten alarmierend. Die Indikation zur Operation wird häufig gestellt, ohne dass eine konsequente und ausreichend lange konservative Therapie durchgeführt worden ist. Das ist fatal.

Wann die Entscheidung zur Operation richtig ist

Wer vor der Entscheidung steht, ob er sich aufgrund der Arthroseschmerzen einer Prothesenoperation unterziehen soll, muss sich folgende Fragen stellen:

Habe ich in einem Zeitraum von mindestens drei Monaten folgende konservative Therapien konsequent umgesetzt?

1. Habe ich regelmäßige, mehrfach wöchentliche Bewegungsübungen für mein Gelenk ausgeführt?
2. Konnte ich in dieser Zeit relevant Gewicht abnehmen (nur wenn übergewichtig)?
3. Habe ich regelmäßig Sport getrieben?
4. Habe ich meine Ernährung auf eine entzündungshemmende Form umgestellt?
5. Habe ich die Therapie durch eine entzündungshemmende medikamentöse Therapie begleitet?

Wenn Sie alle Fragen mit einem »Ja« beantworten können und dann feststellen, dass Sie nach dieser Zeit weiterhin starke Schmerzen und Beschwerden haben, dann wissen Sie, dass eine Besserung der Beschwerden vermutlich nur durch eine Prothesenoperation erreicht werden kann. Dann stehen die Nachteile und Risiken dieser Operation in einem positiven Verhältnis zu Ihrem Nutzen – insofern nicht weitere Risiken durch Vorerkrankungen bestehen. Dann kann davon ausgegangen werden, dass die konservativen Therapiemaßnahmen »ausgeschöpft« sind. Wenn der Entschluss zur Operation gefällt ist, sollte man ihn konsequent gehen und den chirurgischen Experten vertrauen.

Die Meinung, dass Prothesen zwischen 10 und 15 Jahre halten und dann wegen Lockerung ausgewechselt werden müssen, ist zum Glück überholt. Wir wissen heute, dass nach 15 Jahren noch 90% der Hüftprothesen intakt sind, nach 25 Jahren sind es immerhin noch knapp 60%.[209] Die Zahlen bei der Knieprothese sind noch besser, nach 25 Jahren sind es hier knapp über 80%.

Wenn Sie aber eine oder mehrere der oben gestellten Fragen mit »Nein« beantworten, dann sind die konservativen Maßnahmen eben nicht ausgeschöpft. Dann wäre eine Empfehlung für einen Gelenkersatz zu diesem Zeitpunkt verfrüht und im besten Falle unnötig.

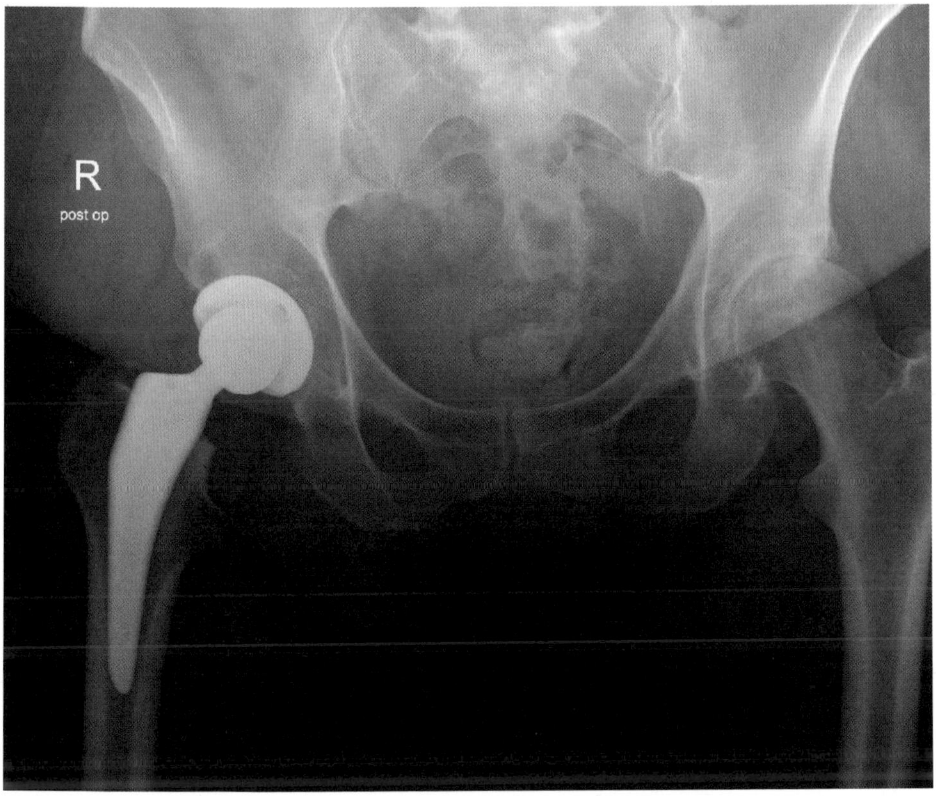

Abb. 33 Röntgenbild einer 64-jährigen Patientin nach Hüftprothese der rechten Seite. Die Gegenseite hat ebenfalls bereits eine fortgeschrittene Arthrose.

Frühestens nach drei bzw. sechs Monaten konservativer Therapie kann eine Operation erwogen werden.

An dieser Stelle sei aber noch einmal darauf hingewiesen, dass es auch sekundäre Arthrosen gibt, die aufgrund einer äußeren Ursache wie Fehlstellung, Infektion, Unfall oder einer Stoffwechselerkrankung entstehen. Bei diesen ist die Notwendigkeit einer operativen Lösung wahrscheinlicher als bei den primären Arthrosen, bei denen diese Ursachen nicht existieren. Doch selbst für die selteneren sekundären Arthrosen gilt, dass eine konservative Therapie immer versucht werden muss, bevor eine OP infrage kommt. Allerdings sind hier die Heilungsaussichten und die Prognose für den Erfolg einer konservativen Therapie etwas geringer.

mein **RAT**

Entscheidung zur Prothesenoperation

Die Operation kommt erst als Überlegung ins Spiel, wenn die konservative Therapie ausgereizt ist. Diese Therapie beginnt jedoch nicht mit dem Zeitpunkt der Diagnose, sondern dann, wenn Sie mit einem umfassenden Therapieprogramm beginnen.

Dieses umfasst folgende Elemente:

1. Eine mehrfach wöchentliche Bewegungstherapie für das betroffene Gelenk,
2. die Aufnahme von Sport zur Bewegungstherapie,
3. eine Umstellung der Ernährung auf eine entzündungshemmende Kost,
4. eine Gewichtsabnahme, insofern Übergewicht besteht, und
5. eine begleitende medikamentöse Therapie zur Entzündungssenkung.

Diese Therapie führen Sie für mindestens drei Monate – 100 Tage – durch. Danach bewerten Sie Ihren Therapieerfolg und stellen sich die Frage: *»Brauche ich die Operation?«* Drei Monate sind dabei die absolute Untergrenze und bei vielen noch nicht ausreichend.

Sind Ihre Schmerzen nach dieser Zeit zu groß und haben Sie das Gefühl, mit der konservativen Therapie nicht zum Erfolg zu kommen, dann ist der Zeitpunkt zur Entscheidung für die Operation richtig.

In allen anderen Fällen führen Sie die konservative Therapie weiter – Sie haben eine große Chance, dass eine Operation bei Ihnen nicht nötig sein wird.

DIE ARTHROSE-THERAPIE

Es ist nicht genug zu wissen,
man muss auch anwenden.
Es ist nicht genug zu wollen,
man muss auch tun.

Johann Wolfgang von Goethe in
»Wilhelm Meisters Wanderjahre«, 1821

TEIL **3**

ARTHROSE STOPPEN UND DEN SCHMERZ BESIEGEN

Stellen Sie sich eine Formel vor. Nicht eine aus der Mathematik, sondern eine, die wirklich zählt – eine, die Sie aus dem Kreislauf von Schmerz und Einschränkung befreien kann. Diese *Arthrose-Formel* besteht aus gezielten Maßnahmen, die zusammenwirken wie die Zutaten eines gut abgestimmten Rezepts: Was hilft, wird gefördert. Was schadet, wird weggelassen.

Das Ziel? Schmerzfreiheit. Beweglichkeit. Lebensqualität. Und mehr noch: den fortschreitenden Knorpelabbau zu stoppen und ihn im besten Fall sogar umzukehren.

Im Zentrum dieser Formel steht eine zentrale Größe: die niedriggradige Entzündung am Gelenk. Sie ist der unsichtbare Brandherd, der den Knorpelabbau vorantreibt und Ihre Schmerzen verstärkt.

Deshalb ist der entscheidende Schritt, die Entzündung gezielt und dauerhaft zu senken. Denn wenn sie zurückgeht, normalisiert sich auch das Gleichgewicht im Knorpelgewebe und der krankhafte Abbau stoppt, die Belastbarkeit kehrt zurück. Und mit ihr verschwindet oft auch der Schmerz.

Unser Ziel ist die Behandlung der niedriggradigen Entzündung am Gelenk.

Dieses Ziel ist herausfordernd. Wäre es das nicht, wäre auch kein umfassendes Buch zur Behandlung nötig. Ein kurzer Ratschlag oder eine Spritze wären ausreichend. Die Wissenschaft hat in den vergangenen fünfzehn Jahren Erkenntnisse über Arthrose gewonnen, die man durchaus als »spektakulär« bezeichnen darf. Doch Wissenschaft ist nicht simpel, sondern ein mühevolles, anstrengendes und auch unübersichtliches Geschäft.

Die Arthrose-Formel hilft Ihnen, diese Brücke zu schlagen. Sie setzt genau hier an: Sie aktiviert die natürlichen heilenden Prozesse im Gelenk. Sie hemmt entzündliche Einflüsse systematisch. Und sie nutzt die Kraft von Bewegung, Ernährung, Gewichtskontrolle, gezielter Medikation und – nicht zuletzt – von Ihnen selbst.

Richtig. *Sie* sind der entscheidende Faktor in dieser Formel.

Nicht der Arzt. Nicht das Medikament. Sondern Ihre Bereitschaft, die einzelnen Elemente dieser Formel anzuwenden und miteinander zu verbinden. Kein Einzelmittel wirkt für sich allein. Aber in der richtigen Kombination entsteht eine Dynamik, die Sie Schritt für Schritt aus der Arthrose führt. So wie der Konditor erst aus der Menge der richtigen Zutaten in der richtigen Dosierung – zum richtigen Zeitpunkt – aus Einzelteilen, die für sich noch unscheinbar wirken, ein Meisterwerk einer Hochzeitstorte werden lässt.

Diese Formel ist kein Versprechen. Sie ist ein Werkzeug. Wenn Sie es richtig anwenden, wird das Ergebnis greifbar: Weniger Schmerz, mehr Freiheit, und für viele auch weniger Operation.

DIE WIRKSAMEN BAUSTEINE DER ARTHROSE-FORMEL

Wir halten fest: Keine einzelne Maßnahme, sei es eine Übung, eine Spritze, eine Tablette oder eine bestimmte Ernährungsform, ist für sich allein in der Lage, die Entzündungsprozesse im Knorpel dauerhaft zu stoppen und damit Arthroseschmerzen verlässlich zu besiegen.

Denn erst im Zusammenspiel können die Einzelmaßnahmen ihre positive Wirkung entfalten. Stellen Sie sich ein Orchester vor: Jedes Instrument für sich kann einen Ton spielen. Aber nur die richtigen Instrumente, richtig eingesetzt und im Zusammenspiel, ergeben einen harmonischen Klang. Die Leistung jedes Einzelnen zählt, doch es ist die gemeinsame Wirkung, die überwältigt.

Genau so funktioniert auch die Arthrose-Formel. Diese Formel basiert auf sieben wesentlichen Bausteinen. Zwar hat eine Formel eigentlich keine »Bausteine«, sondern Variablen. Aber ich finde, »Bausteine« trifft es besser. Denn sie sind die tragenden Elemente, aus denen sich Ihre ganz persönliche Arthrose-Therapie zusammensetzt.

Und gemeinsam ergeben sie eine wirksame Strategie gegen Entzündung, Schmerz und Bewegungseinschränkung.

Die 7 Bausteine unserer Arthrose-Formel:

- Baustein 1: Gewichtsabnahme
- Baustein 2: Mobilität im Alltag erhöhen
- Baustein 3: Sportliche Aktivität gezielt einsetzen
- Baustein 4: Bewegungsübungen durchführen
- Baustein 5: Entzündungshemmende Ernährung integrieren
- Baustein 6: Schmerzmittel gezielt einsetzen (wenn nötig)
- Baustein 7: Medikamentöse Entzündungshemmung nutzen

Diese Bausteine bilden die Grundlage unseres 100-Tage-Behandlungsplans, eines Programms, das auf fundierten wissenschaftlichen Erkenntnissen aus Orthopädie, Sportmedizin und Ernährungswissenschaften basiert.

Die Arthrose-Formel kombiniert wirksame Methoden aus verschiedenen Bereichen zu einem umsetzbaren Gesamtplan. Und dabei hat jeder Baustein nachweislich einen signifikanten Einfluss auf die Entzündungsprozesse im Gelenk und damit auf Ihre Schmerzen und Beweglichkeit.

Wichtig ist dabei nicht nur, was man macht, sondern auch, wie oft und mit welcher Intensität. Der 100-Tage-Behandlungsplan berücksichtigt daher auch Dosierung und Umsetzbarkeit, damit Sie Ihre Ziele mit der besten Aussicht auf Erfolg erreichen können. Sie werden nicht nur verstehen, welche Maßnahmen bei Arthrose wirklich helfen, Sie werden auch selbst erleben, wie wirksam eine gut abgestimmte konservative Behandlung sein kann.

Lassen Sie uns also beginnen und Ihre persönliche Arthrose-Formel gemeinsam umsetzen.

Baustein 1 – Gewichtsabnahme

Das Fettgewebe hat einen immensen hormonellen Einfluss auf die niedriggradi ge Entzündung am Gelenk. Daher hat die Gewichtsabnahme eine sehr große Bedeutung für die Behandlung der Arthrose. Die meisten älteren Erwachsenen sind übergewichtig bis hin zur Fettleibigkeit (Adipositas). Doch selbstverständlich nicht alle.

Um zu überprüfen, in welcher Gewichtskategorie Sie sich befinden, ist die Berechnung des Body-Mass-Index (BMI) eine geeignete Methode. Den eigenen BMI kann man mit einem Taschenrechner ausrechnen. Im Internet gibt es unter dem Suchwort »BMI-Rechner« auch zahlreiche Rechenhilfen dazu. Ein sehr schönes Tool stellt die Deutsche Adipositas Gesellschaft bereit.[210]

Wie der BMI berechnet wird

Den BMI berechnet man nach folgender Formel:

$$BMI = \frac{\textit{Körpergewicht in kg}}{(\textit{Körpergröße in m})^2}$$

Hierzu ein Beispiel:

1. Notieren Sie Ihr Körpergewicht in kg, zum Beispiel: 91,2 kg.
2. Dann führen sie eine zweite Berechnung durch und multiplizieren ihre Körpergröße mit sich selbst, also zum Beispiel: 1,81 m x 1,81 m. Das ergibt 3,276 m^2.
3. Zum Schluss berechnen Sie Ihren BMI, indem Sie den ersten Wert (91,2) durch den zweiten Wert (3,276) teilen:

$$BMI = \frac{91{,}2\,kg}{1{,}81\,m \times 1{,}81\,m} = \frac{91{,}2\,kg}{3{,}276\,m^2} = 27{,}8\,\frac{kg}{m^2}$$

Diesen Wert können Sie nun anhand folgender Skala einordnen:

Auswertung BMI (in kg/m^2)	
BMI < 18,5	Untergewicht
BMI 18,5–24,9	Normalgewicht
BMI 25–27,5	leichtes Übergewicht
BMI 27,6–29,9	deutliches Übergewicht
BMI 30–34,9	Adipositas Grad I
BMI 35–39,9	Adipositas Grad II
BMI ≥ 40	Adipositas Grad III

Abnehmen, und wenn ja, wie viel? Was ist Ihr Zielgewicht?

Doch wie viel Gewicht sollten Sie verlieren? Oder müssten Sie sogar eher zunehmen? Die Antworten auf diese Fragen hängen davon ab, wie weit Ihr Gewicht vom Normalgewicht entfernt ist.

Sie haben Ihren BMI nun berechnet:

- Beträgt dieser 25 oder mehr? Dann ist die Gewichtsabnahme eines Ihrer wichtigsten Ziele bei der Behandlung Ihrer Arthrose.
- Ist Ihr Gewicht nur wenige Kilogramm vom Normalgewicht entfernt (zum Beispiel ein BMI von 26,5), sollten Sie eine moderate Gewichtsreduktion über die nächsten 100 Tage anstreben.
- Haben Sie ein Normalgewicht oder befinden sich sogar an der Grenze zum Untergewicht (zum Beispiel ein BMI von 20), dann sollten Sie nicht weiter Gewicht abnehmen.
- Wenn Sie mit einem BMI > 35 ein sehr starkes Übergewicht haben (Adipositas Grad II oder III), dann sollten Sie das Ausmaß der Gewichtsabnahme unbedingt mir Ihrem Arzt besprechen. Das Abnehmen muss hier ärztlich begleitet werden.

Selbst wenn Sie vorhaben, massiv Gewicht zu verlieren – in den kommenden 100 Tagen sollten Sie nicht mehr als 8–10 kg an Gewichtsverlust erwarten. Man kann in dieser Zeit zwar sogar mehr Gewicht durch radikale Diäten verlieren, das aber führt zu einem gestörten Stoffwechsel und der wiederum ist schädlich für viele Prozesse in unserem Körper, und auch für unsere Gelenke. Langfristig mehr Gewicht verlieren Sie, wenn Sie Ihre Gewichtsabnahme über die 100 Tage hinaus fortsetzen.

Bitte bedenken Sie: Gewicht abnehmen ist nur für diejenigen relevant, die zu viel davon haben. Ausgehend von Ihrem BMI empfehle ich Ihnen folgende Stufen der Gewichtsab- oder -zunahme. Ist das Zielgewicht erreicht, heißt es erst einmal, dieses Gewicht zu halten:

Stufen der Gewichtsab- oder Gewichtszunahme	
BMI < 18,5	kein Gewicht ab-, sondern zunehmen
BMI 18,5–24,9	Gewicht halten
BMI 25–27,5	Gewichtsabnahme um –5%
BMI 27,6–29,9	Gewichtsabnahme um –10%
BMI 30–34,9	Gewichtsabnahme um –15%
BMI 35–39,9	starke Gewichtsabnahme (mit Arzt besprechen)
BMI ≥ 40	starke Gewichtsabnahme (mit Arzt besprechen)

Beispiel für den BMI-Ausgangswert und den Zielwert bei einer angenommenen Körpergröße von 175 cm:

Ausgangswert		Veränderung	Zielwert	
Gewicht	BMI		Gewicht	BMI
55 kg	18	zunehmen	62 kg	20
67 kg	22	Gewicht halten	67 kg	22
79 kg	26	5% abnehmen	75 kg	24,5
86 kg	28	10% abnehmen	78 kg	25,5
89 kg	29	10% abnehmen	80 kg	26
98 kg	32	15% abnehmen	83 kg	27
104 kg	34	15% abnehmen	88 kg	28,7

Ermitteln Sie Ihren BMI und vervollständigen Sie die Tabelle:

Ausgangswert		Veränderung	Zielwert	
Datum			Datum	
Mein Gewicht	Mein BMI		Mein Ziel-BMI	Mein Ziel-Gewicht

mein **RAT**

Gewichtsabnahme

Weil zu viel Fettgewebe die niedriggradige Entzündung im Gelenk durch seine hormonsteuernde Wirkung massiv fördert, ist die Gewichtsabnahme eine der dringlichsten Maßnahmen zur Bekämpfung der Arthrose.

Bestimmen Sie Ihren BMI und legen Sie dann Ihr Zielgewicht für das Ende der nächsten 100 Tage fest. Behalten Sie in dieser Zeit das Gewicht fest im Blick und messen Sie es einmal pro Woche.

Seien Sie konsequent und lassen Sie sich durch einen wellenförmigen Verlauf nicht entmutigen – mal fällt das Gewicht mehr, mal weniger. Entscheidend ist nur, dass Sie nach dem Zeitraum von 100 Tagen Ihr Ziel erreicht haben.

Baustein 2 – Mobilität im Alltag

Bewegung und Belastung sind in der Lage, Entzündungen im Gelenk langfristig und auf Dauer einzudämmen. Wie wir aber gelernt haben, ist nicht jede Bewegung und nicht jede Belastung für die Gelenke gleich gut, sondern es kommt auf die Art und die Dosis an.

Die Fähigkeit, sich von einem zum anderen Ort zu bewegen, nennt man Mobilität. Ob im Beruf, in der Freizeit oder im Alltag – die Mobilität führt dazu, dass wir uns und unsere Gelenke in einem üblichen Maß belasten. Damit leistet sie einen Beitrag zur dauerhaften Entzündungshemmung im Gelenk, der Kapsel und des Knorpels.

Die Gehfähigkeit als wesentliches Element der Mobilität ist ein wichtiger Aspekt bei Arthrosepatienten. Haben Sie häufig Schmerzen vor allem an den Gelenken der unteren Extremität, so sinkt auch die Bereitschaft, sich im Alltag mobil zu halten. Daraus entsteht ein Teufelskreis, denn je weniger Sie sich bewegen, desto schneller nimmt die Arthrose zu. Bewegung und sportliche Aktivität sind die Basis für die körperliche – und natürlich auch für die mentale – Gesundheit.

Es gibt eine einfache Art, die Mobilität zu messen, nämlich über die Anzahl der geleisteten Schritte pro Tag. Die eigenen Schritte zu zählen, ist heute ziemlich in Mode. Mit den digitalen Helfern im Alltag ist es heute einfacher denn je, seine Schrittzahl im Auge zu behalten. Man benötigt dafür entweder ein Smartphone, das die Anzahl der Schritte schon von allein im Hintergrund mitzählt. Oder es können bereits vorinstallierte Gesundheits-Apps oder separate, meist kostenfreie Apps sein. Weitere Möglichkeiten bieten Fitnessarmbänder (Fitness-Tracker) oder eine Smartwatch.

Im Durchschnitt laufen Deutsche gut 5 200 Schritte pro Tag.[211] Das entspricht je nach Schrittlänge ungefähr 3 bis 4 km Gehstrecke. Gibt es eine Zielgröße, die wir pro Tag erreichen sollten? Und hat die Anzahl der Schritte auch einen positiven Effekt auf unsere Gesundheit?

Wir alle kennen die Empfehlung: »10 000 Schritte pro Tag gehen.« Das ist eine ganze Menge, es entspricht etwa einer Gehstrecke von 7 bis 8 km. Dieses Bewegungsziel ist allerdings nicht das Resultat von wissenschaftlichen Untersuchungen, wie man meinen möchte – sondern ein Marketingslogan aus der Zeit der Olympischen Sommerspiele 1964 in Tokio. Das Unternehmen *Yamasa* hatte den mechanischen Schrittzähler *»Manpoke«* auf den Markt gebracht, wobei der Name sich aus *»man«* (10 000), *»po«* (Schritt) und *»ke«* (Zähler) zusammensetzte. Seither gelten 10 000 Schritte als das Maß der Dinge. Ein gutes Beispiel, wie erfolgreiches Marketing unser Unterbewusstsein steuert – ohne dass wir dies hinterfragen. Tatsache ist, das 10 000-Schritt-Ziel hat nichts mit der Realität zu tun.

Kehren wir zurück zu den Fakten. Aktuelle Studien belegen, dass die Schritte pro Tag tatsächlich einen Einfluss auf unsere Gesundheit haben. Mit einer höheren Schrittzahl sinkt das Risiko für Herz-Kreislauf-Erkrankungen und sogar die Sterblichkeit nimmt ab. Die optimale Schrittzahl hierfür liegt zwischen 7 100 und 8 700 Schritten pro Tag. Eine Steigerung darüber hinaus bewirkt hingegen keinen weiteren Vorteil.[212]

Es ergibt also Sinn, sich die Schrittzahl pro Tag als Maß für die Mobilität anzueignen. Mobilität im Alltag ist so etwas wie das Basistraining, mit der wir unsere Aktivität erhalten und dazu Gelenkbewegungen mit einer mäßigen Belastung durchführen. Dadurch erzielen wir bereits einen signifikanten entzündungshemmenden Effekt zur Behandlung der Arthrose.

mein **RAT**

Mobilität

Die Mobilität zu erhöhen, ist eine einfache Methode, um moderate Belastungen auf den Gelenkknorpel zu ermöglichen. Dadurch werden Entzündungsprozesse am Gelenkknorpel gehemmt.

Besorgen Sie sich eine Möglichkeit, Ihre Schritte pro Tag zu erfassen. Die meisten werden das auf ihrem Smartphone können, aber es gibt auch andere Tools aus dem Sportgeschäft, wie zum Beispiel Fitnessarmbänder. Geben Sie sich ein Ziel für die zu erreichenden Schritte pro Tag: Beginnen Sie zunächst mit mindestens 6000 Schritten pro Tag und steigern Sie dann die Schrittzahl langsam in einen Bereich von gut 8000 Schritten pro Tag.

Baustein 3 – Sportliche Aktivität

Sportliche Aktivitäten erhöhen die Belastung auf den Knorpel und bewirken eine gesicherte Entzündungshemmung in Ihrem Gelenk. Hier kommt es auf die richtige Auswahl der Sportart an, die richtige Dosis und einen guten Leistungsumfang.

Folgende Sportarten sind geeignet und können bei Arthrose empfohlen werden:

- Schwimmen
- Radfahren
- Fitness- und Gerätetraining
- Gymnastik
- Nordic Walking
- Walking
- Rudern
- (Jogging)

Im Gegensatz zum einfachen Gehen über den Tag sind die körperliche Aktivität und die Belastung bei sportlicher Belastung höher. Dadurch wird eine Vielzahl von Stoffwechselprozessen aktiviert, die neben der Entzündungshemmung auch zur Fettverbrennung und damit zur Gewichtsabnahme beitragen.

Das Wichtigste ist, dass Ihnen die sportliche Aktivität Spaß und Freude macht. Wenn Sie gerne draußen in der Natur und an der frischen Luft sein wollen, ist Nordic Walking oder Walking ideal.

Auch Radfahren eignet sich sehr gut, insofern Sie sich sicher im Straßenverkehr fühlen. Wer mit einem E-Bike sportlich aktiv sein möchte, der sollte allerdings wegen der höheren Unterstützung durch den Elektroantrieb zusätzlich noch einmal die Hälfte der ursprünglichen Zeit im 100-Tage-Behandlungsplan investieren. Sieht der 100-Tage-Behandlungsplan also Sport für 20 Minuten vor, planen Sie mit dem E-Bike 30 Minuten ein. Sieht der Plan 30 Minuten vor, planen Sie 45 Minuten ein.

Wer gerne im Wasser ist, der sollte es mit Schwimmen probieren. Wer sich lieber daheim einrichten möchte, für den bietet sich ein Stepper oder ein Rudergerät für zu Hause an. Und wer gerne in der Gruppe aktiv sein möchte, für den eignen sich Gymnastikgruppen, Rehasport – der vom Hausarzt auch über die Gesetzliche Krankenkasse verordnet werden kann – oder ein Fitness-Training.

Das Joggen nehme ich gerne in diese Liste mit auf. Oft wurde in der Vergangenheit vom Joggen für den Gelenkschutz abgeraten, doch neuere Studien zeigen keine negativen, sondern sogar positive Auswirkungen von moderatem Joggen auf den Gelenkknorpel.[93, 94]

mein **RAT**

Sportliche Aktivität

Sport ist eine fantastische Möglichkeit, den Gelenkknorpel moderat zu belasten, und zugleich eine wichtige Methode, um Gewicht zu verlieren. Damit wirkt er der niedriggradigen Entzündung gleich von zwei Seiten entgegen.

Das Wichtigste ist der Spaß an der sportlichen Aktivität, die Sie sich aussuchen. Das motiviert und Sie bleiben leichter dran. Ich empfehle, Sport fest zweimal pro Woche einzuplanen. Eine häufigere Durchführung kann gerade zu Beginn zur Überlastung führen – hier ist weniger mehr. Das Tempo spielt bei allen genannten Sportarten keine Rolle. Vielmehr sollten Sie sich gut dabei fühlen.

Die einzelnen Einheiten sind im 100-Tage-Behandlungsplan zu Beginn eher kürzer und mit 20 Minuten gut machbar angesetzt. Für den wenig trainierten Körper sind 20 Minuten Training bereits eine herausfordernde Leistung und Sie werden sehen, dass Sie sich durchaus anstrengen müssen, um diese auch zu erreichen.

Ich verspreche Ihnen aber, dass Sie auf den Erfolg nicht lange warten müssen. Sie werden rasch feststellen, wie Sie sich mithilfe Ihrer sportlichen Aktivitäten von Woche zu Woche belastbarer und fitter fühlen. Im 100-Tage-Behandlungsplan steigern wir die Belastung ab der 5. Woche.

Baustein 4 – Bewegungsübungen

Spezielle Bewegungsübungen ergänzen und vervollständigen den therapeutischen Ansatz einer moderaten Belastung des betroffenen Gelenks. Zusätzlich zu Sport und Alltagsmobilität werden hierdurch gezielt die Mechanik und die Gleitfähigkeit des Gelenkes verbessert. Auch das umliegende Gewebe und die Muskeldynamik werden immer mittrainiert.

Wenn ein entzündliches Gelenk schmerzt, möchten wir es nicht mehr ausreichend bewegen. Verstärkt wird dies meistens noch durch einen Gelenkerguss, der ein unangenehmes Spannungsgefühl erzeugt. Doch das ist der falsche Ansatz. Gezielte Bewegungen durch körperliche Übungen setzen das entzündliche Niveau des Arthrosegelenks signifikant herab und wir erhalten wieder die volle Kontrolle und Bewegungsfreude. Deshalb gehören gezielte Übungen für unsere Gelenke zum Behandlungskonzept dazu.

So stellen Sie sich Ihre Übungseinheiten zusammen:
Für folgende Krankheitsbilder finden Sie geeignete Übungen. Achten Sie auf die Hinweise bei den Übungen, welche Gelenkregion beübt wird:

Krankheitsbild	Benennung im Übungsplan
Arthrose der Hüfte	Hüfte
Arthrose des Kniegelenks	Knie
Arthrose der Schulter und des Ellenbogens	Schulter
Arthrose des Handgelenks und der Finger	Hand/Finger
Arthrose der Halswirbelsäule	HWS
Arthrose der Lendenwirbelsäule und der Brustwirbelsäule	LWS

Bei einer der selteneren anderen Arthroseformen empfehle ich, dass Sie das Übungsprogramm für das nächstgelegene Gelenk heranziehen und die Übungen aus dieser Gruppe durchführen. Die angrenzenden Gelenke werden immer effektiv mitbeübt. Bei Arthrose des Ellenbogengelenks zum Beispiel wählen Sie die Übungen für die Schulter.

Die Übungen dienen nicht nur zum Erhalt der Beweglichkeit, sondern sie beinhalten zudem die Kräftigung und Dehnfähigkeit des Gelenks und verbessern die Koordination. All das sind wesentliche Elemente für eine schmerzfreie Mobilität.

Pro Tag führen Sie daher 5 Übungen aus:
- jeweils 3 Übungen zur Kräftigung
- jeweils 2 Übungen zur Dehnung und/oder Koordination

mein **RAT**

Bewegungsübungen

Gelenke mit Arthrose benötigen spezielle Übungen, um die Funktionsfähigkeit zu verbessern und um entzündliche Gelenkprozesse wirksam zu behandeln. Hierbei unterstützen uns Übungen zur Kräftigung, Dehnung und Koordination.

Suchen Sie sich für die Übungen einen ruhigen Platz. Ein weicher Teppich oder eine Gymnastikmatte sind eine gute Unterlage. Als Hilfsmittel benötigen Sie ein Thera-Band. Hier gibt es verschiedene Farben: Frauen empfehle ich ein grünes (gute körperliche Fitness) oder rotes Band (geringere körperliche Fitness), Männer sollten ein schwarzes (gute körperliche Fitness) oder blaues Band (geringere körperliche Fitness) verwenden. Diese erhalten Sie für wenig Geld über das Internet oder aus dem orthopädischen Fachgeschäft.

Andere – meist teure – Hilfsmittel benötigen Sie nicht. Wer allerdings ein solches Hilfsmittel bereits besitzt und mit diesem seine Übungen machen möchte, dem sei dies keinesfalls verwehrt. Achten Sie allerdings darauf, dass Sie die Trainingseinheiten nicht vermischen.

Übung 1 Hüftaußendrehung im Sitzen mit dem Thera-Band

Hiermit kräftigen Sie Ihre Außenrotatoren und die Gesäßmuskulatur und stabilisieren den unteren Teil der Wirbelsäule, die Lendenwirbelsäule (LWS).

Ziel Kräftigung
Das brauchen Sie dazu Thera-Band, Stuhl

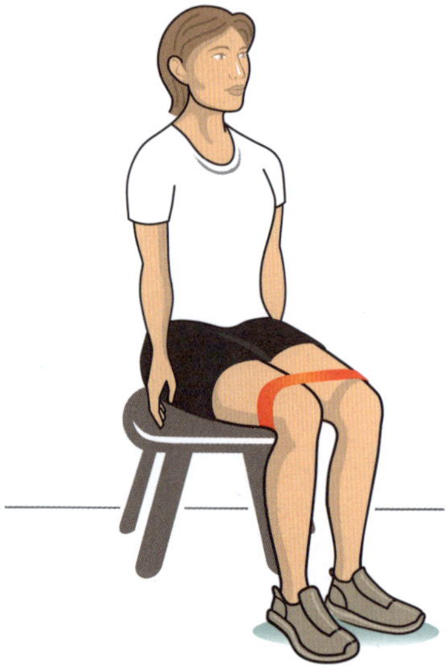

a Startposition

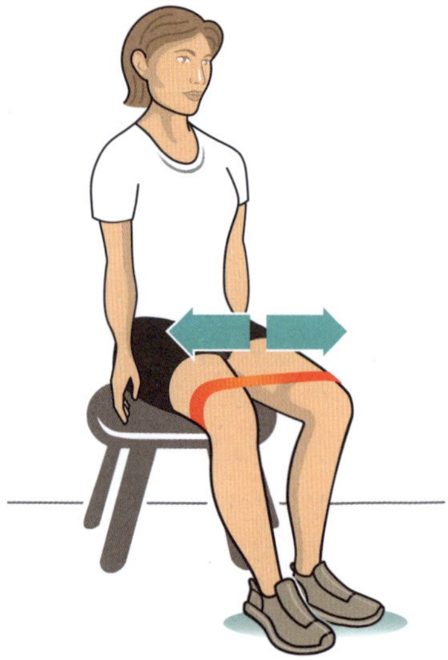

b Endposition

- Setzen Sie sich aufrecht auf einen Stuhl.
- Führen Sie das Thera-Band knapp oberhalb der Kniegelenke einmal um beide Oberschenkel herum.
- Machen Sie in das Band einen lockeren Knoten. In der entspannten Haltung im Sitzen sollte das Band schon etwas angespannt sein.
- Führen Sie beide Kniegelenke nach außen und spannen Sie dabei das Band an. Die Füße bewegen sich hierbei nicht vom Platz.
- Die Endposition halten Sie für 3 Sekunden, dann gehen Ihre Kniegelenke langsam wieder in die Ausgangsposition zurück.

Hüfte	Knie	Schulter	Hand/Finger	HWS	**LWS**

1 Einheit 10 × Außendrehung
Pause 30 Sek.
Wiederholungen insgesamt 3 Einheiten

Übung 2 Kniebeuge freistehend

Damit kräftigen Sie Ihre vordere und hintere Oberschenkelmuskulatur, die Gesäß- und Wadenmuskulatur sowie die Muskulatur des unteren Rückens.

Ziel Kräftigung
Das brauchen Sie dazu –

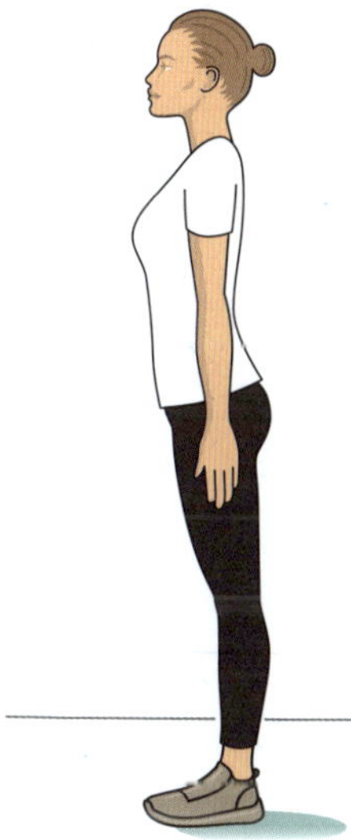

a Startposition

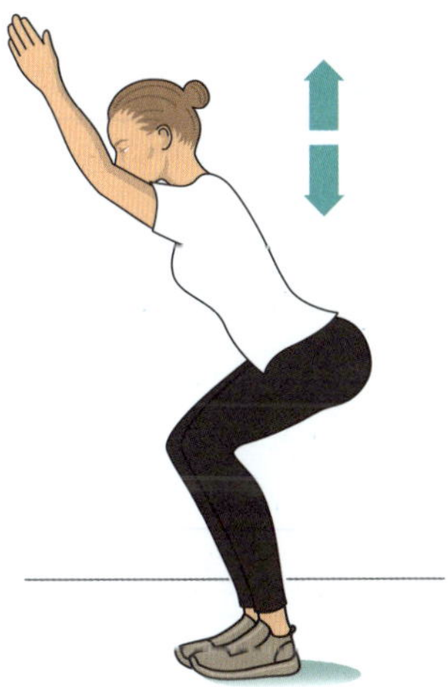

b Endposition

- In der Ausgangsposition stehen Sie aufrecht, die Füße haben einen etwa schulterbreiten Stand.
- Senken Sie langsam den Oberkörper ab, wobei Sie ihr Gesäß etwas nach hinten schieben. Die Arme führen Sie in der gleichen Bewegung langsam über den Kopf.
- Gehen Sie so weit nach unten, bis die Kniegelenke etwa einen Winkel von 90° beschreiben.
- Bleiben Sie ca. 3 Sek. in dieser Position, dann gehen Sie langsam wieder in die aufrechte Ausgangsposition.

Hüfte	**Knie**	Schulter	Hand/Finger	HWS	**LWS**

1 Einheit 10 × Kniebeugen
Pause 30 Sek.
Wiederholungen insgesamt 3 Einheiten

Übung 3 Dehnung der Hüfte im Liegen

Mit dieser Übung dehnen Sie die tiefe Hüftmuskulatur und die Gesäßmuskeln.

Achtung Diese Übung führen Sie nicht durch, wenn Sie auf dieser Seite eine Hüftprothese haben.

Ziel Dehnung

Das brauchen Sie dazu Matte

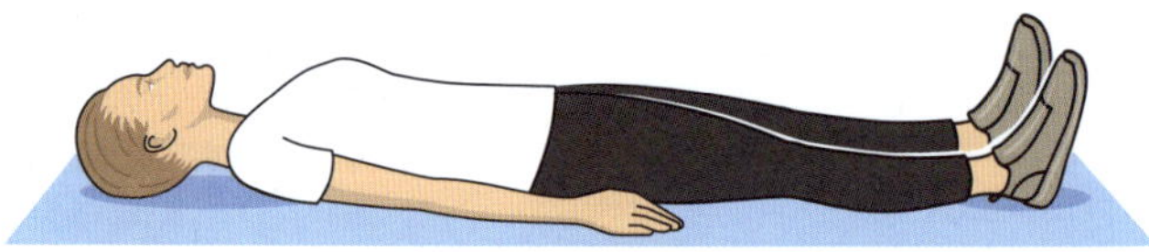

a Startposition

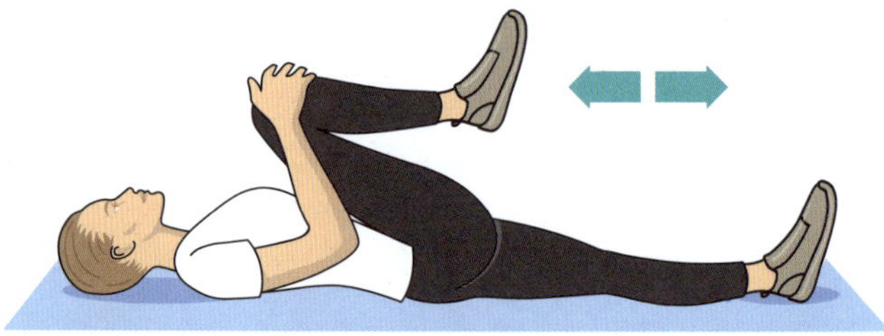

b Endposition

- In der Ausgangsposition liegen Sie auf einer Matte flach auf dem Rücken, beide Beine gestreckt auf dem Boden.
- Beugen Sie zunächst das rechte Bein, so weit Sie können, und ziehen Sie den Fuß in Richtung des Gesäßes. Das andere Bein bleibt auf der Matte liegen.
- Mit den Händen umfassen Sie das Knie und führen Ihr rechtes Bein nun, so weit es geht, an den Oberkörper. Das linke Bein bleibt weiterhin gestreckt auf dem Boden liegen. Diese Position halten Sie für 10 Sekunden.
- Führen Sie nun ihr rechtes Bein langsam wieder in die Ausgangsposition.
- Wiederholen Sie die Einheit mit dem linken Bein.

Hüfte	Knie	Schulter	Hand/Finger	HWS	LWS

1 Einheit 10 × Hüftdehnung rechts, danach 10 × Hüftdehnung links

Pause 30 Sek.

Wiederholungen insgesamt 3 Einheiten

Übung 4 Brücke auf dem Boden

Hiermit kräftigen Sie Ihre Hüftmuskulatur, die vordere und hintere Oberschenkelmuskulatur, die Muskulatur des unteren Rückens (LWS) und der Bauchwand.

Ziel Kräftigung
Das brauchen Sie dazu Matte

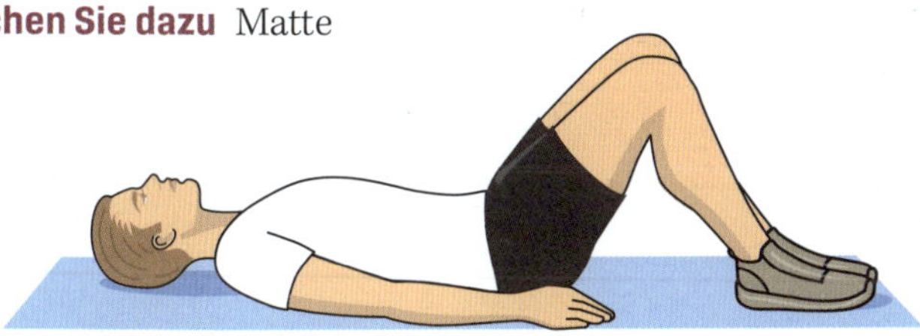

a Startposition

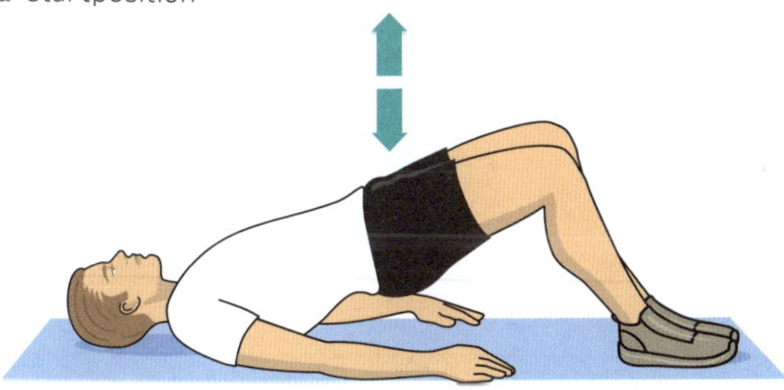

b Endposition

- In der Ausgangsposition liegen Sie auf einer Matte auf dem Rücken. Ziehen Sie beide Beine an, sodass Sie Ihre Füße noch gut auf den Boden stellen können. Die Arme legen Sie neben sich flach auf der Matte ab.
- Nun heben Sie langsam Ihr Becken an, bis Oberkörper und Beine eine gerade Linie bilden. Vermeiden Sie, in ein Hohlkreuz zu gehen. Halten Sie diese Position für 5 Sekunden.
- Gehen Sie langsam in die Ausgangsposition zurück, wobei Ihr Gesäß den Boden nicht berührt.
- Nun wiederholen Sie die Übung langsam.

Hüfte	Knie	Schulter	Hand/Finger	HWS	**LWS**

1 Einheit 10 × Brücke
Pause 30 Sek.
Wiederholungen insgesamt 3 Einheiten

Übung 5 Einbeinstand

Mit dieser Übung trainieren Sie Ihre Koordination und Gangsicherheit.

Ziel Koordination
Das brauchen Sie dazu –

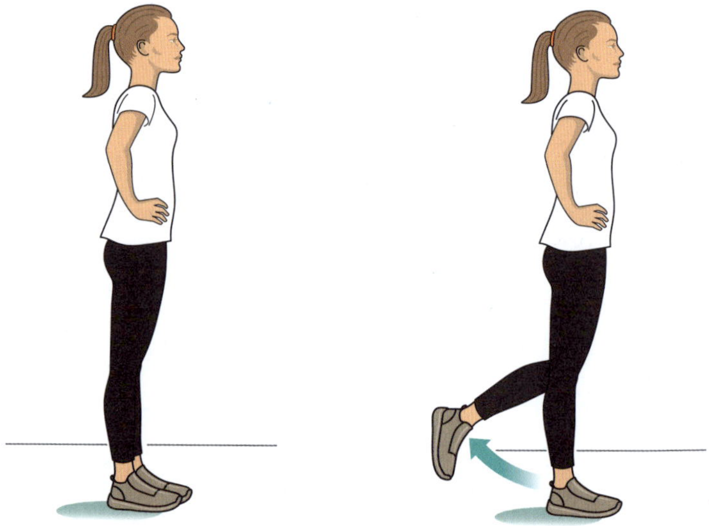

a Startposition **b** Endposition

- In der Ausgangsposition stehen Sie aufrecht und blicken nach vorne. Es ist hilfreich, wenn Sie einen festen Punkt im Blick haben.
- Heben Sie Ihr linkes Bein an und bleiben Sie ruhig auf dem rechten Bein für 30 Sekunden stehen.
- Gehen Sie in die Ausgangsposition zurück und wiederholen Sie die Übung mit dem rechten Bein.

Hüfte	**Knie**	Schulter	Hand/Finger	HWS	**LWS**

1 Einheit 30 Sek. Einbeinstand rechts, danach 30 Sek. Einbeinstand links
Pause 30 Sek.
Wiederholungen insgesamt 3 Einheiten

Übung 6 Kniestreckung mit dem Thera-Band

Damit kräftigen Sie Ihre vordere Oberschenkelmuskulatur.

Ziel Kräftigung
Das brauchen Sie dazu Thera-Band, Stuhl

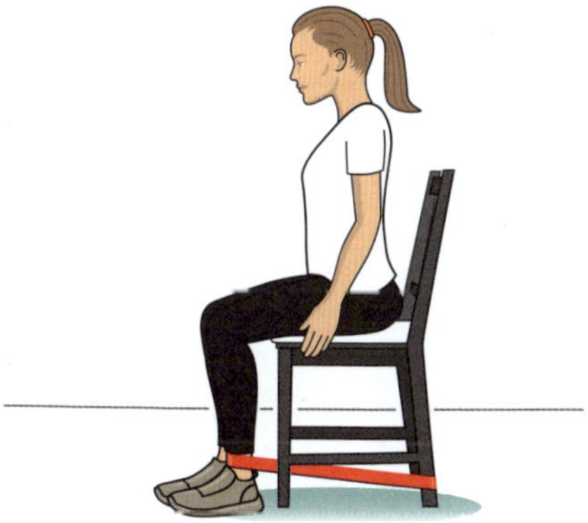

a Startposition

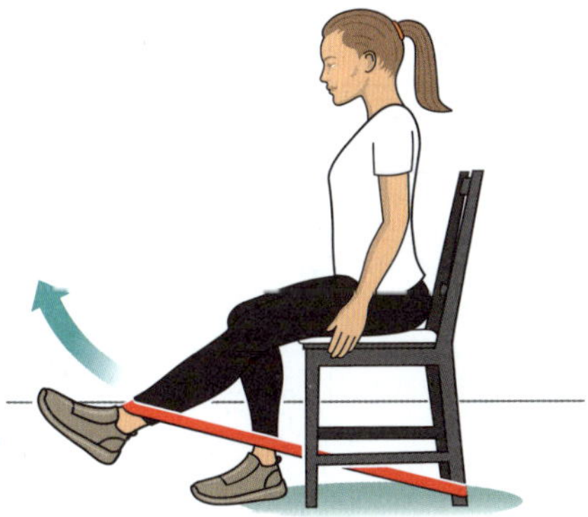

b Endposition

- Für diese Übung verknoten Sie das Thera-Band zu einer Schlaufe und legen diese um das linke hintere Stuhlbein.
- Setzen Sie sich auf den Stuhl und führen Sie Ihren linken Fuß in die Schlaufe, sodass sie um Ihren linken Knöchel zu liegen kommt.
- Führen Sie nun langsam das linke Bein nach oben bis in die Streckstellung. Das Thera-Band sollte einen noch gut erträglichen Widerstand leisten. In dieser Position halten Sie die Spannung für 3 Sekunden.
- Gehen Sie langsam in die Ausgangsstellung zurück, ohne den Fuß abzusetzen.
- Wiederholen Sie die Übung.

Hüfte	**Knie**	Schulter	Hand/Finger	HWS	LWS

1 Einheit 10 × Kniestreckung rechts
Pause 30 Sek.
Wiederholungen insgesamt 3 Einheiten
▸ *Umbau auf das rechte Stuhlbein und Einheit mit rechts wiederholen*

Übung 7 Heranziehen des Beines mit dem Thera-Band

Damit kräftigen Sie Ihre hintere Oberschenkelmuskulatur.

Ziel Kräftigung

Das brauchen Sie dazu Thera-Band, Stuhl, Tisch

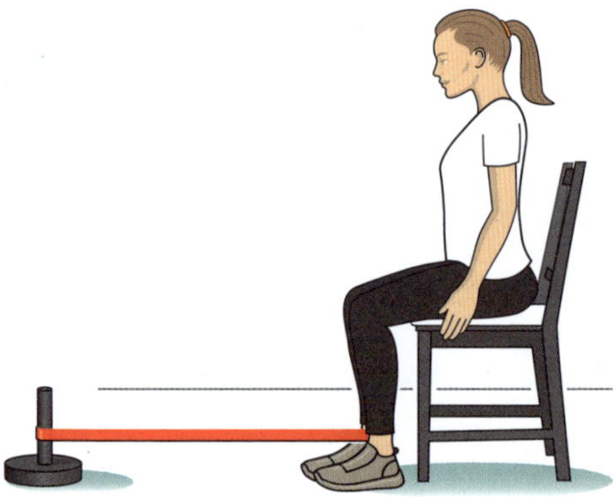

a Startposition

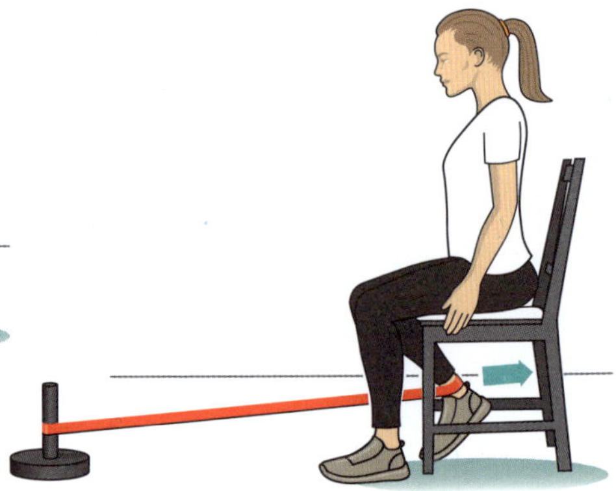

b Endposition

- Für diese Übung brauchen Sie erneut die Thera-Band-Schlaufe, wie Sie sie in Übung 6 erstellt haben.
- Legen Sie die Schlaufe um ein Tischbein.
- Setzen Sie sich auf einen Stuhl vor den Tisch und legen Sie die Schlaufe um Ihren rechten hinteren Knöchel. Das Thera-Band steht hier schon unter leichter Spannung.
- Führen Sie nun langsam das rechte Bein nach hinten, so weit Sie können. Halten Sie diese Position unter Spannung für 3 Sekunden.
- Führen Sie den Fuß langsam in die Ausgangsstellung zurück, ohne ihn abzusetzen.
- Wiederholen Sie die Übung mit dem linken Bein.

Hüfte	**Knie**	Schulter	Hand/Finger	HWS	LWS

1 Einheit 10 × Kniebeugung rechts, danach 10 × Kniebeugung links

Pause 30 Sek.

Wiederholungen insgesamt 3 Einheiten

Übung 8 Wadendehnung

Damit dehnen Sie Ihre Wadenmuskulatur.

Ziel Dehnung
Das brauchen Sie dazu Treppenstufe mit Geländer

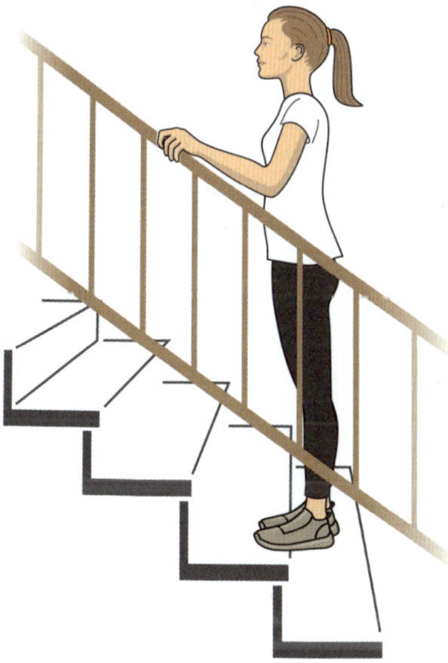

a Startposition

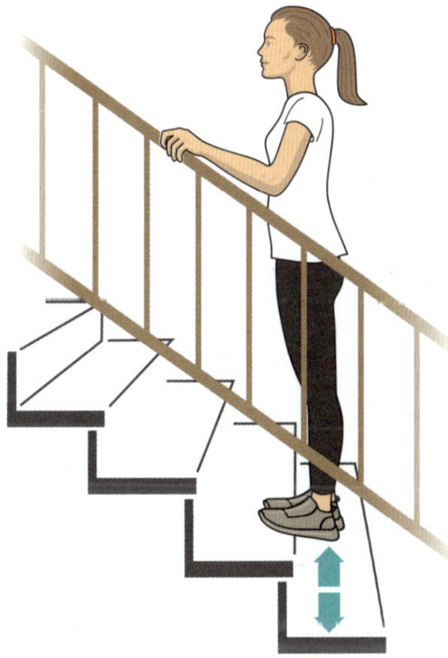

b Endposition

- Stellen Sie sich in der Ausgangsposition mit beiden Vorderfüßen auf eine Treppenstufe. Die Fersen sind frei. Halten Sie sich an einem Geländer fest.

- Senken Sie die Fersen ab, bis Sie ein Ziehen in beiden Waden verspüren. Halten Sie diese Position für 10 Sekunden.
- Gehen Sie langsam in den Ausgangszustand zurück, bleiben Sie 3 Sekunden in dieser Position und wiederholen Sie dann die Übung.

Hüfte	**Knie**	Schulter	Hand/Finger	HWS	LWS

1 Einheit 10 × Wadendehnung
Pause 30 Sek.
Wiederholungen insgesamt 3 Einheiten

Übung 9 Mobilisieren und Dehnen der gesamten Wirbelsäule

Damit mobilisieren und dehnen Sie Ihre gesamte Wirbelsäule (HWS bis LWS).

Ziel Dehnung

Das brauchen Sie dazu Matte

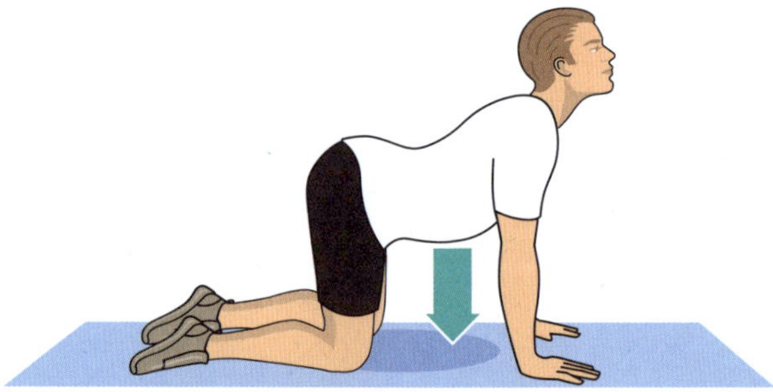

a Startposition

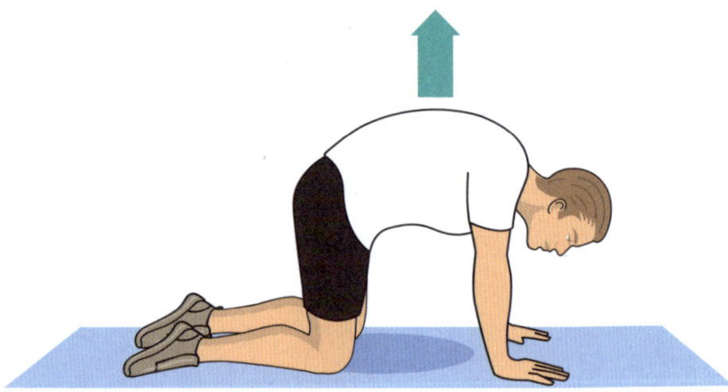

b Endposition

- In der Ausgangsposition knien Sie im Vierfüßlerstand auf der Matte. Ihre Hände befinden sich auf Höhe Ihrer Schultern.
- Beugen Sie den Kopf ganz nach unten und führen Sie Ihre Wirbelsäule in einen »Katzenbuckel«.
- Gehen Sie nun langsam in die Gegenbewegung und strecken Sie den Kopf ganz nach oben, bis Sie Ihre Wirbelsäule in ein Hohlkreuz geführt haben.
- Wiederholen Sie die Bewegungen langsam hintereinander für insgesamt 45 Sekunden.

Hüfte	Knie	Schulter	Hand/Finger	**HWS**	**LWS**

1 Einheit 45 Sek. Bewegungen der Wirbelsäule
Pause 30 Sek.
Wiederholungen insgesamt 3 Einheiten

Übung 10 Dehnen der hinteren Halswirbelsäule

Damit mobilisieren und dehnen Sie Ihre hintere Halswirbelsäule (HWS).

Ziel Dehnung
Das brauchen Sie dazu Stuhl

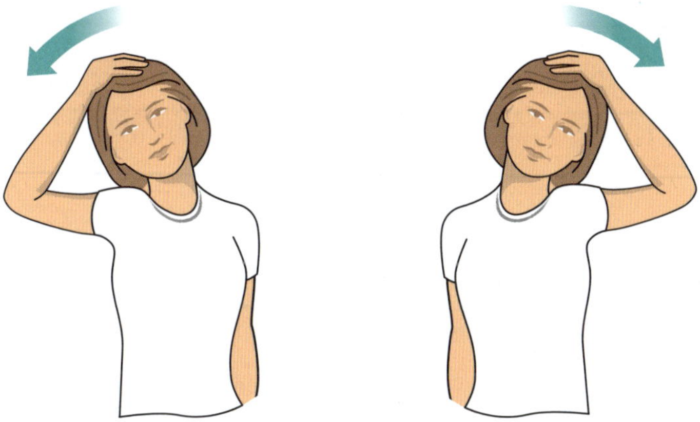

- Setzen Sie sich in der Ausgangsposition aufrecht auf einen Stuhl.
- Die rechte Hand legen Sie auf Ihren Kopf, Ihre Augen schauen auf Ihre Knie.
- Ziehen Sie Ihren Kopf mit der rechten Hand, so weit es geht, nach rechts zur Seite und nach vorne. Diese Position halten Sie für 3 Sekunden.
- Gehen Sie langsam wieder in die Ausgangsposition zurück.

Hüfte	Knie	Schulter	Hand/Finger	**HWS**	LWS

1 Einheit 10 × Bewegungen der Wirbelsäule
Pause 30 Sek.
Wiederholungen insgesamt 3 Einheiten

Übung 11 Kräftigung und Mobilisation der Halswirbelsäule (HWS)

Damit mobilisieren und kräftigen Sie Ihre Halswirbelsäule (HWS).

Ziel Kräftigung
Das brauchen Sie dazu Stuhl

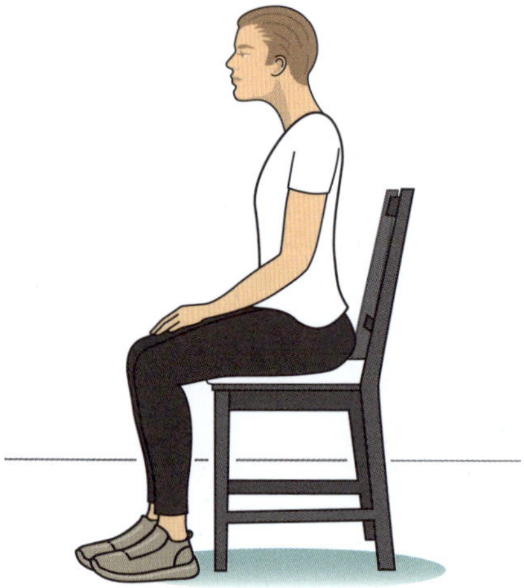

a Startposition

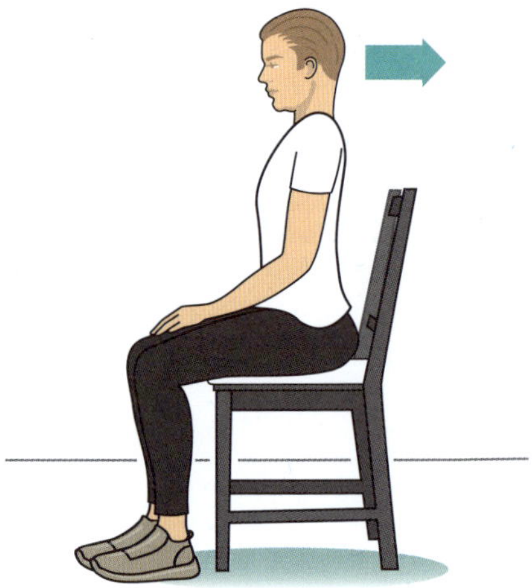

b Endposition

- In der Ausgangsposition sitzen Sie aufrecht auf einen Stuhl. Ihre Hände legen Sie auf Ihre Oberschenkel. Ihre Augen blicken nach vorne auf einen Punkt während der gesamten Übung.
- Ziehen Sie Ihr Kinn so weit wie möglich nach hinten zurück. Halten Sie diese Position für 3 Sekunden.
- Gehen Sie langsam in die Ausgangsposition zurück.

Hüfte	Knie	Schulter	Hand/Finger	**HWS**	LWS

1 Einheit 10 × Bewegungen der Halswirbelsäule
Pause 30 Sek.
Wiederholungen insgesamt 3 Einheiten

Übung 12 Kräftigung der unteren Halswirbelsäulenmuskulatur und des Nackens

Damit mobilisieren und kräftigen Sie Ihre untere Halswirbelsäule (HWS).

Ziel Kräftigung

Das brauchen Sie dazu Zwei gefüllte Wasserflaschen (je 0,5 l), Stuhl

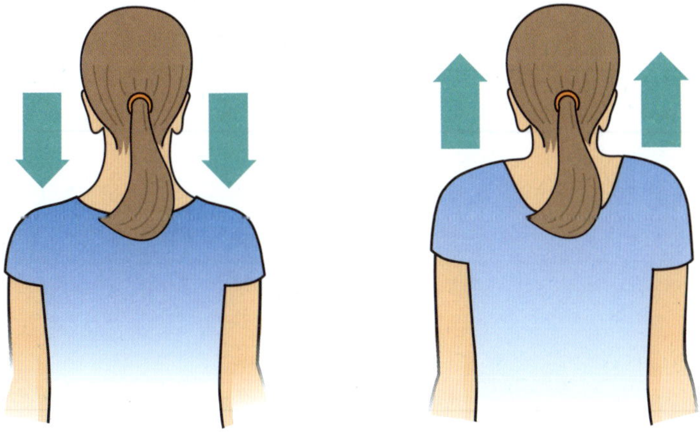

a Startposition

b Endposition

- In der Ausgangsposition sitzen Sie aufrecht auf einem Stuhl. Nehmen Sie eine Wasserflasche in jede Hand und lassen Sie die Arme nach unten sinken.
- Ziehen Sie langsam beide Schultern nach oben in Richtung der Ohren. Diese Position halten Sie für 3 Sekunden.
- Gehen Sie in die Ausgangsposition zurück.

Hüfte	Knie	Schulter	Hand/Finger	**HWS**	LWS

1 Einheit 10 × Hochziehen der Schultern

Pause 30 Sek.

Wiederholungen insgesamt 3 Einheiten

Übung 13 Kräftigung der Halswirbelsäule im Liegen

Damit kräftigen Sie Ihre Halswirbelsäule (HWS).

Ziel Kräftigung

Das brauchen Sie dazu Matte

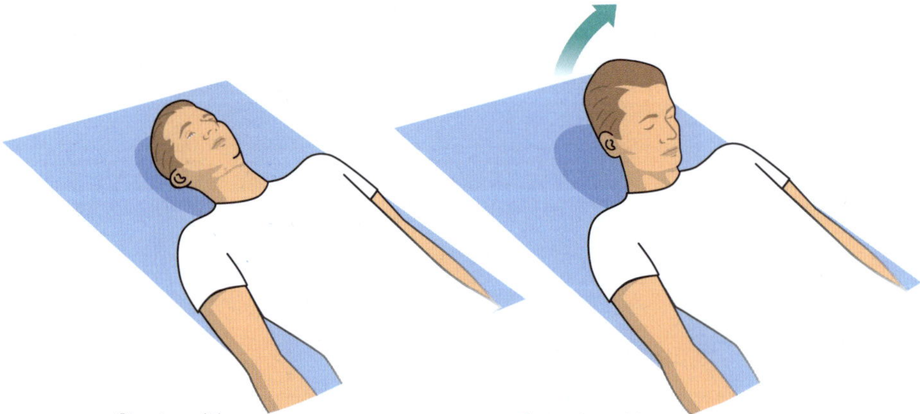

a Startposition **b** Endposition

- In der Ausgangsposition legen Sie sich mit dem Rücken auf die Matte. Ihre Beine stellen Sie auf.
- Führen Sie Ihr Kinn zum Brustbein und machen Sie ein »Doppelkinn«. Dieses behalten Sie während des nächsten Schrittes bei.
- Heben Sie langsam den Kopf nach oben, die Schultern bleiben auf dem Boden, diese Position halten Sie für 3 Sekunden.
- Gehen Sie in die Ausgangsposition zurück und entspannen Sie kurz, bevor Sie die nächste Wiederholung durchführen.

Hüfte	Knie	Schulter	Hand/Finger	**HWS**	LWS

1 Einheit 10 × Anheben des Kopfes

Pause 30 Sek.

Wiederholungen insgesamt 3 Einheiten

Übung 14 Schultern im Türrahmen dehnen

Damit dehnen Sie Ihre Schultern und halten sie beweglich.

Ziel Dehnung
Das brauchen Sie dazu Matte

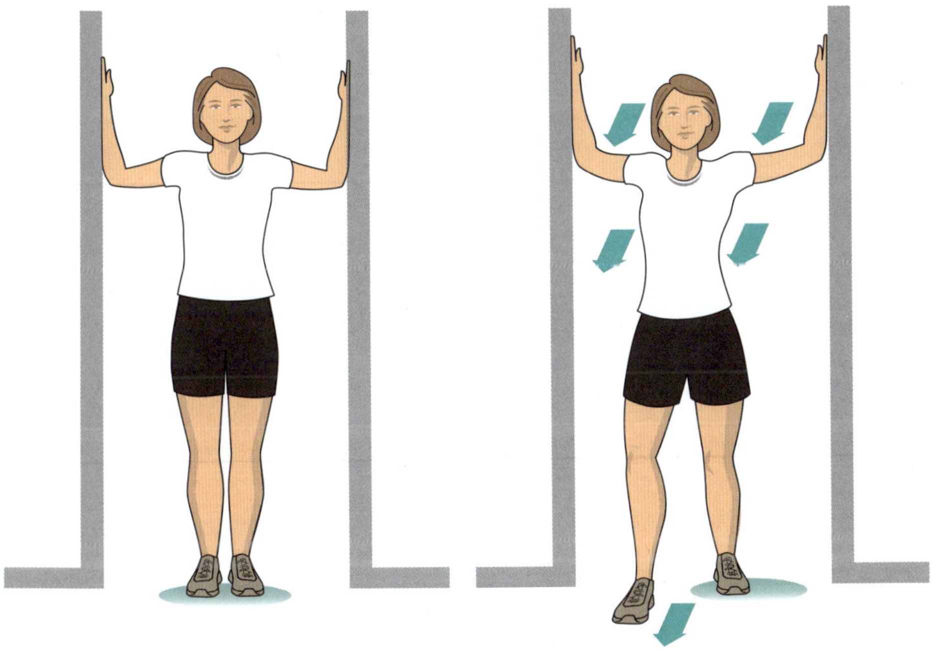

a Startposition

b Endposition

- Stellen Sie sich in der Ausgangsposition aufrecht in einen Türrahmen. Ihre Unterarme legen Sie auf die Türrahmen ab. Die Oberarme sind hierbei bis zur Horizontalen angehoben.
- Führen Sie Ihren Körper mit einem Schritt langsam nach vorne und halten Sie die Spannung in den Schultern für 5 Sek. aufrecht.
- Gehen Sie langsam wieder in die Ausgangsposition zurück.

Hüfte	Knie	**Schulter**	Hand/Finger	HWS	LWS

1 Einheit 8 × Dehnen der Schultern
Pause 30 Sek.
Wiederholungen insgesamt 3 Einheiten

Übung 15 Seitliches Heranziehen mit dem Thera-Band

Damit kräftigen Sie Ihre tiefe Schultermuskulatur, die Brustmuskulatur und Teile des Schultergürtels.

Ziel Kräftigung
Das brauchen Sie dazu Thera-Band

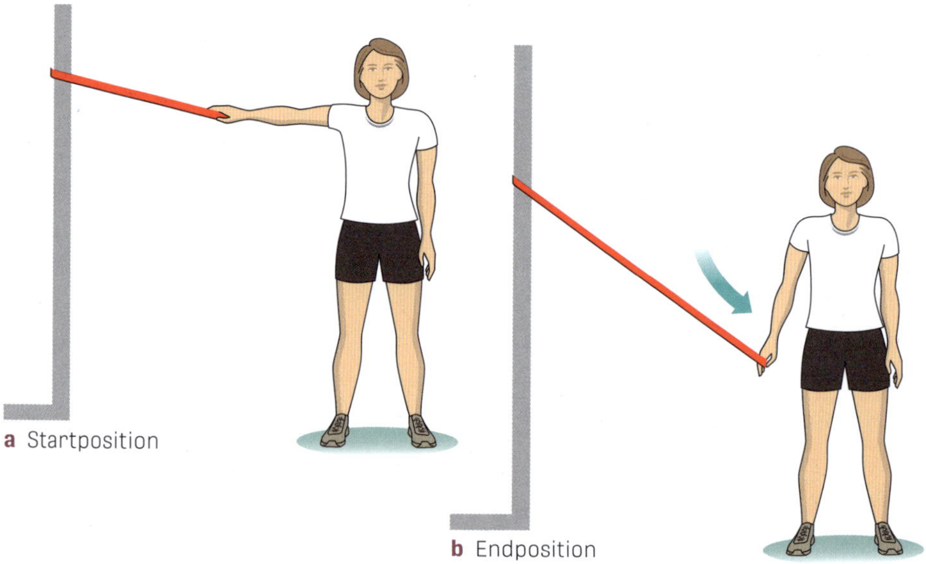

a Startposition

b Endposition

- Befestigen Sie das Thera-Band auf Schulterhöhe, z. B. an einem Treppengeländer.
- Nehmen Sie das Ende des Bandes in die rechte Hand und stellen Sie sich seitlich. Ihr Arm ist seitlich bis zur Horizontalen ausgestreckt. Das Band sollte in dieser Position bereits etwas Spannung haben.
- Führen Sie den Arm seitlich an Ihren Körper heran. Der Arm bleibt bei dieser Bewegung nahezu gestreckt. Diese Position 3 Sekunden halten.
- Führen Sie den Arm langsam in die Ausgangsposition zurück.
- Wiederholen Sie die Einheit mit dem linken Arm.

Hüfte	Knie	**Schulter**	Hand/Finger	HWS	LWS

1 Einheit 10 × Heranführen rechts, danach 10 × Heranführen links
Pause 30 Sek.
Wiederholungen insgesamt 3 Einheiten

Übung 16 Heranziehen von vorne mit dem Thera-Band

Damit kräftigen Sie Ihre tiefe Schultermuskulatur, die Rückenmuskulatur und Teile des Schultergürtels.

Ziel Kräftigung
Das brauchen Sie dazu Thera-Band

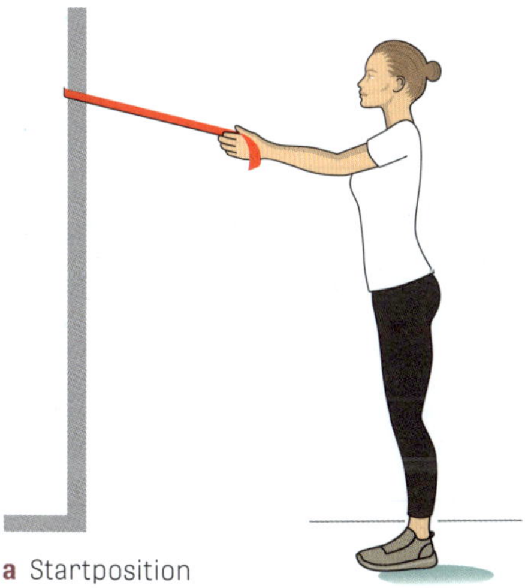

a Startposition

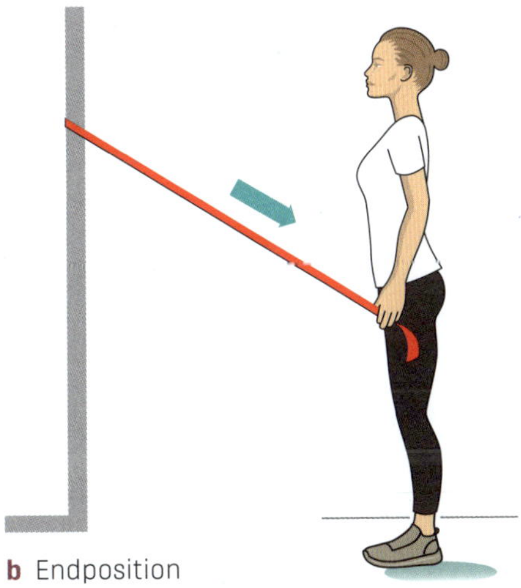

b Endposition

- Führen Sie das Thera-Band auf Schulterhöhe z. B. um ein Treppengeländer herum, sodass zwei gleich lange Enden herabhangen.
- Greifen Sie die Enden des Bandes mit beiden Händen auf. Sie stehen mit dem Gesicht zum Befestigungspunkt des Bandes. Ihre Arme strecken Sie nach vorne bis zur Horizontalen, das Band sollte dabei bereits etwas Spannung aufnehmen.
- Ziehen Sie das Band zugleich nach unten mit beiden gestreckten Armen seitlich an Ihren Körper bis auf Oberschenkelhöhe heran. Diese Position halten Sie 3 Sekunden.
- Führen Sie den Arm wieder in die Ausgangsposition zurück.

Hüfte	Knie	**Schulter**	Hand/Finger	HWS	LWS

1 Einheit 10 × Heranführen
Pause 30 Sek.
Wiederholungen insgesamt 3 Einheiten

Übung 17 Schulterdrehung nach außen mit dem Thera-Band

Damit kräftigen Sie Ihre tiefe Schultermuskulatur.

Ziel Kräftigung
Das brauchen Sie dazu Thera-Band, Stuhl

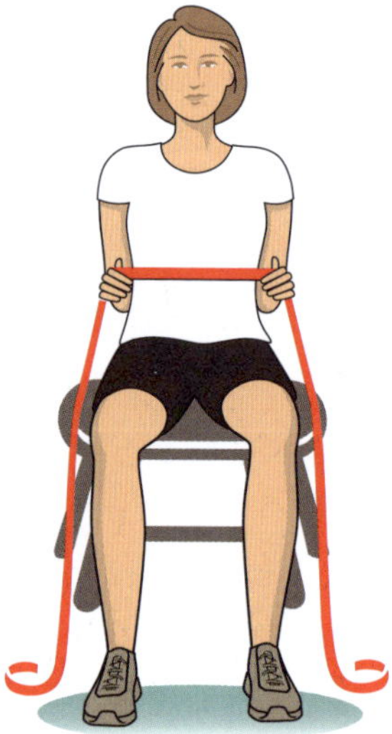

a Startposition

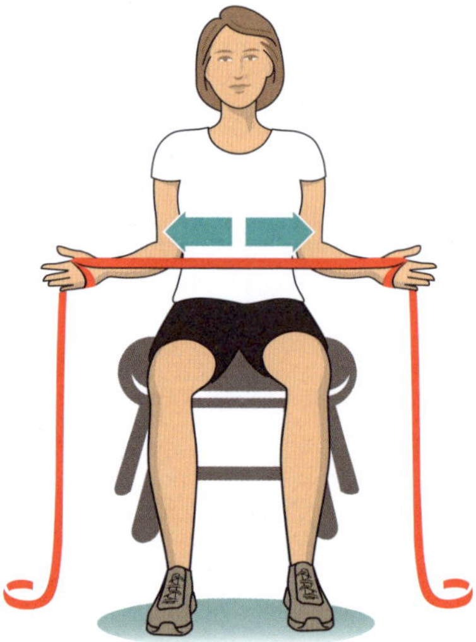

b Endposition

- Setzen Sie sich aufrecht auf einen Stuhl.
- Wickeln Sie das Thera-Band um die Handflächen Ihrer rechten und linken Hand, so dass bei leicht gespanntem Band ein ca. 30 cm Abstand zwischen Ihren Händen verbleibt.
- Legen Sie die Oberarme und Ellenbogen an Ihren Körper an, die rechtwinklig angelegten Unterarme schauen nun nach vorne. Das Thera-Band hat in dieser Position eine leichte Spannung.
- Drehen Sie beide Arme zugleich nach außen. Die Ellenbogen bleiben unverändert am Oberkörper angelegt. Diese Position halten Sie für 3 Sek.
- Führen Sie die Arme wieder in die Ausgangsposition zurück.

Hüfte	Knie	**Schulter**	Hand/Finger	HWS	LWS

1 Einheit 10 × Drehung nach außen
Pause 30 Sek.
Wiederholungen insgesamt 3 Einheiten

Übung 18 Schulterdehnung an der Wand

Damit dehnen Sie Ihre Schultern.

Ziel Dehnung
Das brauchen Sie dazu Thera-Band, Stuhl

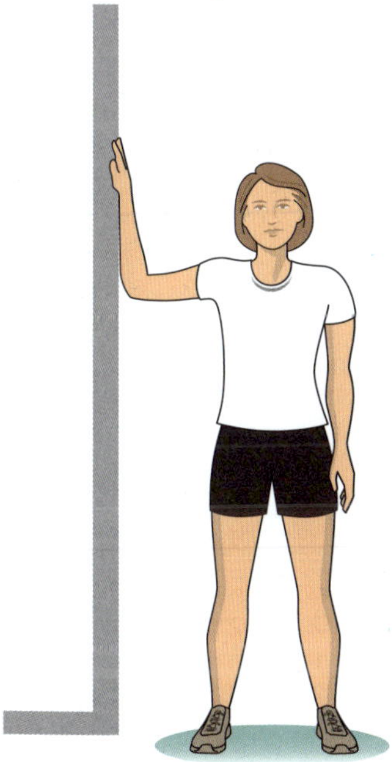

a Startposition

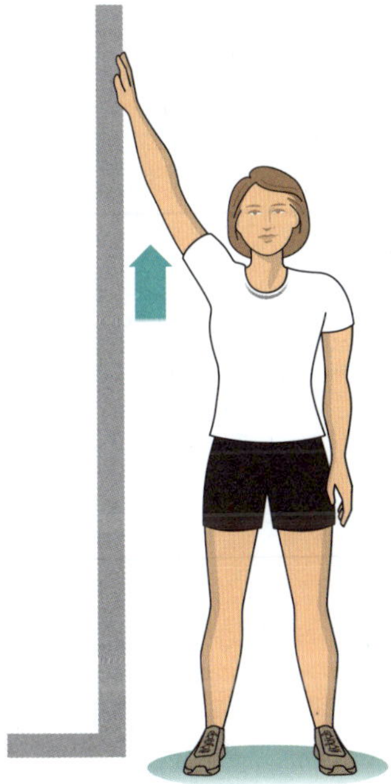

b Endposition

- In der Ausgangsposition stehen Sie seitlich mit ca. einer Körperbreite Abstand an einer Wand. Ihre Handfläche und den rechten Unterarm legen Sie an die Wand, sodass Ihr Oberarm waagerecht steht.
- Schieben Sie Ihre rechte Hand langsam so weit wie möglich nach oben. Halten Sie diese Position für 3 Sekunden.
- Gehen Sie langsam wieder in die Ausgangsposition zurück.

Hüfte	Knie	**Schulter**	Hand/Finger	HWS	LWS

1 Einheit 10 × Schulterdehnung
Pause 30 Sek.
Wiederholungen insgesamt 3 Einheiten

Übung 19 Faust und Öffnen

Damit kräftigen und mobilisieren Sie Ihre Grundgelenke und Finger.

Ziel Kräftigung
Das brauchen Sie dazu Stuhl

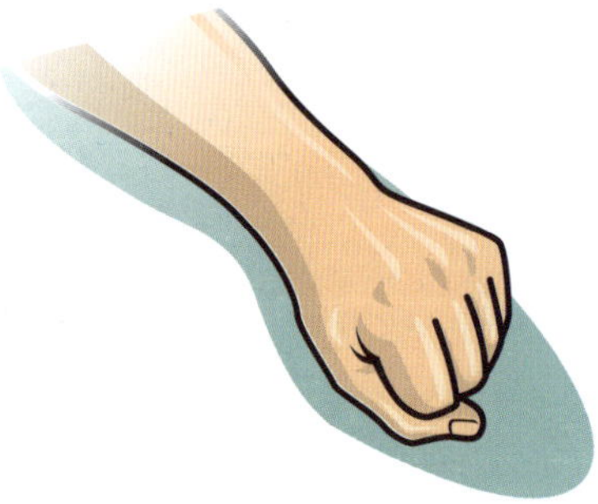

a Startposition

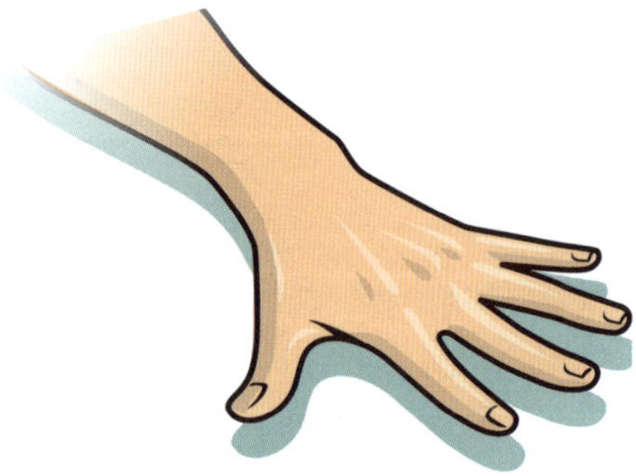

b Endposition

- Setzen Sie sich in der Ausgangsposition auf einen Stuhl. Die Unterarme ruhen auf Ihren Oberschenkeln und die Handflächen sind aufeinander gerichtet.
- Machen Sie mit beiden Händen zugleich eine kräftige Faust. Halten Sie die Faust für 3 Sekunden.
- Öffnen Sie langsam die Hand und spreizen Sie die Finger. Halten Sie diese Position erneut für 3 Sekunden.

Hüfte	Knie	Schulter	**Hand/Finger**	HWS	LWS

1 Einheit 15 × Faust und Öffnen
Pause 30 Sek.
Wiederholungen insgesamt 3 Einheiten

Übung 20 Kneten und Öffnen

Damit kräftigen und mobilisieren Sie Ihre Grundgelenke und Finger.

Ziel Kräftigung
Das brauchen Sie dazu Softball, Stuhl

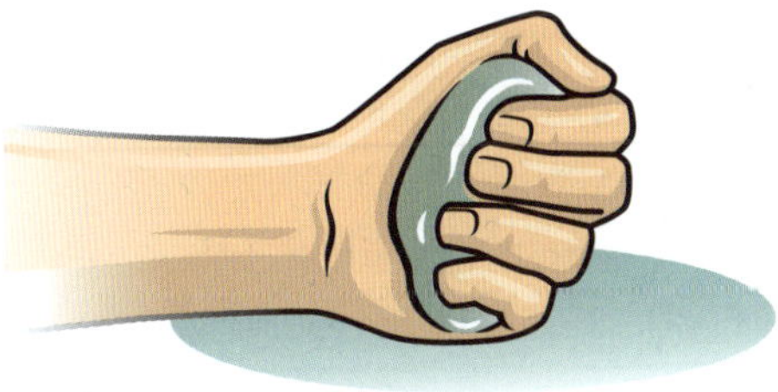

- In der Ausgangsposition sitzen Sie auf einem Stuhl, die Unterarme ruhen auf Ihren Oberschenkeln. Nehmen Sie einen Softball in die rechte Hand.
- Drücken Sie den Softball mit Ihrer Hand langsam zusammen. Halten Sie die geschlossene Faust mit dem Ball für 3 Sek.
- Öffnen Sie die Faust und entspannen Sie kurz die Hand, bevor Sie den Ball erneut zusammendrücken.

Hüfte	Knie	Schulter	**Hand/Finger**	HWS	LWS

1 Einheit 15 × Kneten
Pause 30 Sek.
Wiederholungen insgesamt 3 Einheiten

Übung 21 Linsenbad

Damit kräftigen und mobilisieren Sie Ihre Grundgelenke und Finger.

Anmerkung Warme Linsen helfen bei chronischen Schmerzen, Anlaufschmerzen und steifen Gelenken. Bei stark entzündlichen Schüben sind kalte Linsen angenehmer, hierzu die Linsen im Kühlschrank aufbewahren.
Ziel Kräftigung
Das brauchen Sie dazu Schüssel, ungekochte Linsen (2–3 Packungen), Tisch, Stuhl

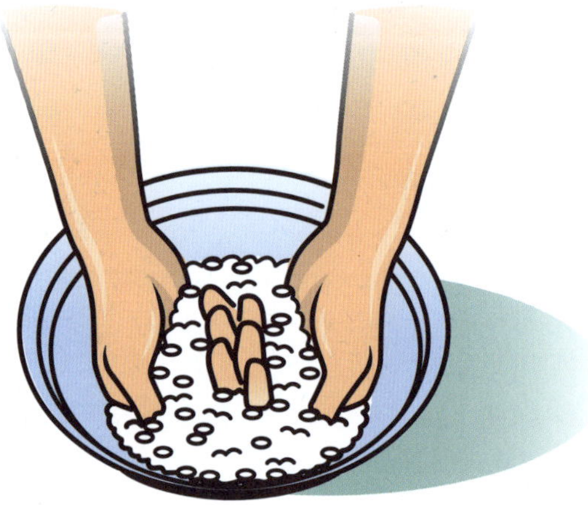

- Füllen Sie ausreichend Linsen in eine erhitzbare Schüssel.
- Erwärmen Sie die Linsen z. B. im Backofen oder in der Mikrowelle. Achten Sie bitte unbedingt darauf, dass die Linsen handwarm und nicht heiß sind.
- Stellen Sie die Schüssel mit Linsen vor sich auf einen Tisch und nehmen Sie davor auf einem Stuhl Platz.
- Mit beiden Händen zugleich führen Sie 10 Minuten lang Greif- und Knetbewegungen mit den Linsen aus.

Hüfte	Knie	Schulter	**Hand/Finger**	HWS	LWS

1 Einheit 10 Min. Linsenbad
Pause keine
Wiederholungen keine

Übung 22 Überstrecken der Finger und der Hand

Damit dehnen Sie die beugeseitigen Finger und die Hand.

Ziel Dehnung
Das brauchen Sie dazu Stuhl

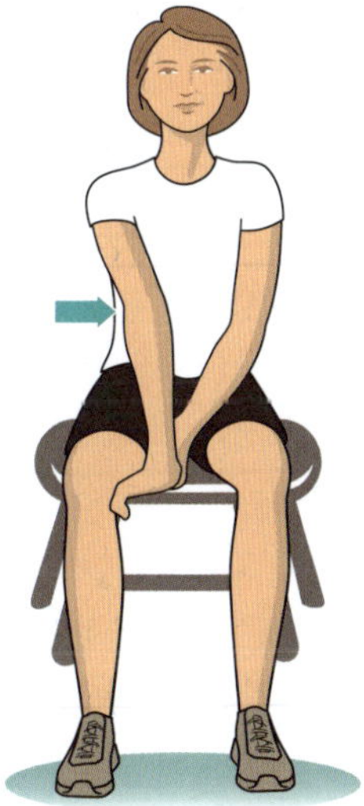

- In der Ausgangsposition sitzen Sie auf einem Stuhl. Die rechte Handfläche ist nach oben gerichtet und liegt mit gestrecktem Arm auf dem Oberschenkel.
- Mit der linken Hand umfassen Sie die Finger der rechten Hand.
- Ziehen Sie die Finger der rechten Hand langsam nach unten, bis ein angenehmes Ziehen im Unterarm entsteht. Diese Position halten Sie 3 Sekunden.
- Lassen Sie den Zug für einige Sekunden nach und wiederholen Sie die Bewegung.
- Wiederholen Sie anschließend die Einheit mit der linken Hand.

Hüfte	Knie	Schulter	**Hand/Finger**	HWS	LWS

1 Einheit 10 × Überstrecken rechts, danach 10 × Überstrecken links
Pause 30 Sek.
Wiederholungen insgesamt 3 Einheiten

Übung 23 Dehnen der Finger und der Hände in Beugung

Damit dehnen Sie die streckseitigen Finger und die Hand.

Ziel Dehnung
Das brauchen Sie dazu Stuhl

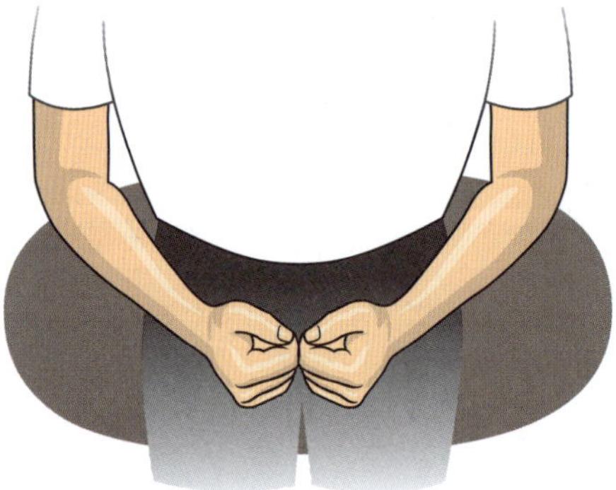

a Startposition

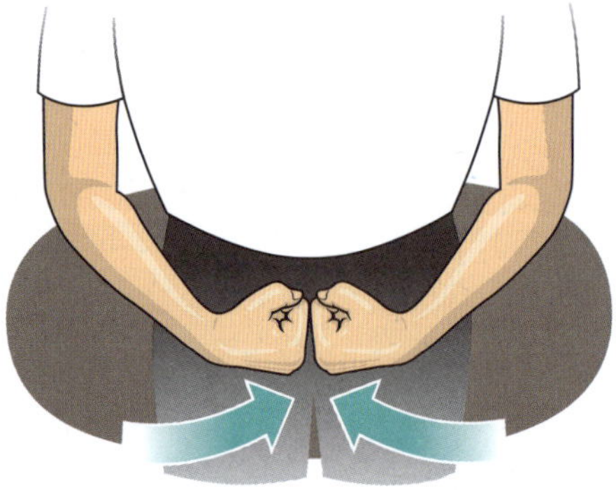

b Endposition

- In der Ausgangsposition setzen Sie sich auf einen Stuhl, die Hände ruhen auf Ihren Oberschenkeln. Die Handflächen sind aufeinander gerichtet.
- Mit beiden Händen machen Sie eine lockere Faust.
- Legen Sie nun die Fingerknöchel der beiden Hände sanft aneinander und beugen Sie die Handgelenke bei weiterhin geschlossener Faust, bis ein angenehmes Ziehen am Handrücken entsteht.
- Halten Sie diese Position für 3 Sekunden.
- Gehen Sie langsam in die Ausgangsposition zurück und entspannen Sie die Hände für wenige Sekunden.

Hüfte	Knie	Schulter	**Hand/Finger**	HWS	LWS

1 Einheit 10 × Dehnen der Hände
Pause 30 Sek.
Wiederholungen insgesamt 3 Einheiten

Baustein 5 – Entzündungshemmende Ernährung

Eine entzündungshemmende Ernährung ist ein weiterer wesentlicher Baustein der Arthrosebehandlung. Die Möglichkeiten, durch Ernährung das entzündliche Milieu im Körper abzusenken, wurden lange Zeit massiv unterschätzt. Eine niedriggradige Entzündung begünstigt neben Arthrose auch andere Krankheiten wie chronisch-entzündliche Darmerkrankungen, Rheuma, Autoimmunerkrankungen, Allergien, Herzinfarkt oder Schlaganfall. Es lohnt sich also, sich mit einer entzündungshemmenden Ernährungsform zu beschäftigen!

Machen Sie sich mit der Zubereitung von Gerichten mit entzündungshemmender Wirkung vertraut. Wie genau sieht eine solche aus? Die Rezeptvorschläge helfen Ihnen dabei. Eines ist sicher: Die Ernährung ist nicht nur die Summe ihrer Inhaltsstoffe. Es nutzt wenig, beim Einkaufen nun einzelne Lebensmittelbestandteile gegen andere auszutauschen. Behalten Sie die eigentliche Gesamternährung im Blick.

In den Buchläden gibt es sehr lohnende Kochbücher zur Ernährung bei Arthrose, die alle auf dem Prinzip der Entzündungssenkung beruhen. Wenn Sie dies umsetzen, haben Sie bereits einen wichtigen Schritt in Ihrer Arthrosetherapie geschafft. Achten Sie dabei darauf, die »10 goldenen Regeln« der entzündungshemmenden Ernährung fest im Blick zu haben – dann sind Sie auf einem hervorragenden Weg!

Zusätzliche Nahrungsergänzungsmittel, »Anti-Arthrose-Pillen« oder sonstige Zusätze der entzündungshemmenden Ernährung aus dem Internet oder von anderen Anbietern benötigen Sie dagegen nicht.

Baustein 6 – Schmerzmittel

Es ist nicht die Ausnahme, sondern die Regel, dass Arthroseschmerzen nicht konstant sind, sie verlaufen typischerweise phasenartig. Neben guten und teils sogar schmerzfreien Phasen gibt es Tage mit stärkeren Schmerzen. Das ist völlig normal. Es ist auch kein Anzeichen dafür, dass die von uns begonnene Therapie unwirksam ist oder Sie etwas falsch gemacht haben. Es ist der typische Verlauf und gehört zum Wesen dieser Erkrankung.

In einer Phase mit größeren Schmerzen ist ein Schmerzmittel immer eine sinnvolle Option. Jeder hat dabei seine eigene Schwelle, welcher Schmerz für ihn noch erträglich ist und welcher nicht. Generell gehört ein Schmerzmanagement in die Hände eines behandelnden Arztes.

Auch gewöhnliche und auf den ersten Blick harmlose Schmerzmittel, wie zum Beispiel Ibuprofen, Diclofenac, Novaminsulfon und Paracetamol, können bei Vorerkrankungen oder falscher Einnahme zu einem echten Schaden Ihrer Gesundheit führen.

Hier helfen keine Selbsttests und keine Ratgeber, die Ihnen sagen, welches dieser Schmerzmittel für Sie das geeignete ist. All das wird durch den Arzt geprüft, wenn er Ihnen ein bestimmtes Schmerzmittel empfiehlt. Sprechen Sie mit Ihrem Arzt darüber, welches Schmerzmittel für Ihre Arthroseschmerzen das richtige und für Sie geeignet ist.

mein **RAT**

Schmerzmittel

Ein von außen aufgetragenes Schmerzgel oder eine Salbe, meist mit den Wirkstoffen Ibuprofen oder Diclofenac, ist die erste Wahl. Für oberflächlich liegende Gelenke, wie das Kniegelenk, die Schultern, Ellenbogen und die Hände haben sie eine nachgewiesene Wirksamkeit bei einem sehr geringen Risiko für Nebenwirkungen. In den meisten Fällen dürften diese bereits ausreichen, um Phasen mit höherer Schmerzhaftigkeit zu überbrücken.

Wem das nicht ausreicht, dem rate ich zur Einnahme eines Schmerzmittels in Tabletten- oder Tropfenform. Die Einnahme ist immer nur kurzzeitig erlaubt, und das in der Regel unabhängig davon, welches Medikament Ihnen verschrieben wird. Weder Ibuprofen oder Diclofenac noch Novaminsulfon sind für eine längere Einnahmedauer über viele Wochen oder Monate geeignet.

Ich bin immer wieder erstaunt und erschrocken, wenn Patienten mir mitteilen, dass sie zum Beispiel Ibuprofen seit einem Jahr am Stück einnehmen. Ein Blick in das Labor verrät dann schnell, dass das nicht folgenlos geblieben ist. Doch Angst muss man vor Schmerzmedikamenten nicht haben. Im Gegenteil, sie haben einen guten und sinnvollen Nutzen. Richtig und sinnvoll eingenommen, helfen Sie über Phasen mit einem hohen Schmerzlevel hinweg, damit Sie aktiv und beweglich bleiben können. Das ist wichtig, denn dadurch werden die Schmerzen langfristig gebessert.

Schmerzmittel aus der Gruppe der NSAIDs, wie zum Beispiel Ibuprofen und Diclofenac, haben nicht nur eine schmerzlindernde, sondern auch eine entzündungshemmende Wirkung. Aber um es noch einmal klar zu sagen: NSAIDs wirken zwar stark entzündungshemmend, doch sie sind für die langfristige Entzündungshemmung am Gelenk ungeeignet. Die langfristige Einnahme dieser Medikamente führt zur Organschädigung und ist daher verboten! Deshalb können sie andere Module zur langfristigen Entzündungshemmung nicht ersetzen.

Wann sollen wir diese Medikamente einnehmen? Den schmerzlindernden und entzündungshemmenden Effekt von Schmerzmitteln nutzen wir bei Schmerzspitzen, wenn Schmerzen mal deutlich stärker sind. Dann nehmen wir sie über einen kurzen Zeitraum von wenigen Tagen. Wenn sich die Schmerzen nach einigen Tagen wieder gebessert haben, dann gehören sie wieder in die Schublade.

Baustein 7 – Medikamentöse Entzündungshemmung

Zum Schmerzmanagement – und vielmehr zum langfristigen Management der niedriggradigen Entzündung – gehört eine weitere Gruppe von Präparaten in unser Portfolio. Chondroitin und Glucosamin sind für den Langzeitgebrauch und damit auch für den andauernden Einsatz gegen Arthrosebeschwerden gut geeignet.

Als Nahrungsergänzungsmittel gehören sie zu den Lebensmitteln und unterliegen dem Lebensmittelrecht, sie müssen keine pharmakologische Wirkung zur Linderung von Krankheiten haben.

Studien haben allerdings gezeigt, dass sie in pharmakologischer Qualität einen wichtigen Beitrag zur langfristigen Entzündungshemmung bei Arthrose leisten können. Für die Gabe von Chondroitin und Glucosamin in minderer Qualität konnten unabhängige Wissenschaftler hingegen keinen Nutzen feststellen.

mein **RAT**

Medikamentöse Entzündungshemmung

Im Gegensatz zu den Schmerzmitteln sind Chondroitin und Glucosamin für den langfristigen Einsatz gut geeignet. Von entscheidender Bedeutung für deren Wirksamkeit ist die Art der Herstellung. Ausschließlich in reiner und pharmazeutischer Form sind Chondroitin und Glucosamin in der Lage, ihren Beitrag zur Entzündungshemmung und damit auch zur Besserung Ihrer Arthroseschmerzen zu leisten. Auch wenn sie keine Medikamente, sondern »nur« Nahrungsergänzungsmittel sind, rate ich Ihnen zum Weg in die Apotheke.

Von den nicht-pharmakologisch hergestellten Präparaten rate ich Ihnen ab. Sie sind teuer, aber haben keinen Mehrwert. In der Apotheke werden Sie kompetent beraten, welches Präparat den Anforderungen an die Reinheit der Herstellung genügt.

Ein Stichwort hierfür ist die »kristalline Form«. Diese Präparate sind rezeptfrei in der Apotheke erhältlich, Nebenwirkungen sind selten, auf Allergien ist aber zu achten. Auch wenn es vereinzelt Berichte über eine höhere Wirksamkeit von Kombinationspräparaten gibt, existiert bislang keine ausreichende Evidenz dafür. Es ist also tatsächlich Geschmackssache und Ihnen überlassen, für welches der Präparate Sie sich entscheiden.

Ich empfehle Ihnen, die Investition für den Zeitraum von mindestens 100 Tagen zu tätigen. In unserem 100-Tage-Behandlungsplan zur Behandlung von Arthroseschmerzen nutzen wir ebenfalls den entzündungshemmenden Effekt von Chondroitin oder Glucosamin. Wichtig: Nehmen Sie diese für die gesamte Zeit am Stück ein und nicht nur bei Bedarf. Andernfalls erzielen Sie keine ausreichende Wirkung.

EIN LETZTER TIPP, BEVOR SIE STARTEN: GEHEN SIE ZUM ARZT

Ein Denkfehler, dem immer noch zu viele aufsitzen, ist, dass die eigene Behandlung zu Hause – auch angeleitet zum Beispiel durch dieses Buch – und die Behandlung durch den Arzt miteinander konkurrieren. Das ist völliger Unsinn. Es gibt kein Entweder-oder. Es geht ausschließlich um das gemeinsame Ziel, die Arthrosebeschwerden und die Arthrose wirksam zu behandeln. Der effektivste Weg ist, Selbsthilfe und medizinische Hilfe miteinander zu kombinieren.

Ärzte und die Medizin greifen immer nur punktuell ein. Sei es eine Spritze, ein Medikament, ein Rezept für Physiotherapie oder eine Operation. Der langfristige Erfolg kann aber nur durch Sie selbst gewährleistet werden.

Abnehmen, körperliche Aktivität und Mobilität und eine langfristige Entzündungssenkung bewirken keinen kurzfristigen Aha-Effekt. In der Summe und langfristig sind sie aber wesentlich wirksamer als jede Spritze, jede Tablette oder jedes Physiotherapie-Rezept.

Die eigenverantwortliche Behandlung der Arthrose zu Hause ist langfristig wirksamer als eine kurzzeitige medizinische Behandlung.

Ein Arzt hat jede Menge Therapiemöglichkeiten im Angebot. Ob und wann ein Medikament, eine Injektion oder eine bestimmte Therapie indiziert ist, wird er je nach Ausgangslage entscheiden. Dabei muss er bei jeder Behandlung immer eine Abwägung zwischen Nutzen und Risiko vornehmen. Denn jede Therapie birgt grundsätzlich ein Risiko, die eine mehr, die andere weniger.

Und dieses Risko ist nicht für jeden Patienten in der Arztpraxis dasselbe. Es kann sein, dass ein Medikament oder eine Behandlung für den einen Patienten empfohlen wird und bei derselben Problematik ein anderer Patient genau diese nicht erhalten kann. Deshalb ist ein Gespräch mit dem Arzt so wichtig.

Bevor Sie nun mit der Arthrosebehandlung beginnen, sollten Sie sich deshalb noch einmal bei Ihrem Arzt vorstellen:

- Sind Sie fit genug für die Therapie?
- Benötigen Sie eventuell Medikamente?
- Kommt eine Gelenkinjektion für Sie infrage?
- Sollten Sie einen Vitamin-D-Mangel behandeln?
- Muss das Abnehmen bei starkem Übergewicht ärztlich begleitet werden?
- Müssen andere Erkrankungen eventuell mitbehandelt werden?

Dies sind nur einige der zu klärenden Fragen. Sprechen Sie mit Ihrem Arzt darüber und starten Sie gut ausgerüstet nun in die Arthrose-Therapie: in Ihren 100-Tage-Behandlungsplan.

mein **RAT**

Ärztliche Behandlung

Der Arzt sollte zu Beginn einer jeden Arthrosebehandlung aufgesucht werden. Gründe hierfür sind:

1. Ärzte können helfen, dass Sie grobe Fehler vermeiden, zum Beispiel indem Sie ein Medikament zu lange oder zu hoch dosiert einnehmen.
2. Ärzte schätzen Ihr Risikoprofil zum Beispiel für Medikamente oder Belastungen ein oder wenn Sie aufgrund einer Herzschwäche bestimmte Sportarten nicht ausführen dürfen.
3. Ärzte helfen bei der Diagnostik, zum Beispiel des Röntgenbefundes oder der Untersuchung des Vitamin-D-Blutspiegels.
4. Ärzte können bei richtiger Indikation sehr sinnvolle Gelenkinjektionen durchführen, die Sie bei der Bekämpfung der Entzündung und dem Schutz des Gelenkknorpels unterstützen.
5. Ärzte können Ihnen mit einer Operation helfen, wenn die Arthrose weit fortgeschritten ist oder wenn Fehlstellungen korrigiert werden müssen. Beachten Sie aber, dass eine Operation erst der letzte und niemals der erste Schritt der medizinischen Behandlung ist.

Lassen Sie sich unterstützen durch den Arzt, aber geben Sie die Verantwortung für Ihre Gesundheit nicht bei ihm ab. Ihre eigenen täglichen Therapiemaßnahmen sind um ein Vielfaches effektiver, als es eine Spritze oder ein Rezept je sein können. Die Hauptaufgabe bleibt bei Ihnen.

DER BEHANDLUNGSPLAN ÜBER 100 TAGE

Auch der weiteste Weg beginnt mit einem ersten Schritt

Laotse
6. Jahrhundert vor Chr.

TEIL 4

100 TAGE GEGEN ARTHROSE – DER STARTSCHUSS

Die Vorbereitungen sind abgeschlossen, nun lassen Sie uns beginnen. Mit dem 100-Tage-Behandlungsplan starten Sie eine evidenzbasierte Therapie zur Behandlung Ihrer Arthrose und der Arthroseschmerzen, die den fachärztlichen und wissenschaftlichen Ansprüchen an eine konservative Therapie gerecht wird. Aus der Formel wird ein Plan – Ihr Plan.

Denken Sie nicht kurzfristig, sondern über einen Zeitraum von Monaten. Arthroseschmerzen verlaufen in Phasen und wellenartig. Gibt es einmal Tage, an denen Sie vermehrt Schmerzen haben, so ist das kein Grund zur Sorge. Das ist der normale, wellenförmige Verlauf der Erkrankung. Überbrücken Sie diese Tage für kurze Zeit mit einem für Sie verträglichen Schmerzmittel.

Für die nächsten drei Monate werde ich Sie an die Hand nehmen. Das ist der minimale Zeitraum für eine Beurteilung, ob Ihre Arthroseschmerzen konservativ weiterbehandelt werden können. In der Mehrzahl der Fälle wird das so sein.

Jeder Plan ist dabei nur so gut wie seine Umsetzung. Bleiben Sie motiviert bei Ihrem Plan und verfolgen Sie das Ziel. Versuchen Sie dabei, den Plan so gut wie möglich in Ihren Alltag zu integrieren. Ist Ihnen an einem Tag eine Aktivität, zum Beispiel Sport, nicht möglich, planen Sie diese möglichst zeitnah für einen der darauffolgenden Tage ein.

Damit Sie einen Überblick über Ihre Wochenaufgaben haben, gibt es am Ende jeder Woche eine Checkbox. Diese sollten Sie am Ende jeder Woche vollständig erledigt haben. Sollten Sie kein Übergewicht haben, gilt das natürlich nicht für den Gewichtsverlust. Falls Sie das Programm wegen Krankheit oder anderer Verhinderungen pausieren müssen, ist das kein Problem. Die angepasste Ernährung und die Einnahme von Chondroitin bzw. Glucosamin sollten Sie jedoch trotz aller Widrigkeiten beibehalten. Beginnen Sie erst wieder mit den Aktivitäten, wenn Sie wirklich fit und gesund sind, sonst riskieren Sie unter Umständen eine ernsthafte Erkrankung.

Und ein letzter Hinweis: Die Angaben zu den Häufigkeiten der sportlichen Aktivität, den Schritten und den Übungen sind empfohlene Mindestmengen. Sie können gerne etwas mehr leisten, wenn Sie möchten – zum Beispiel einen weiteren Tag pro Woche eine sportliche Aktivität einplanen (also dreimal die Woche) oder eine Übungseinheit pro Woche zusätzlich absolvieren. Bei der Anzahl der Schritte pro Tag zählen Sie auch diejenigen mit, die Sie durch ihre sportliche Aktivität, zum Beispiel durch Walking, erreichen. Im Plan gibt es an mancher Stelle den Hinweis »optional«. Das bedeutet, Sie können diese Einheit ausführen, im Regelplan ist das allerdings nicht erforderlich oder vorgesehen.

Und jetzt: Los geht's!

Der Arthrose-Kontroll-Test (ACT)

Wie stark ausgeprägt sind Ihre Arthrosebeschwerden? Das wissen nur Sie. In der Sprechstunde fragen wir regelmäßig nach der Stärke der Schmerzen, um einen Eindruck von der Höhe der Beschwerden zu bekommen. *»Wie stark sind Ihre Beschwerden, gemessen auf einer Skala von 0 bis 10?«*

Die Antworten geben meist wenig her. *»Heute? Oder letzte Woche, wo es viel schlimmer war? Eine 5. Nein, doch eine 7.«* Schwierig. Unser Körper ist kein Thermometer, an dem ich den Grad der Arthrosebeschwerden ablesen kann – und er hat erst recht keine Schmerzskala.

Dabei wäre es wichtig, zu wissen, ob sich die eigenen Beschwerden objektiv verändern. Funktioniert die konservative Behandlung, werden die Beschwerden weniger. Sie können aber auch stagnieren oder sich im ungünstigen Fall auch weiter verschlechtern, wenn die Arthrose zu weit fortgeschritten ist. Wir benötigen diese Informationen für die Entscheidung, ob die Arthrose ohne Operation in den Griff zu bekommen ist oder ob doch besser eine Prothese implantiert werden sollte. Nicht das Röntgenbild entscheidet über die Frage – sondern ausschließlich der Grad Ihrer Beschwerden.

Um dieser Unsicherheit Abhilfe zu schaffen, um die Beschwerden bei Arthrose messen und den Verlauf vergleichen zu können, habe ich den *Arthrose-Kontroll-Test* (ACT) entwickelt. Er ist ein mit wissenschaftlichen Methoden entwickeltes Messinstrument zur objektiven Bewertung Ihrer Arthrosebeschwerden.

Er zielt auf drei verschiedene Ebenen ab:

1. Arthrose-bedingte Schmerzen,
2. Tätigkeiten, die durch die Arthrose eingeschränkt sind, und
3. die gesundheitsbedingte Lebensqualität.

Der Arthrose-Kontroll-Test (ACT) wurde entwickelt, um die Arthrosebeschwerden und deren Folgen sichtbar und vergleichbar zu machen. Durch die Testführung ist es dabei möglich, Arthrose nicht nur aus der Perspektive des Schmerzes oder durch das Betrachten eines Röntgenbildes zu beurteilen.

Der ACT-Wert gibt Auskunft über die Schmerzen aus unterschiedlichen Perspektiven und darüber, wie diese Ihren Alltag und Ihre Lebensqualität beeinflussen. Er ist damit deutlich aussagekräftiger als eine Zahlenskala von 0 bis 10.

Der ACT ist besonders gut geeignet für die eigene Verlaufsbeurteilung. Machen Sie diesen Test im 4-Wochen-Rhythmus und verfolgen Sie Ihre Entwicklung. Der ACT wird Sie zu Beginn und am Ende des 100-Tage-Behandlungsplans begleiten. Lesen Sie Ihren Erfolg damit ab.

Je nachdem, welche Körperregion überwiegend von Ihren Arthrosebeschwerden betroffen ist, wählen Sie eine der drei Varianten für Sie:

- **ACT-WS:**
  Arthrose-Kontroll-Test für die Wirbelsäule: bei Arthrose der Halswirbelsäule, Brustwirbelsäule und Lendenwirbelsäule
- **ACT-UE:**
  Arthrose-Kontroll-Test für die untere Extremität: bei Arthrose der Hüftgelenke, Kniegelenke, Sprunggelenke und Fußgelenke
- **ACT-OE:**
  Arthrose-Kontroll-Test für die obere Extremität: bei Arthrose der Schultergelenke, Ellenbogengelenke, Handgelenke und Finger

Führen Sie diesen Selbsttest jetzt durch. Besteht bei Ihnen Arthrose an mehreren Körperregionen, so wählen Sie die Region aus, die am stärksten betroffen ist. Beantworten Sie die Fragen so wahrheitsgemäß wie möglich und notieren Sie sich das Ergebnis.

ACT für die untere Extremität (ACT-UE)

Bitte wählen Sie immer nur eine Antwortmöglichkeit aus.

1 Wie häufig treten Schmerzen in Ihrem Gelenk auf?

☐ 0 Ich habe keine Schmerzen.
☐ 1 Ich habe nur selten Schmerzen, meist bin ich schmerzfrei.
☐ 2 Ich habe ungefähr gleich häufig Phasen mit Schmerzen und schmerzfreie Phasen.
☐ 3 Ich habe meistens Schmerzen, nur selten bin ich schmerzfrei.
☐ 4 Ich habe Dauerschmerzen.

2 Wie stark waren Ihre Schmerzen in der vergangenen Woche ausgeprägt?

- ☐ 0 keine
- ☐ 1 schwach
- ☐ 2 mittelmäßig
- ☐ 3 stark
- ☐ 4 extrem stark

3 Wie lange bestehen Ihre Schmerzen schon?

- ☐ 0 weniger als 1 Monat / ich habe keine Schmerzen
- ☐ 1 3 bis 6 Monate
- ☐ 2 6 Monate bis 1 Jahr
- ☐ 3 1 bis 2 Jahre
- ☐ 4 mehr als 2 Jahre

4 Wie oft haben Sie in den vergangenen 4 Wochen Schmerzmittel wegen Ihrer Gelenkschmerzen eingenommen?

- ☐ 0 keine
- ☐ 1 weniger als 1 × pro Woche
- ☐ 2 1–2 × pro Woche
- ☐ 3 3–4 × pro Woche
- ☐ 4 täglich

5 Sind Sie in der Lage, 1 Stunde am Stück auf einem ebenen Wanderweg zu spazieren?

- ☐ 0 Ja, ohne Schwierigkeiten
- ☐ 1 mit leichten Schwierigkeiten
- ☐ 2 mit mäßigen Schwierigkeiten
- ☐ 3 mit starken Schwierigkeiten
- ☐ 4 mit extrem starken Schwierigkeiten / nicht möglich

6 Sind Sie in der Lage, die Treppenstufen eines Stockwerks hinabzusteigen?

- ☐ 0 Ja, ohne Schwierigkeiten
- ☐ 1 mit leichten Schwierigkeiten
- ☐ 2 mit mäßigen Schwierigkeiten
- ☐ 3 mit starken Schwierigkeiten
- ☐ 4 mit extrem starken Schwierigkeiten / nicht möglich

7 Sind Sie in der Lage, einen Gegenstand vom Boden aufzuheben?
- ☐ 0 Ja, ohne Schwierigkeiten
- ☐ 1 mit leichten Schwierigkeiten
- ☐ 2 mit mäßigen Schwierigkeiten
- ☐ 3 mit starken Schwierigkeiten
- ☐ 4 mit extrem starken Schwierigkeiten / nicht möglich

8 Sind Sie in der Lage, schwerere Haushaltstätigkeiten auszuführen, z.B. Gartenarbeit, Fensterputzen?
- ☐ 0 Ja, ohne Schwierigkeiten
- ☐ 1 mit leichten Schwierigkeiten
- ☐ 2 mit mäßigen Schwierigkeiten
- ☐ 3 mit starken Schwierigkeiten
- ☐ 4 mit extrem starken Schwierigkeiten / nicht möglich

9 Wie würden Sie Ihren derzeitigen Gesundheitszustand beschreiben?
- ☐ 0 sehr gut
- ☐ 1 gut
- ☐ 2 mittelmäßig
- ☐ 3 eher schlecht
- ☐ 4 sehr schlecht

10 Im Vergleich zum Zeitpunkt vor 3 Monaten, wie würden Sie Ihren derzeitigen Gesundheitszustand beschreiben?
- ☐ 0 derzeit viel besser
- ☐ 1 derzeit etwas besser
- ☐ 2 unverändert
- ☐ 3 derzeit etwas schlechter
- ☐ 4 derzeit viel schlechter

11 Sind Sie in der Lage, sich aufzuraffen und Dinge zu erledigen?
- ☐ 0 Ja, ohne Schwierigkeiten
- ☐ 1 mit leichten Schwierigkeiten
- ☐ 2 mit mäßigen Schwierigkeiten
- ☐ 3 mit starken Schwierigkeiten
- ☐ 4 mit extrem starken Schwierigkeiten / nicht möglich

12 Schränken Ihre körperlichen Probleme Ihren Kontakt zu Familie, Bekannten oder Freunden ein?

- ☐ 0 Nein, keine Einschränkungen
- ☐ 1 geringe Einschränkungen
- ☐ 2 mäßig starke Einschränkungen
- ☐ 3 starke Einschränkungen
- ☐ 4 sehr starke Einschränkungen / nicht möglich

ACT für die obere Extremität (ACT-OE)

Bitte wählen Sie immer nur eine Antwortmöglichkeit aus.

1 Wie häufig treten Schmerzen in Ihrem Gelenk auf?

- ☐ 0 Ich habe keine Schmerzen.
- ☐ 1 Ich habe nur selten Schmerzen, meist bin ich schmerzfrei.
- ☐ 2 Ich habe ungefähr gleich häufig Phasen mit Schmerzen und schmerzfreie Phasen.
- ☐ 3 Ich habe meistens Schmerzen, nur selten bin ich schmerzfrei.
- ☐ 4 Ich habe Dauerschmerzen.

2 Wie stark waren Ihre Schmerzen in der vergangenen Woche ausgeprägt?

- ☐ 0 keine
- ☐ 1 schwach
- ☐ 2 mittelmäßig
- ☐ 3 stark
- ☐ 4 extrem stark

3 Wie lange bestehen Ihre Schmerzen schon?

- ☐ 0 weniger als 1 Monat / ich habe keine Schmerzen
- ☐ 1 3 bis 6 Monate
- ☐ 2 6 Monate bis 1 Jahr
- ☐ 3 1 bis 2 Jahre
- ☐ 4 mehr als 2 Jahre

4 Wie oft haben Sie in den vergangenen 4 Wochen Schmerzmittel wegen Ihrer Gelenkschmerzen eingenommen?

☐ 0 keine
☐ 1 weniger als 1 × pro Woche
☐ 2 1–2 × pro Woche
☐ 3 3–4 × pro Woche
☐ 4 täglich

5 Sind Sie in der Lage, einen Gegenstand von ungefähr 5 kg Gewicht zu tragen?

☐ 0 Ja, ohne Schwierigkeiten
☐ 1 mit leichten Schwierigkeiten
☐ 2 mit mäßigen Schwierigkeiten
☐ 3 mit starken Schwierigkeiten
☐ 4 mit extrem starken Schwierigkeiten / nicht möglich

6 Sind Sie in der Lage, eine Glühbirne an der Decke auszuwechseln?

☐ 0 Ja, ohne Schwierigkeiten
☐ 1 mit leichten Schwierigkeiten
☐ 2 mit mäßigen Schwierigkeiten
☐ 3 mit starken Schwierigkeiten
☐ 4 mit extrem starken Schwierigkeiten / nicht möglich

7 Sind Sie in der Lage, ein großes Gurkenglas zu öffnen?

☐ 0 Ja, ohne Schwierigkeiten
☐ 1 mit leichten Schwierigkeiten
☐ 2 mit mäßigen Schwierigkeiten
☐ 3 mit starken Schwierigkeiten
☐ 4 mit extrem starken Schwierigkeiten / nicht möglich

8 Sind Sie in der Lage, schwerere Haushaltstätigkeiten auszuführen, z. B. Gartenarbeit, Fensterputzen?

☐ 0 Ja, ohne Schwierigkeiten
☐ 1 mit leichten Schwierigkeiten
☐ 2 mit mäßigen Schwierigkeiten
☐ 3 mit starken Schwierigkeiten
☐ 4 mit extrem starken Schwierigkeiten / nicht möglich

9 Wie würden Sie Ihren derzeitigen Gesundheitszustand beschreiben?
- ☐ 0 sehr gut
- ☐ 1 gut
- ☐ 2 mittelmäßig
- ☐ 3 eher schlecht
- ☐ 4 sehr schlecht

10 Im Vergleich zum Zeitpunkt vor 3 Monaten, wie würden Sie Ihren derzeitigen Gesundheitszustand beschreiben?
- ☐ 0 derzeit viel besser
- ☐ 1 derzeit etwas besser
- ☐ 2 unverändert
- ☐ 3 derzeit etwas schlechter
- ☐ 4 derzeit viel schlechter

11 Sind Sie in der Lage, sich aufzuraffen und Dinge zu erledigen?
- ☐ 0 Ja, ohne Schwierigkeiten
- ☐ 1 mit leichten Schwierigkeiten
- ☐ 2 mit mäßigen Schwierigkeiten
- ☐ 3 mit starken Schwierigkeiten
- ☐ 4 mit extrem starken Schwierigkeiten / nicht möglich

12 Schränken Ihre körperlichen Probleme Ihren Kontakt zu Familie, Bekannten oder Freunden ein?
- ☐ 0 Nein, keine Einschränkungen
- ☐ 1 geringe Einschränkungen
- ☐ 2 mäßig starke Einschränkungen
- ☐ 3 starke Einschränkungen
- ☐ 4 sehr starke Einschränkungen / nicht möglich

ACT für die Wirbelsäule (ACT-WS)

Bitte wählen Sie immer nur eine Antwortmöglichkeit aus.

1 Wie häufig treten Schmerzen in Ihrem Gelenk auf?

- ☐ 0 Ich habe keine Schmerzen.
- ☐ 1 Ich habe nur selten Schmerzen, meist bin ich schmerzfrei.
- ☐ 2 Ich habe ungefähr gleich häufig Phasen mit Schmerzen und schmerzfreie Phasen.
- ☐ 3 Ich habe meistens Schmerzen, nur selten bin ich schmerzfrei.
- ☐ 4 Ich habe Dauerschmerzen.

2 Wie stark waren Ihre Schmerzen in der vergangenen Woche ausgeprägt?

- ☐ 0 keine
- ☐ 1 schwach
- ☐ 2 mittelmäßig
- ☐ 3 stark
- ☐ 4 extrem stark

3 Wie lange bestehen Ihre Schmerzen schon?

- ☐ 0 weniger als 1 Monat / ich habe keine Schmerzen
- ☐ 1 3 bis 6 Monate
- ☐ 2 6 Monate bis 1 Jahr
- ☐ 3 1 bis 2 Jahre
- ☐ 4 mehr als 2 Jahre

4 Wie oft haben Sie in den vergangenen 4 Wochen Schmerzmittel wegen Ihrer Gelenkschmerzen eingenommen?

- ☐ 0 keine
- ☐ 1 weniger als 1 × pro Woche
- ☐ 2 1–2 × pro Woche
- ☐ 3 3–4 × pro Woche
- ☐ 4 täglich

5 Sind Sie in der Lage, einen Gegenstand von ungefähr 5 kg Gewicht zu tragen?

☐ 0 Ja, ohne Schwierigkeiten
☐ 1 mit leichten Schwierigkeiten
☐ 2 mit mäßigen Schwierigkeiten
☐ 3 mit starken Schwierigkeiten
☐ 4 mit extrem starken Schwierigkeiten / nicht möglich

6 Sind Sie in der Lage, 10 Minuten am Stück zu stehen, z. B. im Wartezimmer?

☐ 0 Ja, ohne Schwierigkeiten
☐ 1 mit leichten Schwierigkeiten
☐ 2 mit mäßigen Schwierigkeiten
☐ 3 mit starken Schwierigkeiten
☐ 4 mit extrem starken Schwierigkeiten / nicht möglich

7 Sind Sie in der Lage, im Sitzen den Kopf nach hinten zu drehen und über die Schulter zu schauen, z. B. im Auto?

☐ 0 Ja, ohne Schwierigkeiten
☐ 1 mit leichten Schwierigkeiten
☐ 2 mit mäßigen Schwierigkeiten
☐ 3 mit starken Schwierigkeiten
☐ 4 mit extrem starken Schwierigkeiten / nicht möglich

8 Sind Sie in der Lage, schwerere Haushaltstätigkeiten auszuführen, z. B. Gartenarbeit, Fensterputzen?

☐ 0 Ja, ohne Schwierigkeiten
☐ 1 mit leichten Schwierigkeiten
☐ 2 mit mäßigen Schwierigkeiten
☐ 3 mit starken Schwierigkeiten
☐ 4 mit extrem starken Schwierigkeiten / nicht möglich

9 Wie würden Sie Ihren derzeitigen Gesundheitszustand beschreiben?

☐ 0 sehr gut
☐ 1 gut
☐ 2 mittelmäßig
☐ 3 eher schlecht
☐ 4 sehr schlecht

10 Im Vergleich zum Zeitpunkt vor 3 Monaten, wie würden Sie Ihren derzeitigen Gesundheitszustand beschreiben?

- ☐ 0 derzeit viel besser
- ☐ 1 derzeit etwas besser
- ☐ 2 unverändert
- ☐ 3 derzeit etwas schlechter
- ☐ 4 derzeit viel schlechter

11 Sind Sie in der Lage, sich aufzuraffen und Dinge zu erledigen?

- ☐ 0 Ja, ohne Schwierigkeiten
- ☐ 1 mit leichten Schwierigkeiten
- ☐ 2 mit mäßigen Schwierigkeiten
- ☐ 3 mit starken Schwierigkeiten
- ☐ 4 mit extrem starken Schwierigkeiten / nicht möglich

12 Schränken Ihre körperlichen Probleme Ihren Kontakt zu Familie, Bekannten oder Freunden ein?

- ☐ 0 Nein, keine Einschränkungen
- ☐ 1 geringe Einschränkungen
- ☐ 2 mäßig starke Einschränkungen
- ☐ 3 starke Einschränkungen
- ☐ 4 sehr starke Einschränkungen, nicht möglich

Auswertung des ACT

Zählen Sie nun alle Punkte zusammen und lesen Sie den Grad Ihrer Beschwerden ab und wie diese Sie bei Ihren Tätigkeiten beeinträchtigen. Der ACT gibt Ihnen Auskunft darüber, wie stark bzw. ausgeprägt Ihre Arthrosebeschwerden sind und wie sehr Sie durch die Beschwerden bei der Ausübung Ihrer Tätigkeiten und Aufgaben beeinträchtigt sind.

Ihre Arthrosebeschwerden nach dem Arthrose-Kontroll-Test (ACT)

	bis 3	4–8	9–13	14–18	19–23	24–28	29–33	34–38	39–43	44 und mehr
Beschwerden	keine	leicht	leicht bis mäßig	mäßig	mäßig bis mittelstark	mittelstark	mittelstark bis stark	stark	stark bis unerträglich	unerträglich
Aufgaben erledigen können	ohne Probleme	regelmäßig	fast immer	häufig	nicht immer	häufiger nicht	oft nicht	meistens nicht	überwiegend nicht	überhaupt nicht

Führen Sie den ACT zu Beginn, in der Mitte und am Ende des 100-Tage-Behandlungsplans aus. Er wird Ihnen wichtige Anhaltspunkte und Erkenntnisse über Ihren Behandlungsfortschritt liefern.

GESUNDHEITSCHECK: SICHERHEIT VOR DEM START

Ein letzter Test steht noch aus. Bevor Sie mit dem 100-Tage-Behandlungsplan beginnen können, müssen wir noch eine wichtige Frage klären: Sind Sie ausreichend fit dafür? Es gibt nämlich Erkrankungen, bei denen körperliche Aktivitäten nur mit Vorsicht oder unter Einschränkungen durchgeführt werden dürfen.

In sehr seltenen Fällen kann eine höhere körperliche Aktivität auch gefährlich sein, zum Beispiel in Verbindung mit Fettleibigkeit, chronischen Erkrankungen oder bei Herz-Kreislauf-Erkrankungen in der Familiengeschichte.

Solche *müssen* nicht, *können* mitunter aber dazu führen, dass die Ausübung von Sport und Bewegung ärztlich eingeschränkt und in sehr seltenen Fällen sogar verboten ist. Der *»Gesundheitscheck vor körperlicher Aktivität«* hilft Ihnen dabei, dies zu überprüfen.[213]

Machen Sie diesen kurzen Gesundheitscheck, um zu erfahren, ob bei Ihnen eine Risikogefährdung durch körperliche Aktivität vorliegen könnte.

Gesundheitscheck vor körperlicher Aktivität

1. Sie haben in der Vergangenheit an einer der folgenden Krankheiten gelitten: Herz, Herzinfarkt, Angina pectoris, Herzstillstand, Herzrhythmusstörungen, Herzklappenerkrankungen
2. Sie haben einen schlecht eingestellten Bluthochdruck
3. Sie werden von einem Kardiologen betreut
4. Sie haben eine neurologische Erkrankung
5. Sie leiden an Diabetes Typ 1 oder 2
6. Sie haben eine endokrine Stoffwechselerkrankung
7. Sie haben eine Leber- oder Nierenerkrankung
8. Sie hatten in der Vergangenheit ein Gesundheitsproblem, das als Hindernis für körperliche Aktivität gilt
9. Sie glauben, dass körperliche Aktivität für Sie schädlich oder riskant sein könnte

Wenn Sie alle Fragen mit *»Nein«* beantworten, dann können Sie mit einer moderaten Belastung und dem 100-Tage-Behandlungsplan beginnen. Wenn Sie eine oder mehrere dieser Fragen mit »Ja« beantworten, dann sollten Sie *vor* Beginn des Behandlungsplans Ihren Arzt konsultieren. Fragen Sie Ihn, ob bei Ihnen ein Risiko durch eine körperliche Belastung und durch Sport vorliegt. Eventuell nennt er Ihnen eine Grenze, bis zu der Sie sich belasten dürfen. Sprechen Sie mit Ihm konkret diese Belastungsgrenze ab und halten Sie sich bei Ihren Aktivitäten strikt daran.

DER 100-TAGE-BEHANDLUNGSPLAN

Tag 1

Ihr 1. Tag gehört den Vorbereitungen, den Selbsttests und beginnt bereits mit zwei wichtigen Bausteinen:

☐ 1. **Ernährung:** Legen Sie Ihren Ernährungsplan fest und gehen Sie einkaufen. Stellen Sie sich Ihre Ernährung für die nächsten Tage zusammen und achten Sie auf eine entzündungshemmende Zusammensetzung.

☐ 2. **Schmerzmanagement:** Beginnen Sie heute mit der Einnahme von Chondroitin oder Glucosamin, die Sie aus der Apotheke beziehen. Achten Sie darauf, dass Sie die Präparate in »pharmazeutischer Qualität«, das heißt in reiner, kristalliner Form, erhalten.

Selbsttests

☐ 3. **Selbstcheck Gesundheit:** Führen Sie den Selbsttest für Ihre Gesundheit durch. Bei Auffälligkeiten vereinbaren Sie einen Termin mit Ihrem Arzt und führen das Programm erst weiter, wenn Sie von ihm grünes Licht erhalten haben.

☐ 4. **Arthrose-Kontroll-Test (ACT)**: Bestimmen Sie den Grad Ihrer Arthrosebeschwerden für die für Sie im Vordergrund stehende Region (obere oder untere Extremität, Wirbelsäule).

☐ 5. **BMI:** Heute wiegen Sie sich und notieren Ihren BMI.

Weitere Vorbereitungen

☐ 6. **Sportart:** Sie haben sich für Ihre Lieblingssportart entschieden? Ob Schwimmen, Radfahren, Fitnesstraining, Gymnastik, Nordic Walking oder Walking, Rudern oder Jogging – heute ist der Tag, an dem Sie diese für sich neu entdecken. Vielleicht üben Sie diese ohnehin schon aus, dann umso besser! Gehen Sie heute ins Sportgeschäft und rüsten Sie sich mit dem aus, was Sie für die nächsten 100 Tage benötigen: neue Schuhe, Walking-Stöcke oder passende Outdoor-Bekleidung. Der sportlichen Bewegung sollte ab heute nichts mehr im Wege stehen!

☐ 7. **Schrittzähler:** Rüsten Sie sich mit einem Instrument für das Schritte-Zählen aus. Wenn Sie ein Smartphone besitzen, dann finden Sie den Schrittzähler meist im Bereich »Gesundheit« oder »Health« Ihres Smartphones. Einige haben vorinstallierte Gesundheits-Apps. Alternativ erhalten Sie einen Schrittzähler im Sportgeschäft.

☐ 8. **Thera-Band:** Besorgen Sie sich ein Thera-Band in der für Sie geeigneten Stärke: für Frauen ein grünes (gute körperliche Fitness) oder rotes Band (geringere körperliche Fitness), für Männer ein schwarzes (gute körperliche Fitness) oder blaues Band (geringere körperliche Fitness). Sie bekommen das Band über das Internet, im Sport- oder Orthopädie-Fachgeschäft.

Woche 1 (Tag 2–8)

Tag	2	3	4	5	6	7	8
Übungen	30 Min.		30 Min.		30 Min.		(30 Min.)
Sport		(30 Min.)		30 Min.		30 Min.	
Schritte	6000	6000	6000	6000	6000	6000	6000
Ernährung	X	X	X	X	X	X	X
Chondroitin/Glucosamin	X	X	X	X	X	X	X
Gewicht (BMI)							X
Arthrose-Kontroll-Test							X

(in Klammern): optional

Wochen-Checkliste

Am Ende von Woche 1 Das sollten Sie erreicht haben

- ☐ Ich habe mind. 3×/Woche Übungen absolviert, mind. 30 Min. lang
- ☐ Ich habe mind. 2×/Woche eine sportliche Aktivität ausgeführt, mind. 30 Min. lang
- ☐ Ich habe täglich mind. 6 000 Schritte erreicht
- ☐ Ich habe meine Ernährung täglich entzündungshemmend gestaltet
- ☐ Ich habe täglich Chondroitin oder Glucosamin wie empfohlen eingenommen
- ☐ Ich habe Körpergewicht abgenommen (gem. meinem Ziel*)

*Gewicht abnehmen nur, wenn Übergewicht vorhanden ist und Gewichtsabnahme ein Ziel ist.

Woche 2 (Tag 9–15)

Tag	9	10	11	12	13	14	15
Übungen	30 Min.		30 Min.		30 Min.		(30 Min.)
Sport		(30 Min.)		30 Min.		30 Min.	
Schritte	7000	7000	7000	7000	7000	7000	7000
Ernährung	X	X	X	X	X	X	X
Chondroitin/Glucosamin	X	X	X	X	X	X	X
Gewicht (BMI)							X
Arthrose-Kontroll-Test							X

(in Klammern): optional

Wochen-Checkliste

Am Ende von Woche 2 Das sollten Sie erreicht haben

- ☐ Ich habe mind. 3×/Woche Übungen absolviert, mind. 30 Min. lang
- ☐ Ich habe mind. 2×/Woche eine sportliche Aktivität ausgeführt, mind. 30 Min. lang
- ☐ Ich habe täglich mind. 7000 Schritte erreicht
- ☐ Ich habe meine Ernährung täglich entzündungshemmend gestaltet
- ☐ Ich habe täglich Chondroitin oder Glucosamin wie empfohlen eingenommen
- ☐ Ich habe Körpergewicht abgenommen

Woche 3 (Tag 16–22)

Tag	16	17	18	19	20	21	22
Übungen	45 Min.		45 Min.		45 Min.		(45 Min.)
Sport		(30 Min.)		30 Min.		30 Min.	
Schritte	8000	8000	8000	8000	8000	8000	8000
Ernährung	X	X	X	X	X	X	X
Chondroitin/Glucosamin	X	X	X	X	X	X	X
Gewicht (BMI)							X
Arthrose-Kontroll-Test							X

(in Klammern): optional

Wochen-Checkliste

Am Ende von Woche 3 Das sollten Sie erreicht haben

- ☐ Ich habe mind. 3 ×/Woche Übungen absolviert, mind. 45 Min. lang
- ☐ Ich habe mind. 2 ×/Woche eine sportliche Aktivität ausgeführt, mind. 30 Min. lang
- ☐ Ich habe täglich mind. 8 000 Schritte erreicht
- ☐ Ich habe meine Ernährung täglich entzündungshemmend gestaltet
- ☐ Ich habe täglich Chondroitin oder Glucosamin wie empfohlen eingenommen
- ☐ Ich habe Körpergewicht abgenommen

Woche 4 (Tag 23–29)

Tag	23	24	25	26	27	28	29
Übungen	45 Min.		45 Min.		45 Min.		(45 Min.)
Sport		(45 Min.)		45 Min.		45 Min.	
Schritte	8000	8000	8000	8000	8000	8000	8000
Ernährung	X	X	X	X	X	X	X
Chondroitin/Glucosamin	X	X	X	X	X	X	X
Gewicht (BMI)							X
Arthrose-Kontroll-Test							X

(in Klammern): optional

Wochen-Checkliste

Am Ende von Woche 4 Das sollten Sie erreicht haben

- ☐ Ich habe mind. 3×/Woche Übungen absolviert, mind. 45 Min. lang
- ☐ Ich habe mind. 2×/Woche eine sportliche Aktivität ausgeführt, mind. 45 Min. lang
- ☐ Ich habe täglich mind. 8000 Schritte erreicht
- ☐ Ich habe meine Ernährung täglich entzündungshemmend gestaltet
- ☐ Ich habe täglich Chondroitin oder Glucosamin wie empfohlen eingenommen
- ☐ Ich habe Körpergewicht abgenommen

Erster Zwischencheck

Sie haben nun die erste Gelegenheit für einen Zwischencheck. Nach vier Wochen sollten Sie Ihre Ernährung nun antientzündlich umgestellt haben. Sport und Bewegungsübungen sind Ihnen langsam vertraut und Sie haben sich an den Rhythmus aus Bewegung und Erholung bereits ein wenig gewöhnt. Zum jetzigen Zeitpunkt ist es wichtig, dass Sie Vertrauen in sich und in Ihre eigenen Fähigkeiten gefunden haben. Sie sind in der Lage, selbst langjährige Gewohnheiten zu ändern.

Wiederholen Sie nun den Arthrose-Kontroll-Test (ACT) und beurteilen Sie Ihr Körpergewicht. Zeigt sich womöglich schon ein kleiner Erfolg? Im besten Fall ist schon ein kleiner Trend hin zu einer Verbesserung zu sehen. Wenn ja, dann gratuliere ich Ihnen! Machen Sie weiter. Aber vergessen Sie nicht: Sie haben sich gerade erst auf den Weg gemacht, und es ist noch deutlich mehr möglich!

Doch das muss auch gar nicht sein. Es ist noch sehr früh und wesentliche Erfolge stellen sich erst in den kommenden Wochen ein. Sie könnten für sich überprüfen, ob Sie die Empfehlungen richtig umgesetzt haben und ob Sie etwas – wenn auch nur Kleinigkeiten – an der Umsetzung verbessern können.

Woche 5 (Tag 30–36)

Tag	30	31	32	33	34	35	36
Übungen	45 Min.		45 Min.		45 Min.		(45 Min.)
Sport		(45 Min.)		45 Min.		45 Min.	
Schritte	8000	8000	8000	8000	8000	8000	8000
Ernährung	X	X	X	X	X	X	X
Chondroitin/Glucosamin	X	X	X	X	X	X	X
Gewicht (BMI)							X
Arthrose-Kontroll-Test							X

(in Klammern): optional

Wochen-Checkliste

Am Ende von Woche 5 Das sollten Sie erreicht haben

- ☐ Ich habe mind. 3×/Woche Übungen absolviert, mind. 45 Min. lang
- ☐ Ich habe mind. 2×/Woche eine sportliche Aktivität ausgeführt, mind. 45 Min. lang
- ☐ Ich habe täglich mind. 8 000 Schritte erreicht
- ☐ Ich habe meine Ernährung täglich entzündungshemmend gestaltet
- ☐ Ich habe täglich Chondroitin oder Glucosamin wie empfohlen eingenommen
- ☐ Ich habe Körpergewicht abgenommen

Woche 6 (Tag 37–43)

Tag	37	38	39	40	41	42	43
Übungen	45 Min.		45 Min.		45 Min.		(45 Min.)
Sport		(45 Min.)		45 Min.		45 Min.	
Schritte	8000	8000	8000	8000	8000	8000	8000
Ernährung	X	X	X	X	X	X	X
Chondroitin/Glucosamin	X	X	X	X	X	X	X
Gewicht (BMI)							X
Arthrose-Kontroll-Test							X

(in Klammern): optional

Wochen-Checkliste

Am Ende von Woche 6 Das sollten Sie erreicht haben

- ☐ Ich habe mind. 3×/Woche Übungen absolviert, mind. 45 Min. lang
- ☐ Ich habe mind. 2×/Woche eine sportliche Aktivität ausgeführt, mind. 45 Min. lang
- ☐ Ich habe täglich mind. 8000 Schritte erreicht
- ☐ Ich habe meine Ernährung täglich entzündungshemmend gestaltet
- ☐ Ich habe täglich Chondroitin oder Glucosamin wie empfohlen eingenommen
- ☐ Ich habe Körpergewicht abgenommen

Woche 7 (Tag 44–50)

Tag	44	45	46	47	48	49	50
Übungen	45 Min.		45 Min.		45 Min.		(45 Min.)
Sport		(45 Min.)		45 Min.		45 Min.	
Schritte	8000	8000	8000	8000	8000	8000	8000
Ernährung	X	X	X	X	X	X	X
Chondroitin/Glucosamin	X	X	X	X	X	X	X
Gewicht (BMI)							X
Arthrose-Kontroll-Test							X

(in Klammern): optional

Wochen-Checkliste

Am Ende von Woche 7 Das sollten Sie erreicht haben

- ☐ Ich habe mind. 3×/Woche Übungen absolviert, mind. 45 Min. lang
- ☐ Ich habe mind. 2×/Woche eine sportliche Aktivität ausgeführt, mind. 45 Min. lang
- ☐ Ich habe täglich mind. 8 000 Schritte erreicht
- ☐ Ich habe meine Ernährung täglich entzündungshemmend gestaltet
- ☐ Ich habe täglich Chondroitin oder Glucosamin wie empfohlen eingenommen
- ☐ Ich habe Körpergewicht abgenommen
- ☐ Ich habe den Arthrose-Kontroll-Test (ACT) durchgeführt

Woche 8 (Tag 51–57)

Tag	51	52	53	54	55	56	57
Übungen	45 Min.		45 Min.		45 Min.		(45 Min.)
Sport		(45 Min.)		45 Min.		45 Min.	
Schritte	8000	8000	8000	8000	8000	8000	8000
Ernährung	X	X	X	X	X	X	X
Chondroitin/Glucosamin	X	X	X	X	X	X	X
Gewicht (BMI)							X
Arthrose-Kontroll-Test							X

(in Klammern): optional

Wochen-Checkliste

Am Ende von Woche 8 Das sollten Sie erreicht haben

- ☐ Ich habe mind. 3×/Woche Übungen absolviert, mind. 45 Min. lang
- ☐ Ich habe mind. 2×/Woche eine sportliche Aktivität ausgeführt, mind. 45 Min. lang
- ☐ Ich habe täglich mind. 8000 Schritte erreicht
- ☐ Ich habe meine Ernährung täglich entzündungshemmend gestaltet
- ☐ Ich habe täglich Chondroitin oder Glucosamin wie empfohlen eingenommen
- ☐ Ich habe Körpergewicht abgenommen

Zweiter Zwischencheck

Es ist nun Zeit für den zweiten Zwischencheck. Prüfen Sie Ihr Gewicht und wiederholen Sie den Arthrose-Kontroll-Test (ACT). Konnten Sie weiter Gewicht verlieren? Wenn ja, dann haben Sie sich und Ihrem Körper schon sehr viel Gutes getan. Der ACT verrät Ihnen nun den Trend Ihrer Arthrosebeschwerden. Sind sie durch eine konservative Behandlung zu bessern? Stellen Sie fest, dass Sie mittlerweile mobiler sind, weniger oft Schmerzen haben und Ihren Alltag etwas besser bewältigen können?

Das wünsche ich Ihnen. Der 100-Tage-Behandlungsplan geht in die letzte Runde. Halten Sie an dem Ziel fest, die Behandlung vollständig und regelmäßig über die 100 Tage zu absolvieren. Auch wenn's manchmal schwerfällt. Bleiben Sie dran!

Woche 9 (Tag 58–64)

Tag	58	59	60	61	62	63	64
Übungen	45 Min.		45 Min.		45 Min.		(45 Min.)
Sport		(45 Min.)		45 Min.		45 Min.	
Schritte	8000	8000	8000	8000	8000	8000	8000
Ernährung	X	X	X	X	X	X	X
Chondroitin/Glucosamin	X	X	X	X	X	X	X
Gewicht (BMI)							X
Arthrose-Kontroll-Test							X

(in Klammern): optional

Wochen-Checkliste

Am Ende von Woche 9 Das sollten Sie erreicht haben

- ☐ Ich habe mind. 3×/Woche Übungen absolviert, mind. 45 Min. lang
- ☐ Ich habe mind. 2×/Woche eine sportliche Aktivität ausgeführt, mind. 45 Min. lang
- ☐ Ich habe täglich mind. 8 000 Schritte erreicht
- ☐ Ich habe meine Ernährung täglich entzündungshemmend gestaltet
- ☐ Ich habe täglich Chondroitin oder Glucosamin wie empfohlen eingenommen
- ☐ Ich habe Körpergewicht abgenommen

Woche 10 (Tag 65–71)

Tag	65	66	67	68	69	70	71
Übungen	45 Min.		45 Min.		45 Min.		(45 Min.)
Sport		(45 Min.)		45 Min.		45 Min.	
Schritte	8000	8000	8000	8000	8000	8000	8000
Ernährung	X	X	X	X	X	X	X
Chondroitin/Glucosamin	X	X	X	X	X	X	X
Gewicht (BMI)							X
Arthrose-Kontroll-Test							X

(in Klammern): optional

Wochen-Checkliste

Am Ende von Woche 10 Das sollten Sie erreicht haben

- ☐ Ich habe mind. 3×/Woche Übungen absolviert, mind. 45 Min. lang
- ☐ Ich habe mind. 2×/Woche eine sportliche Aktivität ausgeführt, mind. 45 Min. lang
- ☐ Ich habe täglich mind. 8000 Schritte erreicht
- ☐ Ich habe meine Ernährung täglich entzündungshemmend gestaltet
- ☐ Ich habe täglich Chondroitin oder Glucosamin wie empfohlen eingenommen
- ☐ Ich habe Körpergewicht abgenommen

Woche 11 (Tag 72–78)

Tag	72	73	74	75	76	77	78
Übungen	45 Min.		45 Min.		45 Min.		(45 Min.)
Sport		(45 Min.)		45 Min.		45 Min.	
Schritte	8000	8000	8000	8000	8000	8000	8000
Ernährung	X	X	X	X	X	X	X
Chondroitin/Glucosamin	X	X	X	X	X	X	X
Gewicht (BMI)							X
Arthrose-Kontroll-Test							X

(in Klammern): optional

Wochen-Checkliste

Am Ende von Woche 11 Das sollten Sie erreicht haben

- ☐ Ich habe mind. 3×/Woche Übungen absolviert, mind. 45 Min. lang
- ☐ Ich habe mind. 2×/Woche eine sportliche Aktivität ausgeführt, mind. 45 Min. lang
- ☐ Ich habe täglich mind. 8 000 Schritte erreicht
- ☐ Ich habe meine Ernährung täglich entzündungshemmend gestaltet
- ☐ Ich habe täglich Chondroitin oder Glucosamin wie empfohlen eingenommen
- ☐ Ich habe Körpergewicht abgenommen

Woche 12 (Tag 79–85)

Tag	79	80	81	82	83	84	85
Übungen	45 Min.		45 Min.		45 Min.		(45 Min.)
Sport		(45 Min.)		45 Min.		45 Min.	
Schritte	8000	8000	8000	8000	8000	8000	8000
Ernährung	X	X	X	X	X	X	X
Chondroitin/Glucosamin	X	X	X	X	X	X	X
Gewicht (BMI)							X
Arthrose-Kontroll-Test							X

(in Klammern): optional

Wochen-Checkliste

Am Ende von Woche 12 Das sollten Sie erreicht haben

- ☐ Ich habe mind. 3×/Woche Übungen absolviert, mind. 45 Min. lang
- ☐ Ich habe mind. 2×/Woche eine sportliche Aktivität ausgeführt, mind. 45 Min. lang
- ☐ Ich habe täglich mind. 8000 Schritte erreicht
- ☐ Ich habe meine Ernährung täglich entzündungshemmend gestaltet
- ☐ Ich habe täglich Chondroitin oder Glucosamin wie empfohlen eingenommen
- ☐ Ich habe Körpergewicht abgenommen

Woche 13 (Tag 86–92)

Tag	86	87	88	89	90	91	92
Übungen	45 Min.		45 Min.		45 Min.		(45 Min.)
Sport		(45 Min.)		45 Min.		45 Min.	
Schritte	8000	8000	8000	8000	8000	8000	8000
Ernährung	X	X	X	X	X	X	X
Chondroitin/Glucosamin	X	X	X	X	X	X	X
Gewicht (BMI)							X
Arthrose-Kontroll-Test							X

(in Klammern): optional

Wochen-Checkliste

Am Ende von Woche 13 Das sollten Sie erreicht haben

- ☐ Ich habe mind. 3×/Woche Übungen absolviert, mind. 45 Min. lang
- ☐ Ich habe mind. 2×/Woche eine sportliche Aktivität ausgeführt, mind. 45 Min. lang
- ☐ Ich habe täglich mind. 8000 Schritte erreicht
- ☐ Ich habe meine Ernährung täglich entzündungshemmend gestaltet
- ☐ Ich habe täglich Chondroitin oder Glucosamin wie empfohlen eingenommen
- ☐ Ich habe Körpergewicht abgenommen

Woche 14 (Tag 93–99)

Tag	93	94	95	96	97	98	99
Übungen	45 Min.		45 Min.		45 Min.		(45 Min.)
Sport		(45 Min.)		45 Min.		45 Min.	
Schritte	8000	8000	8000	8000	8000	8000	8000
Ernährung	X	X	X	X	X	X	X
Chondroitin/Glucosamin	X	X	X	X	X	X	X
Gewicht (BMI)							X
Arthrose-Kontroll-Test							X

(in Klammern): optional

Wochen-Checkliste

Am Ende von Woche 14 Das sollten Sie erreicht haben

- ☐ Ich habe mind. 3×/Woche Übungen absolviert, mind. 45 Min. lang
- ☐ Ich habe mind. 2×/Woche eine sportliche Aktivität ausgeführt, mind. 45 Min. lang
- ☐ Ich habe täglich mind. 8 000 Schritte erreicht
- ☐ Ich habe meine Ernährung täglich entzündungshemmend gestaltet
- ☐ Ich habe täglich Chondroitin oder Glucosamin wie empfohlen eingenommen

Tag 100 – Geschafft! Wie geht es nun weiter?

Sie haben es geschafft!

Sie haben 100 Tage lang ein nach wissenschaftlichen Kriterien erstelltes, effektives und intensives Therapieprogramm für die Behandlung Ihrer Arthrose durchgeführt. Sie haben erfahren, was Sie in drei Monaten mit einer wirksamen konservativen Therapie der Arthrose erreichen können. Dieser Ansatz entspricht einer leitliniengerechten konservativen Therapie und geht sogar darüber hinaus. Die Zeiten, in denen eine konservative Behandlung mit zwei bis drei Physiotherapierezepten unter Schmerzmitteln gleichzusetzen waren, sind hiermit hoffentlich vorbei.

Nun ist es Zeit, Bilanz zu ziehen und das Ergebnis zu bewerten. Was also haben Sie erreicht?

Wiederholen Sie folgende Messungen:

1. **BMI:** Noch einmal wiegen Sie sich und notieren Ihren BMI.
2. **Arthrose-Kontroll-Test (ACT):** Nun bestimmen Sie den Grad Ihrer Arthrosebeschwerden für die für Sie im Vordergrund stehende Region (obere oder untere Extremität, Wirbelsäule). Wie hat sich der Wert verändert?

Bewertung des BMI

Für alle diejenigen, die aufgrund ihres Ausgangsgewichts eine Gewichtsreduktion angestrebt haben: Konnten Sie Ihr Gewicht reduzieren? Eine Gewichtsabnahme von 5 % Ihres Ausgangswertes ist ein gutes und signifikantes Ergebnis! Eventuell konnten sie sogar mehr Gewicht als 5 % abnehmen – Gratulation! Sollten Sie allerdings 10 % oder mehr Gewicht verloren haben, beweist das zwar einerseits Ihre Fähigkeiten, tatsächlich viel Körpergewicht verlieren zu können. Andererseits ist bei zu schneller Gewichtsabnahme das Risiko von gesundheitlichen Problemen und auch des Jojo-Effekts erhöht. Behalten Sie Ihr Gewicht in jedem Fall weiter im Auge. Es ist ein Schlüssel für ein schmerzfreies und gesundes Leben.

Der ACT als Entscheidungshilfe

Der Arthrose-Kontroll-Test (ACT) bietet mehr als nur eine Skala, die Ihnen eine Einordnung der Arthrosebeschwerden aufzeigt. Mit Hilfe des ACT können Sie Ihre Erfolge, auch größere und kleinere Veränderungen Ihrer Beschwerden, endlich sichtbar machen.

Wie sind die Veränderungen des ACT-Testergebnisses zu interpretieren? Vergleichen Sie Ihren Ausgangswert des ACT (Tag 1) mit dem Endwert (Tag 100) und notieren Sie die Differenz der beiden Werte:

- **ACT unverändert oder sogar verschlechtert:** Ihre Arthrosebeschwerden sind beständig und hartnäckig. Die Wahrscheinlichkeit, dass Sie mit Hilfe einer konservativen Therapie eine wesentliche Beschwerdebesserung erreichen können, ist gering.
- **ACT um bis zu 4 Punkte verbessert:** Sie konnten Ihre Beschwerden in einem geringen Umfang verbessern. Eine konservative Therapie kann Ihre Beschwerden teilweise lindern.
- **ACT um 5 oder mehr Punkte verbessert:** Ihre Beschwerden haben sich deutlich und in einer relevanten Größenordnung verbessert. Eine konservative Therapie hat bei Ihnen weiterhin eine hohe Aussicht auf Erfolg.

Wie helfen Ihnen der ACT-Wert und das Ergebnis, das Sie damit erzielt haben, für Ihre Entscheidung über den weiteren Weg? Ziehen Sie das Ergebnis des ACT nach 100 Tagen heran, um diese Frage zu beantworten.

- Der Wert des ACT ist »stark« oder sogar »unerträglich« und Sie konnten Ihre Beschwerden auch durch den 100-Tage-Behandlungsplan nicht spürbar verbessern? Dann rate ich Ihnen zum Gang zum Orthopäden, um sich die Möglichkeiten einer Gelenkoperation erklären zu lassen.
- Ihre Beschwerden sind »mäßig bis mittelstark« oder »mittelstark«, aber Sie konnten Ihre Beschwerden mit dem 100-Tage-Behandlungsplan deutlich verbessern (um 5 Punkte oder mehr)? Dann halten Sie weiter an dem Plan fest und bleiben Sie auf diesem Weg. Nutzen Sie die längere Phase der konservativen Behandlung aus. Sie haben eine gute Chance, eine Operation zu vermeiden.
- In allen weiteren Fällen bleiben Sie dran, Sie werden mit hoher Wahrscheinlichkeit keine Operation benötigen.

Operation oder weiter konservativ behandeln?

Nach nun drei Monaten konservativer Therapie ist es Zeit für eine Bewertung. Wenn Sie feststellen, dass Ihre Beschwerden durch die entzündungshemmende Therapie nachlassen, dann führen Sie diese für mindestens weitere drei Monate weiter – am besten sogar dauerhaft.

Führen Sie den Plan also einfach für weitere drei Monate fort. Ziehen Sie dazu den Plan der letzten Woche heran und modifizieren Sie ihn nun auch nach Ihren eigenen Vorgaben und Wünschen – zum Beispiel, indem Sie die Anzahl der Schritte steigern oder Ihren Sport intensivieren. Wichtig ist, dass Sie Spaß daran haben und dass Sie merken, dass Ihnen das Bewegungsprogramm und Ihr Lebensstil guttun.

Oder stehen Sie nun aufgrund Ihrer starken Schmerzen, die sich nicht durch eine dreimonatige Behandlung wesentlich gebessert haben, vor der Frage, ob jetzt nicht doch der richtige Zeitpunkt für eine Gelenkoperation wäre? Mit »Gelenkoperation« meinen wir in fast allen Fällen eine Prothese, denn die übrigen OP-Verfahren sind nur ganz speziellen Fällen und Konstellationen vorbehalten.

Die Leitlinie für die Hüftendoprothese fordert für mindestens drei Monate eine leitliniengerechte Therapie, bevor die Indikation für eine Hüftprothese gestellt werden kann.[208] Mit dem 100-Tage-Behandlungsplan haben Sie diese leitliniengerechte Behandlung über drei Monate bereits durchlaufen. Die Expertengruppe der Leitlinien für die Knieendoprothetik ist der Meinung, dass drei Monate einer – vollständig leitliniengerechten – konservativen Therapie noch nicht ausreichend sind, um eine Entscheidung, ob eine Knieprothese indiziert ist oder nicht, überhaupt treffen zu können. Sie empfehlen eine mindestens sechsmonatige Behandlungsdauer.[178]

»Sie können gerne alles versuchen. Aber schmerzfrei werden Sie nur mit einer Operation.« Diese Behauptung ist und bleibt falsch. Zum einen können Sie sehr wohl auch ohne eine Operation mit Arthrose beschwerde- und schmerzfrei sein, wieder laufen und Ihren Alltag und Ihre Freizeit genießen. Die Möglichkeiten, die Sie mit dem 100-Tage-Behandlungsplan kennengelernt haben, werden viele Leserinnen und Leser in diese Situation führen. Auch wenn Sie nicht vollständig schmerzfrei sind, lassen sich die Schmerzen meist gut beherrschen.

Zum anderen ist unbestritten, dass auch eine Prothesenoperation nicht mit Gewissheit zur Schmerzfreiheit führen muss. Das kann und sollte so sein, es muss es aber nicht. Es gehört zur Wahrheit und ist Pflicht bei der Aufklärung, dass der Erfolg der Operation nicht garantiert werden kann.

Daher gilt: Die beste Operation ist die, die nicht erforderlich ist. Eine Operation ist immer die letzte aller Möglichkeiten und soll vermieden werden, solange sie vermieden werden kann. Sind die Schmerzen jedoch so groß und ist die Prognose des Erfolgs einer konservativen Therapie gering, dann ist die Operation der richtige Weg.

Diese Entscheidung wird dann deshalb getroffen, weil die Aussicht auf Erfolg und der Nutzen der Operation höher sind als das Risiko des Eingriffs selbst und der Möglichkeit, dass die Operation nicht zum erwünschten Ergebnis führt. Diese Entscheidung ist immer eine Abwägung des Nutzens auf der einen und des Risikos auf der anderen Seite. Die Entscheidung für oder gegen eine Operation trifft nicht der Arzt, sondern Sie als Patient. Sie sind es auch, der mit den Folgen leben muss.

Sollten Sie aufgrund Ihrer starken Beschwerden und eines ausbleibenden Therapieerfolgs der konservativen Behandlung entscheiden, dass Sie sich nun einer Operation unterziehen, ist diese Entscheidung gerechtfertigt. Denn Sie wissen nun sicher, dass eine wirksame und leitliniengerechte konservative Therapie bei Ihnen leider nicht anschlägt. Damit ist die Risikoabwägung für Sie zusammen mit dem Operateur auch leichter zu treffen.

Bleiben Sie mobil

Ich hoffe jedoch sehr, dass Sie zu der deutlich größeren Gruppe von Menschen gehören, die trotz Arthrose ein gutes und mobiles Leben führen können. Wenn das der Fall ist, können Sie eine Operation vermeiden – egal wie das Röntgenbild aussieht.

Denken Sie daran, dass der Erfolg, den Sie haben, nicht selbstverständlich ist und dass Sie sich diesen immer wieder erarbeiten müssen. Sie werden sehen, dass es sich lohnt. Bleiben Sie nicht stehen, sondern bleiben Sie in Bewegung.

*Erfolg ist nicht endgültig,
Misserfolg ist nicht fatal;
was zählt, ist der Mut
weiterzumachen.*

*Winston Churchill
Politiker und Schriftsteller*

ANHANG

GLOSSAR

A

Acetylsalicylsäure auch bekannt als ASS oder Aspirin, aus der Gruppe der NSAID, Schmerzmittel mit geringer entzündungshemmender Wirkung

ACS autologes konditioniertes Serum. Es regt weiße Blutkörperchen an, um entzündungshemmende Zytokine zu produzieren

ACT Arthrose-Kontroll-Test

Adipokine eine Gruppe von bioaktiven Molekülen, die im Fettgewebe produziert werden und bestimmte Stoffwechsel- und Entzündungsprozesse regulieren

Adiponektin ein von Fettzellen ausgeschüttetes Hormon, das eine wichtige Rolle im Energiestoffwechsel spielt und einen entzündungshemmenden Effekt hat

Adipositas chronische Erkrankung, gekennzeichnet durch übermäßige Körperfettansammlung und einen BMI von > 30, die das Risiko für gesundheitliche Probleme erhöht

Aggrecan wichtigstes Proteoglykan im Knorpelgewebe. Es besteht aus Chondroitin- und Keratinsulfatketten

ALA Alpha-Linolensäure, Omega-3-Fettsäure mit entzündungshemmender Wirkung

Alpha-Linolensäure ▸ *siehe* ALA

Aminosäuren organische Verbindungen, die als Bausteine von Proteinen dienen und essenzielle Komponenten für zahlreiche biologische Prozesse sind

anabol Stoffwechselprozesse, die den Aufbau von komplexen Molekülen aus einfachen Vorstufen in Geweben fördern

Anaerobier Organismen, die ohne Kontakt zu Sauerstoff leben und auf dessen Anwesenheit verzichten können

Analgetika Synonym für Schmerzmittel

Anlaufschmerz typischer Arthroseschmerz, der sich bei den ersten Bewegungen nach längerem Sitzen oder Liegen einstellt und dann wieder verschwindet.

antiinflammatorisch entzündungshemmend

Antikörper vom Immunsystem produzierte Proteine, die an Fremdkörper wie z. B. Viren oder Bakterien andocken, um diese zu neutralisieren und deren Beseitigung zu unterstützen

Antioxidantien Gruppe von Molekülen, die Zellen vor den schädlichen Auswirkungen von oxidativem Stress schützen, indem sie reaktiven Sauerstoff neutralisieren oder dessen Bildung hemmen

Aquatherapie Behandlungsmethode im Wasser, bei der therapeutische Übungen und Techniken zur Schmerzlinderung, Rehabilitation und Verbesserung der Beweglichkeit angewendet werden

Arachidonsäure Ausgangsstoff für die Bildung von entzündungsfördernden Signalmolekülen

Arthroskopie Operative Spiegelung des Gelenks zur Diagnostik und zur Behandlung

Autologes konditioniertes Serum ▸ *siehe* **ACS**

Avenanthramide bioaktive Verbindungen, die hauptsächlich in Hafer vorkommen und für ihre antioxidativen und entzündungshemmenden Eigenschaften bekannt sind

B

Ballaststoffe unverdauliche pflanzliche Bestandteile, fördern die Verdauung, unterstützen die Darmgesundheit und tragen zur Regulierung des Blutzuckerspiegels bei

Belastungsschmerz Schmerzen, die nach einer längeren Belastungsphase auftreten

Beta-Carotin pflanzliches Pigment und Vorläufer von Vitamin A, das für seine antioxidativen Eigenschaften bekannt ist

Bifidobakterium Gruppe von probiotischen Bakterien, die natürlicherweise im Darm vorkommen, das Wachstum schädlicher Mikroben hemmen und zur Aufrechterhaltung einer gesunden Verdauung und eines stabilen Immunsystems beitragen

biologische Aktivität beschreibt, wie wirksam und wie schnell ein Medikament seine beabsichtigte Wirkung im Körper entfaltet

Bioverfügbarkeit Anteil eines Nährstoffs oder Wirkstoffs, der nach der Aufnahme in den Körper tatsächlich im Blutkreislauf zur Verfügung steht und seine Wirkung entfalten kann

Blutplättchen kleine Blutkörperchen, die wichtig für die Blutgerinnung und bei der Heilung von Verletzungen sind, enthalten Wachstumsfaktoren

BMI Body Mass Index, Maßzahl für das Verhältnis von Körpergewicht zu Körpergröße. Er wird verwendet, um das Gewicht im Hinblick auf Unter-, Normal- oder Übergewicht zu bewerten

BMP-7 Bone Morphogenetic Protein 7, anaboles Zytokin, das in Knorpelzellen die verstärkte Produktion von Kollagen und Proteoglykanen bewirkt

Body Mass Index ▸ *siehe* **BMI**

Bone Morphogenetic Protein 7 ▸ *siehe* **BMP-7**

Bronchien große Atemwege in der Lunge, die die Luft von der Luftröhre in die kleineren Lungenbereiche leiten

BWS Brustwirbelsäule

C

Catechine gehört zur Gruppe der antioxidativen Flavonoiden, die vor allem in grünem Tee und bestimmten Früchten vorkommen

Cholecalciferol Vitamin D3, wird in der Haut durch Sonnenlicht gebildet und trägt zur Regulierung des Kalzium- und Phosphatstoffwechsels im Körper bei

Chondroitin Glykosaminoglykan, ein Bestandteil der Knorpelmatrix

chronisch eine Krankheit oder ein Zustand ist lang anhaltend oder besteht über einen längeren Zeitraum, im Gegensatz zu akuten, kurzfristigen Problemen

COX Cyclooxygenase, ein Enzym, das an der Bildung von entzündungsfördernden Mediatoren beteiligt ist

COX-2-Hemmer Medikamente, die das Isoenzym COX-2 blockieren, um Schmerzen und Entzündungen zu reduzieren, ohne die Magen-Darm-Schleimhaut zu belasten

Coxibe Medikamente, die das Isoenzym COX-2 blockieren, um Schmerzen und Entzündungen zu reduzieren, ohne die Magen-Darm-Schleimhaut zu belasten

C-reaktives Protein ▸ *siehe* **CRP**

CRP C-reaktives Protein, ein Entzündungsmarker, der im Blut gemessen wird und Aufschluss über das Ausmaß einer Entzündungsreaktion im Körper gibt

Curcumin bioaktive Verbindung, die in der Kurkumawurzel vorkommt und starke antioxidative und entzündungshemmende Eigenschaften besitzt

Cyclooxygenase ▸ *siehe* **COX**

D

Darmperforation Zustand, bei dem ein Loch in der Wand des Darms entsteht, wodurch Darminhalt in die Bauchhöhle gelangt und eine schwere Infektion oder Entzündung verursachen kann

Degeneration Abbauprozess und Strukturverlust von Zellen, Geweben oder Organen mit der Folge, dass diese nicht mehr voll funktionsfähig sind

DHA Docosahexaensäure, Omega-3-Fettsäure mit entzündungshemmender Wirkung

Diabetes sog. Zuckerkrankheit, bei der der Körper Schwierigkeiten hat, den Blutzucker zu regulieren, weil er nicht genug Insulin produziert oder Insulin nicht richtig nutzt

Diclofenac aus der Gruppe der NSAID, Schmerzmittel mit starker entzündungshemmender Wirkung

DNA Desoxyribonukleinsäure, Molekülstruktur in den Zellen, die die genetischen Informationen trägt und die für die Weitergabe der Erbinformationen verantwortlich ist

Docosahexaensäure ▸ *siehe* **DHA**

dynamisch in Bewegung

E

Eicosapentaensäure ▶ *siehe* **EPA**

Elastizität Fähigkeit eines Materials, nach einer Verformung durch äußere Kräfte in seine ursprüngliche Form zurückzukehren

Elektrolyte gelöste Ionen, die in biologischen Flüssigkeiten elektrische Leitfähigkeit ermöglichen und für viele lebenswichtige physiologische Prozesse unerlässlich sind

endokrines Organ Drüse oder Gewebestruktur, die Hormone direkt in den Blutkreislauf abgibt, um verschiedene Prozesse im Körper zu steuern und zu regulieren

Entzündung komplexe Reaktion des Immunsystems auf Verletzungen oder Gewebeschäden, die sich durch Schwellung, Rötung, Wärme und Schmerz äußern kann und darauf abzielt, Gewebe zu reparieren. Tritt auch bei Infektionen auf mit dem Ziel, Erreger zu eliminieren

Entzündungsmarker biomolekulare Indikatoren (z. B. CRP) oder bestimmte Zytokine (z. B. IL-6), die im Blut gemessen werden können und Aufschluss über das Ausmaß und die Aktivität einer Entzündungsreaktion im Körper geben

Enzyme spalten Moleküle, indem sie große Stoffe in kleinere Bausteine zerlegen, die der Körper weiterverwenden kann

EPA Eicosapentaensäure, Omega-3-Fettsäure mit entzündungshemmender Wirkung

Ergocalciferol ▶ *siehe* **Vitamin D2**

Evidenz Grundlage für wissenschaftliche Erkenntnisse, die durch Daten, Beobachtungen oder Experimente unterstützt wird, um die Gültigkeit von Behauptungen oder Hypothesen zu belegen

F

Festigkeit Eigenschaft eines Materials, mechanischen Spannungen oder Belastungen zu widerstehen, ohne dabei zu brechen oder sich dauerhaft zu verformen

Flavonoide Gruppe von pflanzlichen Verbindungen mit antioxidativen und entzündungshemmenden Eigenschaften

Fruktose natürlicher Zucker, der in Früchten, Gemüsen und Honig vorkommt und eine hohe Süßkraft besitzt

G

Gelenk Verbindung zweier Knochenenden. Zu einem Gelenk gehören ein Knorpelüberzug der Knochen, eine Kapsel und die Gelenkflüssigkeit

Gelenkspalt feiner Zwischenraum zwischen den Gelenkpartnern, gefüllt mit Gelenkflüssigkeit. Wird auch zur Beschreibung im Röntgenbild verwendet und bezeichnet hier den Raum zwischen den knöchernen Enden, vor allem gebildet durch den Gelenkknorpel selbst

Geröllzyste mit Gelenkflüssigkeit aufgefüllter Hohlraum im gelenknahen Knochen. Dieser entsteht durch oberflächliche Einbrüche des Knochens. Gilt als eines der Röntgenzeichen der Arthrose im fortgeschrittenen Stadium

Gewebe Verbund von Zellen aus ähnlicher Bauart und Funktion, die gemeinsam eine spezifische Aufgabe im Organismus erfüllen

Glucosamin Aminozucker, der in der Gelenkflüssigkeit und im Knorpel vorkommt und als wichtiger Baustein für die Bildung und Erhaltung von Gelenkgewebe und Knorpel dient

Glukose Traubenzucker, einfacher Zucker, zentrale Energiequelle für die Zellen des Körpers. Kommt in vielen Lebensmitteln vor

Glykosaminoglykane langkettige Zuckermoleküle, die in Bindegewebe, Knorpel und Gelenkflüssigkeit vorkommen und eine wichtige Rolle bei der Struktur und Funktion dieser Gewebe spielen

Grundsubstanz gelartige, wasserreiche Matrix zwischen den Kollagenfasern, die Proteoglykane, Glykoproteine und Wasser enthält und dem Knorpel seine Elastizität und Stoßdämpfung verleiht

H

Hefen einzellige Pilze, die in der Natur weit verbreitet sind und im Darm eine wichtige Rolle spielen, indem sie das Gleichgewicht der Mikroflora unterstützen

Hormon chemischer Botenstoff, der von endokrinen Organen ins Blut freigesetzt wird und spezifische Zielzellen oder Organe beeinflusst, um Körperprozesse zu regulieren

Hormonersatztherapie Behandlung in den Wechseljahren, bei der zusätzliche Hormone gegeben werden, um Beschwerden zu lindern

Hüftdysplasie angeborene oder erworbene Fehlbildung des Hüftgelenks, bei der die Gelenkpfanne nicht ausreichend entwickelt ist oder nicht korrekt mit dem Oberschenkelkopf zusammenpasst, was zu Instabilität und später zu Arthrose führen kann

HWS Halswirbelsäule

Hyaliner Knorpel aus diesem Knorpeltyp ist der Gelenkknorpel aufgebaut. Kommt aus dem Griechischen (hyalos = glasig, durchscheinend)

Hyaluronsäure Mehrfachzucker, der im Knorpel, aber auch in Haut, Knochen und in der Synovialis vorkommt. Kann gut Wasser binden und sorgt dadurch für Elastizität

I

Ibuprofen aus der Gruppe der NSAID, Schmerzmittel mit starker entzündungshemmender Wirkung

IGF-I insulinähnlicher Wachstumsfaktor, anaboles Zytokin, das in Knorpelzellen die verstärkte Produktion von Proteoglykanen bewirkt.

IL-10 Interleukin-10, entzündungshemmendes Zytokin

IL-1β Interleukin-1β, kataboles Zytokin, das den Abbau von Kollagen und Proteoglykanen beschleunigt, indem es die Produktion von abbauenden Enzymen fördert

IL-6 Interleukin-6, entzündungsförderndes Zytokin, das die Freisetzung von CRP, IL-1β und TNF-α fördert

Injektion Verabreichung von Flüssigkeiten, etwa Medikamenten, direkt in den Körper durch eine Spritze

Insulin Hormon, das vom Körper produziert wird und hilft, den Blutzuckerspiegel zu regulieren, indem es Zucker aus dem Blut in die Zellen transportiert

Insulin-ähnlicher Wachstumsfaktor ▸ *siehe* **IGF-I**

Interleukin-6 ▸ *siehe* **IL-6**

Interleukin-10 ▸ *siehe* **IL-10**

Interleukin-1β ▸ *siehe* **IL-1**

ischämische Herzkrankheit Herzkrankheit, bei der das Herz nicht genug Sauerstoff bekommt, weil die Blutgefäße verengt oder blockiert sind

Isoenzyme verschiedene Unterformen ein und desselben Enzyms, die im Körper unterschiedliche Funktionen erfüllen

K

katabol Stoffwechselprozesse, die den Abbau von komplexen Molekülen und Strukturen in Gewebe fördern

Kernspintomografie ▸ *siehe* **MRT**

ketogene Diät kohlenhydratarme, fettreiche Ernährungsweise, die den Körper in den Stoffwechselzustand der Ketose versetzt, um hauptsächlich Fett zur Energiegewinnung zu nutzen

Ketonkörper chemische Verbindungen, die in der Leber aus Fettsäuren gebildet werden und als alternative Energiequelle dienen, insbesondere wenn die Glukoseversorgung gering ist

Ketose Stoffwechselzustand, bei dem der Körper aufgrund eines niedrigen Blutzuckerspiegels verstärkt Fett zu Ketonkörpern abbaut und diese als Energiequelle nutzt

Knorpelmatrix Gerüstgewebe des Knorpels im Raum zwischen den Zellen, das aus Kollagenfasern, Proteoglykanen und Wasser besteht

Kollagen Strukturprotein, das im Bindegewebe, in Knochen, Haut und Knorpel vorkommt und für deren Festigkeit und Elastizität sorgt

Kollagenfaser faserförmige Proteine, die aus zusammengefügten Tropokollagen-Molekülen bestehen

Kollagenfibrillen Bausteine des Kollagens, die aus mehreren Kollagenfasern zusammengesetzt sind

konservative Therapie nichtoperative Behandlung

Kortison Hormon, das entzündungshemmend wirkt und häufig als Medikament eingesetzt wird, um Entzündungen und allergische Reaktionen zu behandeln

kristallin der Wirkstoff liegt in Form von kleinen, festen Kristallen vor, was die Stabilität und die Freisetzung des Wirkstoffs deutlich beeinflussen kann

L

Lactobacillus Gruppe von probiotischen Bakterien, die im Darm, in der Vagina und in fermentierten Lebensmitteln vorkommen und durch die Förderung einer gesunden Mikroflora zur Unterstützung der Verdauung und Stärkung des Immunsystems beitragen

Leptin bekanntestes Adipokin, steuert den Appetit und kann gleichzeitig entzündliche Prozesse im Körper verstärken

Lokalanästhetika Medikamente, die injiziert werden und dort lokal eine bestimmte Körperregion vorübergehend betäuben. Häufig eingesetzt, um Schmerzen während kleinerer medizinischer Eingriffe zu lindern

Luxation Verrenkung aus dem Gelenk, bei einer Prothese kugelt die Prothese aus der Pfanne aus

LWS Lendenwirbelsäule

M

Magengeschwür schmerzhafte entzündliche Wunde in der Schleimhaut des Magens, die durch übermäßige Säureproduktion oder Infektionen verursacht wird. Auch Nebenwirkung von Medikamenten

Magnetresonanztomografie ▸ *siehe* **MRT**

Makrophage spezialisierte weiße Blutzelle, die im Immunsystem eine Schlüsselrolle spielt, indem sie Fremdstoffe, abgestorbene Zellen und Krankheitserreger aufnimmt und zerstört und so u. a. für die Beseitigung von Zelltrümmern im Körper verantwortlich ist. Es gibt M1- und M2-Makrophagen

Makrophagen M1 entzündungsfördernde Form von Makrophagen, die durch das Freisetzen von entzündungsfördernden Zytokinen und die Abtötung von Krankheitserregern eine wichtige Rolle bei der Immunabwehr spielen

Makrophagen M2 entzündungshemmende Form von Makrophagen, die an der Gewebereparatur, Wundheilung und der Unterdrückung von Entzündungsreaktionen beteiligt sind

Mediterrane Kost Ernährungsweise, die reich an Obst, Gemüse, Hülsenfrüchten, Nüssen, Vollkornprodukten, Olivenöl und Fisch ist und für ihre gesundheitsfördernden Eigenschaften bekannt ist

MedLine umfassende biomedizinische Datenbank. Sie ist eine der am häufigsten genutzten Quellen für medizinische und wissenschaftliche Literatur weltweit

Metaanalyse wissenschaftlich anspruchsvolle Methode, bei der Ergebnisse mehrerer Studien statistisch ausgewertet werden, um eine zuverlässige Aussage zu erhalten

Metabolisches Syndrom Gruppe von Gesundheitsproblemen wie Übergewicht, hoher Blutdruck, hoher Blutzucker und ungesunde Cholesterinwerte, die zusammen das Risiko für Herzkrankheiten und Diabetes erhöhen

Mitochondrien kleine Zellorgane, die für die Energiegewinnung der Zellen zuständig sind, indem Sauerstoff chemisch zu Wasser umgewandelt wird, wobei Energie freigesetzt wird

Morgensteifigkeit typisches Beschwerdebild bei Arthrose, bei der sich das Gelenk nach dem Schlaf wie eingesteift anfühlt

MRT Magnetresonanztomografie, auch Kernspintomografie genannt, ein bildgebendes Verfahren, das Magnetfelder und Radiowellen verwendet, um Querschnittsbilder von Geweben und Organen zu erzeugen

N

Neu5Gc Zucker-Molekül, das in tierischen Produkten wie Fleisch vorkommt und vom menschlichen Körper nicht produziert wird, was zu Immunreaktionen führen kann

NSAID (engl.) non-steroidal anti-inflammatory drug, nicht-steroidales entzündungshemmendes Medikament, Schmerzmittel mit entzündungshemmender Wirkung

O

O-Bein Fehlstellung der Beine, bei der die Knie nach außen in O-Form hin abgewinkelt sind, was zur Überlastung der Innenseite des Kniegelenks und damit später zur Arthrose führen kann

Omega-3-Fettsäuren mehrfach ungesättigte Fettsäuren, die für ihre entzündungshemmenden Eigenschaften und positiven Effekte auf die Herz-Kreislauf-Gesundheit bekannt sind

Omega-6-Fettsäuren mehrfach ungesättigte Fettsäuren, die für das Wachstum und die Gehirnfunktion wichtig sind, in größeren Mengen aber entzündungsfördernd wirken

Osteomalazie Erkrankung bei Erwachsenen, verursacht durch Vitamin-D-Mangel, führt zu einer unzureichenden Mineralisierung und Erweichung der Knochen

Osteophyten knöcherne Ausziehung an den Gelenkenden als Versuch des noch aktiven Knorpels, den höheren Druck auf mehr Fläche zu verteilen. Gilt als eines der früheren Röntgenzeichen der Arthrose

Osteoporose Erkrankung, bei der die Knochendichte und -qualität abnimmt, was zu einer erhöhten Brüchigkeit und einem höheren Risiko für Frakturen führt

Östrogen Hormon, das vor allem bei Frauen wichtig ist und viele Funktionen wie die Regulierung des Menstruationszyklus und die Erhaltung der Knochengesundheit beeinflusst

oxidativer Stress Zustand, bei dem ein Ungleichgewicht zwischen der Produktion freier Radikale und der Fähigkeit des Körpers, diese zu neutralisieren, entsteht, was zu Zellschäden und Entzündungen führt

P

Physiotherapie medizinische Behandlungsmethode, bei der durch gezielte Übungen und physikalische Maßnahmen die Bewegungs- und Funktionsfähigkeit des Körpers verbessert und wiederhergestellt werden soll

Placebo Scheinbehandlung, die keinen therapeutischen Effekt hat, aber aufgrund von Erwartungen oder Überzeugungen des Patienten eine Wirkung zeigen kann

Platelet-Rich Plasma ▸ *siehe* **PRP**

Präbiotika nicht verdauliche Nahrungsbestandteile, die als Nahrung für im Darm lebende Bakterien dienen und dadurch deren entzündungshemmende Effekte fördern

Primäre Arthrose Untergang der Knorpelzellen, ohne dass dies Folge einer Grunderkrankung, einer Fehlstellung, einer Infektion oder eines Traumas ist (▸ *siehe auch* **sekundäre Arthrose**)

Probiotika lebende Mikroorganismen wie Bakterien oder Hefen, die in ausreichender Menge eingenommen das Gleichgewicht der Darmflora fördern und entzündungshemmende Effekte haben

proinflammatorisch entzündungsfördernd

Prostaglandine hormonähnliche Substanzen, die an der Regulation von Entzündungen, Schmerzen, Fieber und anderen physiologischen Funktionen beteiligt sind

Proteoglykane komplexe Moleküle bestehend aus einem Protein (Kernprotein) und langen Ketten von Glykosaminoglykanen. Sie haben eine sehr starke Fähigkeit, Wasser zu binden

PRP (engl.) Platelet-Rich Plasma, plättchenreiches Plasma, reich an Wachstumsfaktoren. Wird als Eigenblut-Therapie in das Gelenk injiziert, um die Regeneration des Knorpels zu fördern

Punicalagine bioaktive Verbindungen, die hauptsächlich in Granatäpfeln vorkommen und starke antioxidative Eigenschaften besitzen

R

Rachitis Erkrankung im Kindesalter, verursacht durch Vitamin-D-Mangel, führt zu einer unzureichenden Mineralisierung und Erweichung der Knochen

Regeneration Prozess der Erneuerung, Wiederherstellung und des Wachstums von Zellen, Geweben oder Organen, um verlorene oder beschädigte Strukturen wiederherzustellen und ihre Funktionalität zu verbessern oder zu erhalten

Reparation Prozess, durch den geschädigtes Gewebe über Zellwachstum und Regeneration repariert und wiederhergestellt wird

Ruheschmerz Langandauernde Schmerzen auch in Ruhephasen, treten erst im Spätstadium der Arthrose auf

S

Sauerstoffradikale hochreaktive und aggressive Moleküle, die durch unvollständige Reduktion von Sauerstoff entstehen und Zellstrukturen direkt schädigen können

Sekundäre Arthrose Untergang der Knorpelzellen als Folge einer Grunderkrankung, einer Fehlstellung, einer Infektion oder eines Traumas (▸ *siehe auch* **primäre Arthrose**)

Sklerosierung verstärkte Kalksalzeinlagerung im gelenknahen Knochen zur Verstärkung infolge des höheren Drucks auf das Gelenk. Gilt als eines der Röntgenzeichen der Arthrose im fortgeschrittenen Stadium

statisch ohne Bewegung, an Ort und Stelle verbleibend

subkutan unter der Haut gelegen

Synbiotika Kombination aus Probiotika und Präbiotika

Synovialis gut durchblutete Gelenkinnenhaut, die Gelenkflüssigkeit produziert. Sie ist reich an Nerven

Synovitis Entzündung der Schleimhaut an der Gelenkinnenseite, die die Gelenke auskleidet und die für die Produktion von Gelenkflüssigkeit verantwortlich ist

systemisch den gesamten Körper betreffend oder auf den gesamten Organismus bezogen, im Gegensatz zu lokal begrenzten Zuständen

T

TNF-α Tumor-Nekrose-Faktor α, kataboles Zytokin, das den Abbau von Kollagen und Proteoglykanen beschleunigt, indem es die Produktion von abbauenden Enzymen fördert

Tropokollagen Vorstufe von Kollagen, bestehend aus einzelnen

Molekülen, die zur Bildung von Kollagenfasern zusammengefügt werden

Tumor-Nekrose-Faktor α ▸ *siehe* **TNF-α**

V

Vene Blutgefäß, das Blut aus den Körpergeweben zurück zum Herzen transportiert und oft Klappen zur Verhinderung des Blutrückflusses aufweist

viszeral im Inneren des Körpers, in Organnähe gelegen

Vitamin essenzieller Mikronährstoff, den der Körper benötigt, um seine normalen Funktionen aufrechtzuerhalten, da er entweder nicht selbst oder nur in unzureichenden Mengen selbst hergestellt werden kann

Vitamin D2 Ergocalciferol, wird durch UV-Bestrahlung gebildet und trägt zur Regulierung des Kalzium- und Phosphathaushalts im Körper bei

X

X-Bein Fehlstellung der Beine, bei der die Knie nach innen in X-Form hin abgewinkelt sind, was zur Überlastung der Außenseite des Kniegelenks und damit später zur Arthrose führen kann

Z

Zellen kleinste lebende Einheit, die grundlegende Lebensfunktionen ausführt und aus denen Gewebe und Organe aufgebaut sind

Zytokine Gruppe von Proteinen, die von Zellen produziert werden und zur Kommunikation zwischen Zellen beitragen. Sie vermitteln auch Entzündungsreaktionen

LITERATUR

1 Czerwinski F, Calhoun K, Grimm M, Großmann U, Baumann E. Wie wirken sich gesundheitliche Risikofaktoren auf das Informationsverhalten der Deutschen aus? Teilergebnisse der Studie »HINTS Germany« zu möglichen Kommunikationsansätzen für präventionsbezogene Informationsangebote. *Trendmonitor Stiftung Gesundheitswissen.* 2021;5:1–5.

2 Schaeffer D, Gille S, Berens EM, et al. Digitale Gesundheitskompetenz der Bevölkerung in Deutschland: Ergebnisse des HLS-GER 2. *Gesundheitswesen.* 2023;85(4):323–331.

3 Özcan S, Yurten H. Difficulties experienced by patients with knee osteoarthritis during the conservative treatment process: a qualitative study. *J Clin Med.* 2023;12(20):6523.

4 Seedhom BB, Wallbridge NC. Walking activities and wear of prostheses. *Ann Rheum Dis.* 1985;44(12):838–843.

5 Morlock M, Schneider E, Bluhm A, et al. Duration and frequency of every day activities in total hip patients. *J Biomech.* 2001;34(7):873–881.

6 Mow VC, Holmes MH, Lai WM. Fluid transport and mechanical properties of articular cartilage: a review. *J Biomech.* 1984;17(5):377–394.

7 Martinek V. Anatomie und Pathophysiologie des hyalinen Knorpels. *Deutsche Zeitschrift für Sportmedizin.* 2003;54:166–170.

8 Sender R, Fuchs S, Milo R. Revised estimates for the number of human and bacteria cells in the body. *PLoS Biol.* 2016;14(8):e1002533.

9 Hildebrand HF, Blanchemain N, Hornez JC. Die Knorpelgrundsubstanzen Kollagene und Hyaluronsäure und ihre Bedeutung im Tissue Engineering. *Biomaterialien.* 2003;4(4):170–177.

10 Benninghoff A. Form und Bau der Gelenkknorpel in ihren Beziehungen zur Funktion: II. Der Aufbau des Gelenkknorpels in seinen Beziehungen zur Funktion. *Z Zellforsch.* 1925;2:783–862.

11 Roughley PJ, Lee ER. Cartilage proteoglycans: structure and potential functions. *Microsc Res Tech.* 1994;28(5):385–397.

12 Wei FY, Lee JK, Wei L, Qu F, Zhang JZ. Correlation of insulin-like growth factor 1 and osteoarthritic cartilage degradation: a spontaneous osteoarthritis in guinea-pig. *Eur Rev Med Pharmacol Sci.* 2017;21(20):4493–4500.

13 Flechtenmacher J, Huch K, Thonar EJ, et al. Recombinant human osteogenic protein 1 is a potent stimulator of the synthesis of cartilage proteoglycans and collagens by human articular chondrocytes. *Arthritis Rheum.* 1996;39(11):1896–1904.

14 Aigner T, Eger W, Dimmler AW. Morphologie und Biochemie des Gelenkknorpels. *Biomaterialien.* 2003;4(1):6–10.

15 Sun HB. Mechanical loading, cartilage degradation, and arthritis. *Ann N Y Acad Sci.* 2010;1211:37–50.

16 Lee AS, Ellman MB, Yan D, et al. A current review of molecular mechanisms regarding osteoarthritis and pain. *Gene.* 2013;527(2):440–447.

17 van den Borne MPJ, Raijmakers NJH, Vanlauwe J, et al. International Cartilage Repair Society (ICRS) and Oswestry macroscopic cartilage evaluation scores validated for use in Autologous Chondrocyte Implantation (ACI) and microfracture. *Osteoarthritis Cartilage.* 2007;15(12):1397–1402.

18 Kellgren JH, Lawrence JS. Radiological assessment of osteo-arthrosis. *Ann Rheum Dis.* 1957;16(4):494–502.

19 Li X, Li C, Zhang P. Predictive models of radiographic progression and pain progression in patients with knee osteoarthritis: data from the FNIH OA biomarkers consortium project. *Arthritis Res Ther.* 2024;26(1):112.

20 Piccolo CL, Mallio CA, Vaccarino F, Grasso RF, Zobel BB. Imaging of knee osteoarthritis: a review of multimodal diagnostic approach. *Quantitative Imaging in Medicine and Surgery.* 2023;13(11):7582–7595.

21 Xiao-Feng L, Jin-Shan Z, Yong-Qiang Z, et al. Early cartilage lesion and 5-year incident joint surgery in knee osteoarthritis patients: a retrospective cohort study. *BMC Musculoskelet Disord.* 2024;25(1):398.

22 Agricola R, Heijboer MP, Roze RH, et al. Pincer deformity does not lead to osteoarthritis of the hip whereas acetabular dysplasia does: acetabular coverage and development of osteoarthritis in a nationwide prospective cohort study (CHECK). *Osteoarthritis Cartilage.* 2013;21(10):1514–1521.

23 O'Brien MJ, Semciw AI, Mechlenburg I, Tønning LC, Stewart CJ, Kemp JL. Pain, function and quality of life are impaired in adults undergoing periacetabular osteotomy (PAO) for hip dysplasia: a systematic review and meta-analysis. *Hip Int.* 2024;34(1):96–114.

24 Peng H, Ou A, Huang X, et al. Osteotomy around the knee: The surgical treatment of osteoarthritis. *Orthop Surg.* 2021;13(5):1465–1473.

25 Günther KP, Fickert S. Arthrose. In: *Allgemeiner Teil: Gelenke: Erkrankungen, Verletzungen, Folgeschäden. Praxis der Orthopädie und Unfallchirurgie.* Georg Thieme Verlag; 2009:261–269.

26 Aigner T, Bertling W, Stöss H, Weseloh G, von der Mark K. Independent expression of fibril-forming collagens I, II, and III in chondrocytes of human osteoarthritic cartilage. *J Clin Invest.* 1993;91(3):829–837.
27 Struglics A, Larsson S, Pratta MA, Kumar S, Lark MW, Lohmander LS. Human osteoarthritis synovial fluid and joint cartilage contain both aggrecanase- and matrix metalloproteinase-generated aggrecan fragments. *Osteoarthritis Cartilage.* 2006;14(2):101–113.
28 Wilhelm SM, Shao ZH, Housley TJ, et al. Matrix metalloproteinase-3 (stromelysin-1). Identification as the cartilage acid metalloprotease and effect of pH on catalytic properties and calcium affinity. *J Biol Chem.* 1993;268(29):21906–21913.
29 Knights AJ, Redding SJ, Maerz T. Inflammation in osteoarthritis: the latest progress and ongoing challenges. *Curr Opin Rheumatol.* 2023;35(2):128–134.
30 Sarmanova A, Hall M, Fernandes GS, et al. Association between ultrasound-detected synovitis and knee pain: a population-based case-control study with both cross-sectional and follow-up data. *Arthritis Res Ther.* 2017;19(1):281.
31 Baker K, Grainger A, Niu J, et al. Relation of synovitis to knee pain using contrast-enhanced MRIs. *Ann Rheum Dis.* 2010;69(10):1779–1783.
32 van den Bosch MHJ, Blom AB, van der Kraan PM. Inflammation in osteoarthritis: Our view on its presence and involvement in disease development over the years. *Osteoarthritis Cartilage.* 2024;32(4):355–364. Published online December 23, 2023:S1063-4584(23)01020-8.
33 Schäffler A. Rolle der Metaflammation als systemische Manifestation bei Stoffwechselerkrankungen. *Inn Med (Heidelb).* 2023;64(4):313–322.
34 Wang T, He C. Pro-inflammatory cytokines: The link between obesity and osteoarthritis. *Cytokine Growth Factor Rev.* 2018;44:38–50.
35 Calder PC, Bosco N, Bourdet-Sicard R, et al. Health relevance of the modification of low grade inflammation in ageing (inflammageing) and the role of nutrition. *Ageing Res Rev.* 2017;40:95–119.
36 Salvioli S, Monti D, Lanzarini C, et al. Immune system, cell senescence, aging and Longevity – inflamm-aging reappraised. *Curr Pharm Des.* 2013;19(9):1675–1679.
37 Hatab AA, Sam KG, Beshir SA, et al. Association of level of adherence to Mediterranean diet with cognitive and dementia status in subjects with chronic diseases: a cross-sectional study. *Nutr Neurosci.* 2024;27(10):1123–1130. Published online March 14, 2024:1–8.
38 Cevenini E, Monti D, Franceschi C. Inflamm-ageing. *Curr Opin Clin Nutr Metab Care.* 2013;16(1):14–20.
39 Liang Y, Xu K, Liu W, et al. Monomeric C-reactive protein level is associated with osteoarthritis. *Exp Ther Med.* 2022;23(4):277.

40 Herrero-Beaumont G, Castro-Dominguez F, Migliore A, Naredo E, Largo R, Reginster JY. Systemic osteoarthritis: the difficulty of categorically naming a continuous condition. *Aging Clin Exp Res.* 2024;36(1):45.

41 Krenn V, Morawietz L, Häupl T, Neidel J, Petersen I, König A. Grading of chronic synovitis – a histopathological grading system for molecular and diagnostic pathology. *Pathol Res Pract.* 2002;198(5):317–325.

42 Robinson WH, Lepus CM, Wang Q, et al. Low-grade inflammation as a key mediator of the pathogenesis of osteoarthritis. *Nat Rev Rheumatol.* 2016;12(10):580–592.

43 Khella CM, Asgarian R, Horvath JM, Rolauffs B, Hart ML. An evidence-based systematic review of human knee post-traumatic osteoarthritis (PTOA): timeline of clinical presentation and disease markers, comparison of knee joint PTOA models and early disease implications. *Int J Mol Sci.* 2021;22(4):1996.

44 Fuchs J, Kuhnert R, Scheidt-Nave C. 12-Monats-Prävalenz von Arthrose in Deutschland. *J Health Monit.* 2017;2(3):51–56.

45 Roberts S, Colombier P, Sowman A, et al. Ageing in the musculoskeletal system. *Acta Orthop.* 2016;87(Suppl 363):15–25.

46 Buckwalter JA, Woo SL, Goldberg VM, et al. Soft-tissue aging and musculoskeletal function. *J Bone Joint Surg Am.* 1993;75(10):1533–1548.

47 Hannan MT, Felson DT, Pincus T. Analysis of the discordance between radiographic changes and knee pain in osteoarthritis of the knee. *J Rheumatol.* 2000;27(6):1513–1517.

48 Innmann MM, Lunz A, Fröhlich L, et al. What is the correlation between clinical and radiographic findings in patients with advanced osteoarthritis of the knee? *J Clin Med.* 2023;12(16):5420.

49 Märtens N, März V, Bertrand J, Lohmann CH, Berth A. Radiological changes in shoulder osteoarthritis and pain sensation correlate with patients' age. *J Orthop Surg Res.* 2022;17(1):277.

50 Scott CEH, Holland G, Keenan OJF, et al. Radiographic severity, extent and pattern of cartilage loss are not associated with patient reported outcomes before or after total knee arthroplasty in end-stage knee osteoarthritis. *Knee.* 2021;31:54–63.

51 Hill BG, Byrum T, Zhou A, Schilling PL. An algorithmic approach to understanding osteoarthritic knee pain. *JB JS Open Access.* 2023;8(4):e23.00039.

52 Medvedeva EV, Grebenik EA, Gornostaeva SN, et al. Repair of damaged articular cartilage: current approaches and future directions. *Int J Mol Sci.* 2018;19(8):2366.

53 Singer J, Knezic N, Layne J, et al. Enhancing cartilage repair: surgical approaches, orthobiologics, and the promise of exosomes. *Life (Basel).* 2024;14(9):1149.

54 Benjamin M, Ralphs JR. Biology of fibrocartilage cells. *Int Rev Cytol.* 2004;233:1–45.

55 Coutts RD, Healey RM, Ostrander R, Sah RL, Goomer R, Amiel D. Matrices for cartilage repair. *Clin Orthop Relat Res.* 2001;(391 Suppl):S271–279.

56 Schienkiewitz A, Kuhnert R, Blume M, Mensink GBM. *Übergewicht und Adipositas bei Erwachsenen in Deutschland – Ergebnisse der Studie GEDA 2019/2020-EHIS. Journal of Health Monitoring.* 2022;7(3):23–30. Published online 2022. doi:10.25646/10292.

57 Pi-Sunyer X. The medical risks of obesity. *Postgrad Med.* 2009;121(6):21–33.

58 Varra FN, Varras M, Varra VK, Theodosis-Nobelos P. Molecular and pathophysiological relationship between obesity and chronic inflammation in the manifestation of metabolic dysfunctions and their inflammation-mediating treatment options (Review). *Mol Med Rep.* 2024;29(6):95.

59 Felson DT, Zhang Y, Anthony JM, Naimark A, Anderson JJ. Weight loss reduces the risk for symptomatic knee osteoarthritis in women. The Framingham Study. *Ann Intern Med.* 1992;116(7):535–539.

60 Lebenszeitprävalenz Arthrose nach BMI – Abbildung. Accessed March 6, 2024. https://www.gbe-bund.de/gbe/abrechnung.prc_abr_test_logon?p_uid=gast&p_aid=0&p_knoten=FID&p_sprache=D&p_suchstring=15784::Adipositas

61 Jiang L, Tian W, Wang Y, et al. Body mass index and susceptibility to knee osteoarthritis: a systematic review and meta-analysis. *Joint Bone Spine.* 2012;79(3):291–297.

62 Sobieh BH, El-Mesallamy HO, Kassem DH. Beyond mechanical loading: The metabolic contribution of obesity in osteoarthritis unveils novel therapeutic targets. *Heliyon.* 2023;9(5):e15700.

63 Oliveira MC, Vullings J, van de Loo FAJ. Osteoporosis and osteoarthritis are two sides of the same coin paid for obesity. *Nutrition.* 2020;70:110486.

64 Kahn CR, Wang G, Lee KY. Altered adipose tissue and adipocyte function in the pathogenesis of metabolic syndrome. *J Clin Invest.* 2019;129(10):3990–4000.

65 Khanna D, Khanna S, Khanna P, Kahar P, Patel BM. Obesity: a chronic low-grade inflammation and its markers. *Cureus.* 2022;14(2):e22711.

66 Yan M, Zhang J, Yang H, Sun Y. The role of leptin in osteoarthritis. *Medicine (Baltimore).* 2018;97(14):e0257.

67 Shumnalieva R, Kotov G, Monov S. Obesity-related knee osteoarthritis – current concepts. *Life (Basel).* 2023;13(8):1650.

68 Messier SP, Resnik AE, Beavers DP, et al. Intentional weight loss in overweight and obese patients with knee osteoarthritis: is more better? *Arthritis Care Res (Hoboken).* 2018;70(11):1569–1575.

69 Löffler MT, Ngarmsrikam C, Giesler P, et al. Effect of weight loss on knee joint synovitis over 48 months and mediation by subcutaneous fat around the knee: data from the Osteoarthritis Initiative. *BMC Musculoskelet Disord.* 2024;25(1):300.
70 Anandacoomarasamy A, Leibman S, Smith G, et al. Weight loss in obese people has structure-modifying effects on medial but not on lateral knee articular cartilage. *Ann Rheum Dis.* 2012;71(1):26–32.
71 Nomura M, Sakitani N, Iwasawa H, et al. Thinning of articular cartilage after joint unloading or immobilization. An experimental investigation of the pathogenesis in mice. *Osteoarthritis Cartilage.* 2017;25(5):727–736.
72 Ni GX, Zhou YZ, Chen W, et al. Different responses of articular cartilage to strenuous running and joint immobilization. *Connect Tissue Res.* 2016;57(2):143–151.
73 Hatcher CC, Collins AT, Kim SY, et al. Relationship between T1rho magnetic resonance imaging, synovial fluid biomarkers, and the biochemical and biomechanical properties of cartilage. *J Biomech.* 2017;55:18–26.
74 Palmoski MJ, Colyer RA, Brandt KD. Joint motion in the absence of normal loading does not maintain normal articular cartilage. *Arthritis Rheum.* 1980;23(3):325–334.
75 Ni GX, Liu SY, Lei L, Li Z, Zhou YZ, Zhan LQ. Intensity-dependent effect of treadmill running on knee articular cartilage in a rat model. *Biomed Res Int.* 2013;2013:172392.
76 Säämämen AM, Kiviranta I, Jurvelin J, Helminen HJ, Tammi M. Proteoglycan and collagen alterations in canine knee articular cartilage following 20 km daily running exercise for 15 weeks. *Connect Tissue Res.* 1994;30(3):191–201.
77 Ando A, Suda H, Hagiwara Y, et al. Reversibility of immobilization-induced articular cartilage degeneration after remobilization in rat knee joints. *Tohoku J Exp Med.* 2011;224(2):77–85.
78 Buckwalter JA. Activity vs. rest in the treatment of bone, soft tissue and joint injuries. *Iowa Orthop J.* 1995;15:29–42.
79 Bischoff HP, Heisel J, Locher H. Sport bei Arthrose. In: *Praxis der konservativen Orthopädie.* Georg Thieme Verlag; 2007:322–323.
80 Qian J, Zhao P, Xu Q, Yang W, Cai R. Swimming prevents cell death of chondrocytes via PI3K/AKT pathway in an experimental model. *J Orthop Surg Res.* 2023;18(1):439.
81 Jorge PB, Sprey JWC, Runco GM, Lima MV de, Severino NR, Santili C. Difference in articular degeneration depending on the type of sport. *Rev Bras Ortop (Sao Paulo).* 2019;54(5):509–515.

82 Amin S, Baker K, Niu J, et al. Quadriceps strength and the risk of cartilage loss and symptom progression in knee osteoarthritis. *Arthritis Rheum.* 2009;60(1):189–198.

83 Jansen MJ, Viechtbauer W, Lenssen AF, Hendriks EJM, de Bie RA. Strength training alone, exercise therapy alone, and exercise therapy with passive manual mobilisation each reduce pain and disability in people with knee osteoarthritis: a systematic review. *J Physiother.* 2011;57(1):11–20.

84 Mo L, Jiang B, Mei T, Zhou D. Exercise therapy for knee osteoarthritis: A systematic review and network meta-analysis. *Orthop J Sports Med.* 2023;11(5):23259671231172773.

85 Helmark IC, Mikkelsen UR, Børglum J, et al. Exercise increases interleukin-10 levels both intraarticularly and peri-synovially in patients with knee osteoarthritis: a randomized controlled trial. *Arthritis Res Ther.* 2010;12(4):R126.

86 Kutzner I, Heinlein B, Graichen F, et al. Loading of the knee joint during ergometer cycling: telemetric in vivo data. *J Orthop Sports Phys Ther.* 2012;42(12):1032–1038.

87 Luan L, Bousie J, Pranata A, Adams R, Han J. Stationary cycling exercise for knee osteoarthritis: A systematic review and meta-analysis. *Clin Rehabil.* 2021;35(4):522–533.

88 Alkatan M, Baker JR, Machin DR, et al. Improved function and reduced pain after swimming and cycling training in patients with osteoarthritis. *J Rheumatol.* 2016;43(3):666–672.

89 Bieler T, Siersma V, Magnusson SP, Kjaer M, Christensen HE, Beyer N. In hip osteoarthritis, Nordic Walking is superior to strength training and home-based exercise for improving function. *Scand J Med Sci Sports.* 2017;27(8):873–886.

90 Bieler T, Siersma V, Magnusson SP, Kjaer M, Beyer N. Exercise induced effects on muscle function and range of motion in patients with hip osteoarthritis. *Physiother Res Int.* 2018;23(1).

91 Antonelli M, Donelli D, Fioravanti A. Effects of balneotherapy and spa therapy on quality of life of patients with knee osteoarthritis: a systematic review and meta-analysis. *Rheumatol Int.* 2018;38(10):1807–1824.

92 Fraioli A, Mennuni G, Fontana M, et al. Efficacy of spa therapy, mud-pack therapy, balneotherapy, and mud-bath therapy in the management of knee osteoarthritis. A systematic review. *Biomed Res Int.* 2018;2018:1042576.

93 Trovato B, Petrigna L, Sortino M, Roggio F, Musumeci G. The influence of different sports on cartilage adaptations: A systematic review. *Heliyon.* 2023;9(3):e14136.

94 Khan MCM, O'Donovan J, Charlton JM, Roy JS, Hunt MA, Esculier JF. The influence of running on lower limb cartilage: A systematic review and meta-analysis. *Sports Med.* 2022;52(1):55–74.

95 Hartwell MJ, Tanenbaum JE, Chiampas G, Terry MA, Tjong VK. Does running increase the risk of hip and knee arthritis? A survey of 3804 marathon runners. *Sports Health.* 2024;16(4):622–629.

96 Ponzio DY, Syed UAM, Purcell K, et al. Low prevalence of hip and knee arthritis in active marathon runners. *J Bone Joint Surg Am.* 2018;100(2):131–137.

97 Driban JB, Hootman JM, Sitler MR, Harris KP, Cattano NM. Is participation in certain sports associated with knee osteoarthritis? A systematic review. *J Athl Train.* 2017;52(6):497–506.

98 Schütz U, Martensen T, Kleiner S, et al. T2*-mapping of knee cartilage in response to mechanical loading in alpine skiing: A feasibility study. *Diagnostics (Basel).* 2022;12(6):1391.

99 Michaëlsson K, Byberg L, Ahlbom A, Melhus H, Farahmand BY. Risk of severe knee and hip osteoarthritis in relation to level of physical exercise: a prospective cohort study of long-distance skiers in Sweden. *PLoS One.* 2011;6(3):e18339.

100 Kim SE, Pham NS, Park JH, Ladd A, Lee J. Potential biomechanical risk factors on developing lead knee osteoarthritis in the golf swing. *Sci Rep.* 2022;12(1):22653.

101 Jayabalan P, Bergman R, Jauregui E, Hanaoka C, Stoker AM. Acute physiological effects of continuous versus intermittent walking during golf in individuals with knee osteoarthritis: A pilot study. *Am J Phys Med Rehabil.* 2022;101(5):460–467.

102 Roth C, Hirsch FW, Sorge I, et al. Präklinische Knorpelveränderungen des Kniegelenkes bei jugendlichen Volleyballern im Leistungssport: Eine prospektive T2-Mapping-Studie. *Rofo.* 2023;195(10):913–923.

103 Arokoski J, Jurvelin J, Kiviranta I, Tammi M, Helminen HJ. Softening of the lateral condyle articular cartilage in the canine knee joint after long distance (up to 40 km/day) running training lasting one year. *Int J Sports Med.* 1994;15(5):254–260.

104 Li C, Inoue S, Hatakeyama J, et al. Effects of uphill and downhill walking on post-traumatic osteoarthritis development in mice. *J Physiol.* 2023;601(10):1781–1795.

105 Morais GP, Chemerka C, Masson A, et al. Excessive downhill training leads to early onset of knee osteoarthritis. *Osteoarthritis Cartilage.* 2021;29(6):870–881.

106 Kjeldsen-Kragh J, Haugen M, Borchgrevink CF, et al. Controlled trial of fasting and one-year vegetarian diet in rheumatoid arthritis. *Lancet.* 1991;338(8772):899–902.

107 Fung TT, McCullough ML, Newby PK, et al. Diet-quality scores and plasma concentrations of markers of inflammation and endothelial dysfunction. *Am J Clin Nutr.* 2005;82(1):163–173.
108 Schwingshackl L, Hoffmann G. Mediterranean dietary pattern, inflammation and endothelial function: a systematic review and meta-analysis of intervention trials. *Nutr Metab Cardiovasc Dis.* 2014;24(9):929–939.
109 Calder PC, Ahluwalia N, Albers R, et al. A consideration of biomarkers to be used for evaluation of inflammation in human nutritional studies. *Br J Nutr.* 2013;109 Suppl 1:S1–34.
110 Zhu Y, Tang X, Cheng Z, Dong Q, Ruan G. The anti-inflammatory effect of preventive intervention with ketogenic diet mediated by the histone acetylation of mGluR5 promotor region in rat parkinson's disease model: A dual-tracer PET study. *Parkinsons Dis.* 2022;2022:3506213.
111 Cipryan L, Dostal T, Plews DJ, Hofmann P, Laursen PB. Adiponectin/leptin ratio increases after a 12-week very low-carbohydrate, high-fat diet, and exercise training in healthy individuals: A non-randomized, parallel design study. *Nutr Res.* 2021;87:22–30.
112 Asbaghi O, Sadeghian M, Sadeghi O, et al. Effects of saffron (Crocus sativus L.) supplementation on inflammatory biomarkers: A systematic review and meta-analysis. *Phytother Res.* 2021;35(1):20–32.
113 Heidari-Beni M, Moravejolahkami AR, Gorgian P, Askari G, Tarrahi MJ, Bahreini-Esfahani N. Herbal formulation »turmeric extract, black pepper, and ginger« versus Naproxen for chronic knee osteoarthritis: A randomized, double-blind, controlled clinical trial. *Phytother Res.* 2020;34(8):2067–2073.
114 Velayati A, Vafa MR, Sani'ee N, Darabi Z. Therapeutic effects and mechanisms of action of ginger and its bioactive components on inflammatory response, oxidative stress, the immune system, and organ failure in sepsis: a comprehensive systematic review. *Nutr Rev.* Published online December 15, 2023:nuad156.
115 Tapsell LC, Hemphill I, Cobiac L, et al. Health benefits of herbs and spices: the past, the present, the future. *Med J Aust.* 2006;185(S4):S1–S24.
116 Srinivasan K. Antioxidant potential of spices and their active constituents. *Crit Rev Food Sci Nutr.* 2014;54(3):352–372.
117 Charneca S, Hernando A, Costa-Reis P, Guerreiro CS. Beyond seasoning – The role of herbs and spices in rheumatic diseases. *Nutrients.* 2023;15(12):2812.
118 Zhao J, Liang G, Zhou G, et al. Efficacy and safety of curcumin therapy for knee osteoarthritis: A Bayesian network meta-analysis. *J Ethnopharmacol.* 2024;321:117493.

119 Srivastava S, Saksena AK, Khattri S, Kumar S, Dagur RS. Curcuma longa extract reduces inflammatory and oxidative stress biomarkers in osteoarthritis of knee: a four-month, double-blind, randomized, placebo-controlled trial. *Inflammopharmacology*. 2016;24(6):377–388.

120 Kim H, Jung J, Lee M, et al. Curcuma longa L. extract exhibits anti-inflammatory and cytoprotective functions in the articular cartilage of monoiodoacetate-injected rats. *Food Nutr Res*. 2024;68.

121 Poursamimi J, Shariati-Sarabi Z, Tavakkol-Afshari J, Mohajeri SA, Ghoryani M, Mohammadi M. Immunoregulatory effects of Krocina™, a herbal medicine made of crocin, on osteoarthritis patients: A successful clinical trial in Iran. *Iran J Allergy Asthma Immunol*. 2020;19(3):253–263.

122 Mohebbi M, Atabaki M, Tavakkol-Afshari J, et al. Significant effect of crocin on the gene expression of microRNA-21 and microRNA-155 in patients with osteoarthritis. *Iran J Allergy Asthma Immunol*. 2022;21(3):322–331.

123 Pourtau L, Wauquier F, Boutin-Wittrant L, et al. Reduced production of pro-inflammatory and pro-catabolic factors by human serum metabolites derived from a patented saffron extract intake. *Pharmaceutics*. 2024;16(3):336.

124 Drozdov VN, Kim VA, Tkachenko EV, Varvanina GG. Influence of a specific ginger combination on gastropathy conditions in patients with osteoarthritis of the knee or hip. *J Altern Complement Med*. 2012;18(6):583–588.

125 Altman RD, Marcussen KC. Effects of a ginger extract on knee pain in patients with osteoarthritis. *Arthritis Rheum*. 2001;44(11):2531–2538.

126 Darooghegi Mofrad M, Milajerdi A, Koohdani F, Surkan PJ, Azadbakht L. Garlic supplementation reduces circulating C-reactive Protein, Tumor Necrosis Factor, and Interleukin-6 in adults: A systematic review and meta-analysis of randomized controlled trials. *J Nutr*. 2019;149(4):605–618.

127 Hussein NA, Sharara GM. Effect of combined garlic therapy and comprehensive rehabilitation program versus comprehensive rehabilitation program alone on control of clinical manifestations and quality of life of knee osteoarthritis patients. *Arch. Phys. Med. Rehab*. 2007;88(9):E12.

128 Chen P, Zhou J, Ruan A, Zeng L, Liu J, Wang Q. Cinnamic Aldehyde, the main monomer component of Cinnamon, exhibits anti-inflammatory property in OA synovial fibroblasts via TLR4/MyD88 pathway. *J Cell Mol Med*. 2022;26(3):913–924.

129 Lakshimi VI, Kavitha M. New insights into prospective health potential of ω-3 PUFAs. *Curr Nutr Rep*. 2023;12(4):813–829.

130 Schunck WH, Konkel A, Fischer R, Weylandt KH. Therapeutic potential of omega-3 fatty acid-derived epoxyeicosanoids in cardiovascular and inflammatory diseases. *Pharmacol Ther*. 2018;183:177–204.

131 Kavyani Z, Musazadeh V, Fathi S, Hossein Faghfouri A, Dehghan P, Sarmadi B. Efficacy of the omega-3 fatty acids supplementation on inflammatory biomarkers: An umbrella meta-analysis. *Int Immunopharmacol.* 2022;111:109104.

132 Dai Y, Zhang L, Yan Z, et al. A low proportion n-6/n-3 PUFA diet supplemented with Antarctic krill (Euphausia superba) oil protects against osteoarthritis by attenuating inflammation in ovariectomized mice. *Food Funct.* 2021;12(15):6766–6779.

133 Zhang T, Dai Y, Zhang L, Tian Y, Li Z, Wang J. Effects of edible oils with different n-6/n-3 PUFA ratios on articular cartilage degeneration via regulating the NF-κB signaling pathway. *J Agric Food Chem.* 2020;68(45):12641–12650.

134 Yu H, Gong Z, Wang G, et al. DHA attenuates cartilage degeneration by mediating apoptosis and autophagy in human chondrocytes and rat models of osteoarthritis. *In Vitro Cell Dev Biol Anim.* 2023;59(6):455–466.

135 Knott L, Avery NC, Hollander AP, Tarlton JF. Regulation of osteoarthritis by omega-3 (n-3) polyunsaturated fatty acids in a naturally occurring model of disease. *Osteoarthritis Cartilage.* 2011;19(9):1150–1157.

136 Shawl M, Geetha T, Burnett D, Babu JR. Omega-3 supplementation and its effects on osteoarthritis. *Nutrients.* 2024;16(11):1650.

137 AOK-Gesundheitsmagazin. *Expertin im Interview: »So decken Sie Ihren Bedarf an Omega-3-Fettsäuren«.* November 12, 2020. Accessed March 17, 2024. https://www.aok.de/pk/magazin/ernaehrung/vitamine/gesunde-fettsaeure-omega-3/

138 Faghfouri AH, Afrakoti LGMP, Kavyani Z, et al. The role of probiotic supplementation in inflammatory biomarkers in adults: an umbrella meta-analysis of randomized controlled trials. *Inflammopharmacology.* 2023;31(5):2253–2268.

139 Farrokhian A, Raygan F, Soltani A, et al. The effects of synbiotic supplementation on carotid intima-media thickness, biomarkers of inflammation, and oxidative stress in people with overweight, diabetes, and coronary heart disease: a randomized, double-blind, placebo-controlled trial. *Probiotics Antimicrob Proteins.* 2019;11(1):133–142.

140 Khanna S, Bishnoi M, Kondepudi KK, Shukla G. Synbiotic (Lactiplantibacillus pentosus GSSK2 and isomalto-oligosaccharides) supplementation modulates pathophysiology and gut dysbiosis in experimental metabolic syndrome. *Sci Rep.* 2021;11(1):21397.

141 Moslemi E, Musazadeh V, Kavyani Z, Naghsh N, Shoura SMS, Dehghan P. Efficacy of Vitamin D supplementation as an adjunct therapy for improving inflammatory and oxidative stress biomarkers: An umbrella meta-analysis. *Pharmacol Res.* 2022;186:106484.

142 Zhou A, Hyppönen E. Vitamin D deficiency and C-reactive protein: a bidirectional Mendelian randomization study. *Int J Epidemiol.* 2023;52(1):260–271.

143 Rabenberg M, Mensink GBM. Vitamin-D-Status in Deutschland. *J Health Monit.* 2016;1(2):34–40.

144 Lawler T, Warren Andersen S. Serum 25-Hydroxyvitamin D and cancer risk: A systematic review of Mendelian randomization studies. *Nutrients.* 2023;15(2):422.

145 Bundesamt für Strahlenschutz (BfS). *Empfehlung zur »UV-Exposition zur Bildung des körpereigenen Vitamin D«. Konsentierte Empfehlung der wissenschaftlichen Behörden, Fachgesellschaften und Fachverbände des Strahlenschutzes, der Gesundheit, der Risikobewertung, der Medizin und der Ernährungswissenschaften.* https://www.bfs.de/DE/themen/opt/uv/wirkung/akut/empfehlung-vitamin-d.html. Accessed July 22, 2024.

146 Moosavian SP, Arab A, Mehrabani S, Moradi S, Nasirian M. The effect of omega-3 and vitamin E on oxidative stress and inflammation: Systematic review and meta-analysis of randomized controlled trials. *Int J Vitam Nutr Res.* 2020;90(5–6):553–563.

147 Schwab S, Zierer A, Schneider A, et al. Vitamin E supplementation is associated with lower levels of C-reactive protein only in higher dosages and combined with other antioxidants: The Cooperative Health Research in the Region of Augsburg (KORA) F4 study. *Br J Nutr.* 2015;113(11):1782–1791.

148 Levitan EB, Ridker PM, Manson JE, et al. Association between consumption of beer, wine, and liquor and plasma concentration of high-sensitivity C-reactive protein in women aged 39 to 89 years. *Am J Cardiol.* 2005;96(1):83–88.

149 Oliveira A, Rodríguez-Artalejo F, Lopes C. Alcohol intake and systemic markers of inflammation – shape of the association according to sex and body mass index. *Alcohol Alcohol.* 2010;45(2):119–125.

150 Richter M, Tauer J, Conrad J, et al. Alkohol – Zufuhr in Deutschland, gesundheitliche sowie soziale Folgen und Ableitung von Handlungsempfehlungen. *Ernährungsumschau.* 2024;10:125–139.

151 Matejka R. Gesunde Ernährung: Was stimmt denn nun wirklich? *Ernährungsheilkunde.* 2015;64:100–105.

152 DeBosch BJ, Kluth O, Fujiwara H, Schürmann A, Moley K. Early-onset metabolic syndrome in mice lacking the intestinal uric acid transporter SLC2A9. *Nat Commun.* 2014;5:4642.

153 Höllstein T. Übermäßiger Fruktosekonsum: Evolutionärer Vorteil könnte sich umkehren. *Dtsch Ärztebl.* 2023;120(10):A-437–439.

154 Johnson RJ, Segal MS, Sautin Y, et al. Potential role of sugar (fructose) in the epidemic of hypertension, obesity and the metabolic syndrome, diabetes, kidney disease, and cardiovascular disease. *Am J Clin Nutr.* 2007;86(4):899–906.

155 Lescinsky H, Afshin A, Ashbaugh C, et al. Health effects associated with consumption of unprocessed red meat: a Burden of Proof study. *Nat Med.* 2022;28(10):2075–2082.

156 Schwedhelm C, Pischon T, Rohrmann S, Himmerich H, Linseisen J, Nimptsch K. Plasma inflammation markers of the Tumor Necrosis Factor pathway but not C-Reactive protein are associated with processed meat and unprocessed red meat consumption in Bavarian adults. *J Nutr.* 2017;147(1):78–85.

157 Azadbakht L, Esmaillzadeh A. Red meat intake is associated with metabolic syndrome and the plasma C-reactive protein concentration in women. *J Nutr.* 2009;139(2):335–339.

158 Dean E, Gormsen Hansen R. Prescribing optimal nutrition and physical activity as »first-line« interventions for best practice management of chronic low-grade inflammation associated with osteoarthritis: evidence synthesis. *Arthritis.* 2012;2012:560634.

159 Wood AC, Graca G, Gadgil M, et al. Untargeted metabolomic analysis investigating links between unprocessed red meat intake and markers of inflammation. *Am J Clin Nutr.* 2023;118(5):989–999.

160 Bordoni A, Danesi F, Dardevet D, et al. Dairy products and inflammation: A review of the clinical evidence. *Crit Rev Food Sci Nutr.* 2017;57(12):2497–2525.

161 Stiftung Warentest. *Nahrungsergänzungsmittel für Knochen, Knorpel oder Gelenke: Alle sind überflüssig – einige auch riskant.* February 20, 2024. Accessed March 24, 2024. https://www.test.de/Nahrungsergaenzungsmittel-fuer-Knochen-Knorpel-oder-Gelenke-Alle-sind-ueberfluessig-einige-auch-riskant-6095273-0/

162 Bundesinstitut für Risikobewertung (BfR). *Höchstmengen für Vitamine und Mineralstoffe in Nahrungsergänzungsmitteln und angereicherten Lebensmitteln.* Accessed July 23, 2024. https://www.bfr.bund.de/de/presseinformation/2021/11/hoechstmengen_fuer_vitamine_und_mineralstoffe_in_nahrungsergaenzungsmitteln_und_angereicherten_lebensmitteln-269582.html

163 Kantor ED, O'Connell K, Du M, et al. Glucosamine and chondroitin use in relation to C-Reactive Protein concentration: Results by supplement form, formulation, and dose. *J Altern Complement Med.* 2021;27(2):150–159.

164 Sawitzke AD, Shi H, Finco MF, et al. Clinical efficacy and safety of glucosamine, chondroitin sulphate, their combination, celecoxib or placebo taken to treat osteoarthritis of the knee: 2-year results from GAIT. *Ann Rheum Dis.* 2010;69(8):1459–1464.

165 Čeh T, Šarabon N. Effects of adding glucosamine or glucosamine combined with chondroitin to exercise on pain and physical function in adults with knee osteoarthritis: a systematic review and meta-analysis. *Eur J Transl Myol.* 2023;33(4):12013.

166 Wandel S, Jüni P, Tendal B, et al. Effects of glucosamine, chondroitin, or placebo in patients with osteoarthritis of hip or knee: network meta-analysis. *BMJ.* 2010;341:c4675.

167 Singh JA, Noorbaloochi S, MacDonald R, Maxwell LJ. Chondroitin for osteoarthritis. *Cochrane Database Syst Rev.* 2015;1(1):CD005614.

168 Honvo G, Bruyère O, Geerinck A, Veronese N, Reginster JY. Efficacy of chondroitin sulfate in patients with knee osteoarthritis: a comprehensive meta-analysis exploring inconsistencies in randomized, placebo-controlled trials. *Adv Ther.* 2019;36(5):1085–1099.

169 Reginster JY, Dudler J, Blicharski T, Pavelka K. Pharmaceutical-grade Chondroitin sulfate is as effective as celecoxib and superior to placebo in symptomatic knee osteoarthritis: the ChONdroitin versus CElecoxib versus Placebo Trial (CONCEPT). *Ann Rheum Dis.* 2017;76(9):1537–1543.

170 Bruyère O, Dardenne N, Donneau AF, Reginster JY. Responder profile to pharmaceutical-grade chondroitin sulfate: an analysis of the CONCEPT trial. *Adv Ther.* 2020;37(11):4641–4648.

171 Wu D, Huang Y, Gu Y, Fan W. Efficacies of different preparations of glucosamine for the treatment of osteoarthritis: a meta-analysis of randomised, double-blind, placebo-controlled trials. *Int J Clin Pract.* 2013;67(6):585–594.

172 Eriksen P, Bartels EM, Altman RD, Bliddal H, Juhl C, Christensen R. Risk of bias and brand explain the observed inconsistency in trials on glucosamine for symptomatic relief of osteoarthritis: a meta-analysis of placebo-controlled trials. *Arthritis Care Res (Hoboken).* 2014;66(12):1844–1855.

173 National Center for Complimentary and Alternative Medicine. The NIH glucosamine/chondroitin arthritis intervention trial (GAIT). *J Pain Palliat Care Pharmacother.* 2008;22(1):39–43.

174 Clegg DO, Reda DJ, Harris CL, et al. Glucosamine, chondroitin sulfate, and the two in combination for painful knee osteoarthritis. *N Engl J Med.* 2006;354(8):795–808.

175 Simental-Mendía M, Sánchez-García A, Vílchez-Cavazos F, Acosta-Olivo CA, Peña-Martínez VM, Simental-Mendía LE. Effect of glucosamine and chondroitin sulfate in symptomatic knee osteoarthritis: a systematic review and meta-analysis of randomized placebo-controlled trials. *Rheumatol Int.* 2018;38(8):1413–1428.

176 Bruyère O, Honvo G, Veronese N, et al. An updated algorithm recommendation for the management of knee osteoarthritis from the European Society for Clinical and Economic Aspects of Osteoporosis, Osteoarthritis and Musculoskeletal Diseases (ESCEO). *Semin Arthritis Rheum.* 2019;49(3):337–350.
177 Kolasinski SL, Neogi T, Hochberg MC, et al. American College of Rheumatology/Arthritis Foundation Guideline for the management of osteoarthritis of the hand, hip, and knee. *Arthritis Rheumatol.* 2020;72(2):220–233.
178 Deutsche Gesellschaft für Orthopädie und Unfallchirurgie e. V. (DGOU). S2k-Leitlinie »Indikation Knieendoprothese«. *AWMF-Leitlinienregister* Nr. 187-0004; Update 2023.
179 Richard MJ, Driban JB, McAlindon TE. Pharmaceutical treatment of osteoarthritis. *Osteoarthritis Cartilage.* 2023;31(4):458–466.
180 Derry S, Conaghan P, Da Silva JAP, Wiffen PJ, Moore RA. Topical NSAIDs for chronic musculoskeletal pain in adults. *Cochrane Database Syst Rev.* 2016;4(4):CD007400.
181 Efe T, Sagnak E, Roessler PP, et al. Penetration of topical diclofenac sodium 4 % spray gel into the synovial tissue and synovial fluid of the knee: a randomised clinical trial. *Knee Surg Sports Traumatol Arthrosc.* 2014;22(2):345–350.
182 Steinmeyer J. Wirksamkeit und Sicherheit topisch applizierter NSAR bei Arthrose. *AVP.* 2020;47:163–167.
183 Migliore A, Bizzi E, De Lucia O, et al. Differences among branded hyaluronic acids in Italy, Part 1: Data from in vitro and animal studies and instructions for use. *Clin Med Insights Arthritis Musculoskelet Disord.* 2016;9:89–101.
184 McAlindon TE, LaValley MP, Harvey WF, et al. Effect of intra-articular triamcinolone vs saline on knee cartilage volume and pain in patients with knee osteoarthritis: A randomized clinical trial. *JAMA.* 2017;317(19):1967–1975.
185 Wernecke C, Braun HJ, Dragoo JL. The effect of intra-articular cortico steroids on articular cartilage: a systematic review. *Orthop J Sports Med.* 2015;3(5):2325967115581163.
186 Jayaram P, Kennedy DJ, Yeh P, Dragoo J. Chondrotoxic effects of local anesthetics on human knee articular cartilage: a systematic review. *PM R.* 2019;11(4):379–400.
187 Dysart S, Utkina K, Stong L, et al. Insights from real-world analysis of treatment patterns in patients with newly diagnosed knee osteoarthritis. *Am Health Drug Benefits.* 2021;14(2):56–62.
188 Costa FR, Costa Marques MR, Costa VC, et al. Intra-articular hyaluronic acid in osteoarthritis and tendinopathies: molecular and clinical approaches. *Biomedicines.* 2023;11(4):1061.

189 Pereira TV, Jüni P, Saadat P, et al. Viscosupplementation for knee osteoarthritis: systematic review and meta-analysis. *BMJ.* 2022;378:e069722.

190 Katz JN, Arant KR, Loeser RF. Diagnosis and treatment of hip and knee osteoarthritis: A review. *JAMA.* 2021;325(6):568–578.

191 Otahal A, Tischer T, De Luna A, Nehrer S. Plättchenreiches Plasma und andere Blutprodukte – neue Forschungsaspekte zur Wirkung von Blutderivaten und klinische Ergebnisse bei Gonarthrose. *Knie J.* 2023;5:142–149.

192 Boffa A, Salerno M, Merli G, et al. Platelet-rich plasma injections induce disease-modifying effects in the treatment of osteoarthritis in animal models. *Knee Surg Sports Traumatol Arthrosc.* 2021;29(12):4100–4121.

193 Garcia-Motta H, Carvalho C, Guilherme EM, de Oliveira MPB, Rossi KNZP. Effects of intra-articular injection of platelet-rich plasma on the inflammatory process and histopathological characteristics of cartilage and synovium in animals with osteoarthritis: a systematic review with meta-analysis. *Adv Rheumatol.* 2024;64(1):24.

194 Khalid S, Ali A, Deepak F, et al. Comparative effectiveness of intra-articular therapies in knee osteoarthritis: a meta-analysis comparing platelet-rich plasma (PRP) with other treatment modalities. *Ann Med Surg (Lond).* 2024;86(1):361–372.

195 Sambe HG, Yasir M, Man RK, et al. Comparing intra-articular platelet-rich plasma with hyaluronic acid for the treatment of hip osteoarthritis: A Systematic review and meta-analysis. *Cureus.* 2023;15(10):e47919.

196 Oeding JF, Varady NH, Fearington FW, et al. Platelet-rich plasma versus alternative injections for osteoarthritis of the knee: a systematic review and statistical fragility index-based meta-analysis of randomized controlled trials. *Am J Sports Med.* 2024;52(12):3147–3160. Published online February 29, 2024:3635465231224463.

197 Simental-Mendía M, Ortega-Mata D, Acosta-Olivo CA. Platelet-rich plasma for knee osteoarthritis: What does the evidence say? *Drugs Aging.* 2023;40(7):585–603.

198 Yurtbay A, Say F, Çinka H, Ersoy A. Multiple platelet-rich plasma injections are superior to single PRP injections or saline in osteoarthritis of the knee: the 2-year results of a randomized, double-blind, placebo-controlled clinical trial. *Arch Orthop Trauma Surg.* 2022;142(10):2755–2768.

199 Chu J, Duan W, Yu Z, et al. Intra-articular injections of platelet-rich plasma decrease pain and improve functional outcomes [more] than sham saline in patients with knee osteoarthritis. *Knee Surg Sports Traumatol Arthrosc.* 2022;30(12):4063–4071.

200 Curtis A, Beswick A, Jenkins L, Whitehouse M. Is there a role for autologous conditioned serum injections in osteoarthritis? A systematic review and meta-analysis of randomised controlled trials. *Osteoarthritis Cartilage.* 2024;32(10):1197–1206. Published online June 13, 2024:S1063-4584(24)01257-3.

201 Laver L, Filardo G, Sanchez M, et al. The use of injectable orthobiologics for knee osteoarthritis: A European ESSKA-ORBIT consensus. Part 1 – Blood-derived products (platelet-rich plasma). *Knee Surg Sports Traumatol Arthrosc.* 2024;32(4):783–797.

202 Endoprothesenregister Deutschland (EPRD). *Jahresbericht 2023.* 2023.

203 Eurostat. Europäische Union: *Anteil der Menschen mit subjektiv gut oder sehr gut wahrgenommener Gesundheit, aufgeschlüsselt nach Geschlecht und Mitgliedstaat, im Jahr 2022.* Published online October 2023.

204 OECD. *Health at a glance 2023. OECD indicators.* OECD Publishing, Paris. 2023.

205 Leppänen S, Niemeläinen M, Huhtala H, Eskelinen A. Mild knee osteoarthritis predicts dissatisfaction after total knee arthroplasty: a prospective study of 186 patients aged 65 years or less with 2-year follow-up. *BMC Musculoskelet Disord.* 2021;22(1):657.

206 Tisch T, Deckenbach B, Nolting HD. *DAK Gesundheit. Versorgungsreport Knieschmerzen/Gonarthrose. Wie eine bessere Versorgung Gelenkersatz vermeiden kann.* Published online 2022.

207 Petrosyan H, Leonardi C, Thakral A, et al. Barriers and factors associated with adherence to a home exercise program of adults with musculoskeletal pain. *J Back Musculoskelet Rehabil.* 2024;37(2):473–485.

208 Deutsche Gesellschaft für Orthopädie und Unfallchirurgie (DGOU). *Evidenz- und konsensbasierte Indikationskriterien zur Hufttotalendoprothese bei Coxarthrose.* Published online March 24, 2021.

209 Evans JT, Evans JP, Walker RW, Blom AW, Whitehouse MR, Sayers A. How long does a hip replacement last? A systematic review and meta-analysis of case series and national registry reports with more than 15 years of follow-up. *Lancet.* 2019;393(10172):647–654.

210 Deutsche Adipositas Gesellschaft (DAG). *BMI-Rechner.* https://adipositas-gesellschaft.de/bmi/

211 Althoff T, Sosič R, Hicks JL, King AC, Delp SL, Leskovec J. Large-scale physical activity data reveal worldwide activity inequality. *Nature.* 2017;547(7663):336–339.

212 Hajna S, Ross NA, Dasgupta K. Steps, moderate-to-vigorous physical activity, and cardiometabolic profiles. *Prev Med.* 2018;107:69–74.

213 Zmerly H, Milanese C, El Ghoch M, et al. Personalized physical activity programs for the management of knee osteoarthritis in individuals with obesity: a patient-centered approach. *Diseases.* 2023;11(4):182.

Ihr Weg zu weniger Schmerzen geht weiter – und Sie müssen ihn nicht allein gehen.

Dieses Buch ist ein Anfang. Doch viele der Fragen, die im Alltag auftauchen, beginnen erst nach dem Lesen. Genau deshalb begleite ich Sie weiter, online, persönlich und Schritt für Schritt.

Auf meiner Homepage finden Sie laufend neue Impulse, die Sie unterstützen können, wieder beweglicher, sicherer und zuversichtlicher zu werden.

Auf www.gert-krischak.de ↗ **erwarten Sie:**

- verständliche Antworten auf häufige Sorgen und Unsicherheiten
- stärkende Impulse, die Mut machen
- Infos und Video-Lektionen, die Ihnen im Alltag wirklich helfen

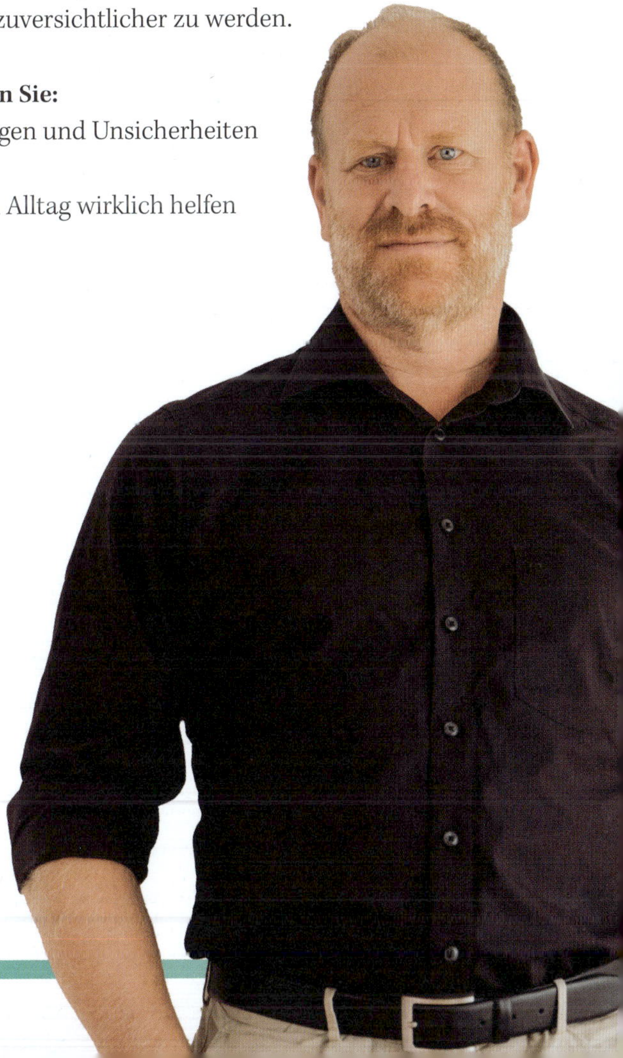

**Ich freue mich,
wenn wir uns dort wiedersehen.**

www.gert-krischak.de ↗

Abbildungen

Alle Illustrationen von Albert Morrell; Abb. 4: iStock, JOSE LUIS CALVO MARTIN & JOSE ENRIQUE GARCIA-MAURIÑO MUZQUIZ; Abb. 7: Martin Stolz; Abb. 8 unten: iStock; S. Greg Panosian; Abb. 10: Autor; Abb. 13–15: Autor; Abb. 19: amstockphoto; Abb. 20: iStock 13threephotography; Abb. 21: Autor; Abb. 24: Autor; Abb. 28: aus GEDA: https://www.gbe-bund.de/gbe/abrechnung.prc_abr_test_logon?p_uid=gast&p_aid=0&p_knoten=FID&p_sprache=D&p_suchstring=15784::Adipositas.

Originalausgabe

Tumblingerstraße 21, 80337 München
produktsicherheit@dtv.de

Illustrationen ©Albert Morell
Umschlaggestaltung: Lisa Höfner | buxdesign, München
Umschlagmotive: © DEEPOL by plainpicture; Adobe Stock / Agave Studio, Paitoon
Autorenfoto: privat
Gesetzt aus der Kepler Std
Layout und Satz: www.zweiband.de
Druck und Bindung: Esperia srl, Lavis
Printed in Italy • ISBN 978-3-423-26449-5